MIX
Papier aus verantwortungsvollen Quellen
Paper from responsible sources
FSC® C105338

Ronny Pohl

Kardiorespiratorisches Krafttraining

Effekte auf das kardiopulmonale
Funktionssystem und autonome
Nervensystem bei gesunden, untrainierten
Frauen im mittleren Erwachsenenalter zur
Prävention von Herz-Kreislauf-Erkrankungen

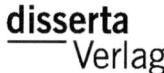

Pohl, Ronny: Kardiorespiratorisches Krafttraining. Effekte auf das kardiopulmonale Funktionssystem und autonome Nervensystem bei gesunden, untrainierten Frauen im mittleren Erwachsenenalter zur Prävention von Herz-Kreislauf-Erkrankungen, Hamburg, disserta Verlag, 2018

Buch-ISBN: 978-3-95935-479-0
PDF-eBook-ISBN: 978-3-95935-480-6
Druck/Herstellung: disserta Verlag, Hamburg, 2018

Bibliografische Information der Deutschen Nationalbibliothek:
Die Deutsche Nationalbibliothek verzeichnet diese Publikation in der Deutschen Nationalbibliografie; detaillierte bibliografische Daten sind im Internet über http://dnb.d-nb.de abrufbar.

Das Werk einschließlich aller seiner Teile ist urheberrechtlich geschützt. Jede Verwertung außerhalb der Grenzen des Urheberrechtsgesetzes ist ohne Zustimmung des Verlages unzulässig und strafbar. Dies gilt insbesondere für Vervielfältigungen, Übersetzungen, Mikroverfilmungen und die Einspeicherung und Bearbeitung in elektronischen Systemen.

Die Wiedergabe von Gebrauchsnamen, Handelsnamen, Warenbezeichnungen usw. in diesem Werk berechtigt auch ohne besondere Kennzeichnung nicht zu der Annahme, dass solche Namen im Sinne der Warenzeichen- und Markenschutz-Gesetzgebung als frei zu betrachten wären und daher von jedermann benutzt werden dürften.

Die Informationen in diesem Werk wurden mit Sorgfalt erarbeitet. Dennoch können Fehler nicht vollständig ausgeschlossen werden und die Diplomica Verlag GmbH, die Autoren oder Übersetzer übernehmen keine juristische Verantwortung oder irgendeine Haftung für evtl. verbliebene fehlerhafte Angaben und deren Folgen.

Alle Rechte vorbehalten

© disserta Verlag, Imprint der Diplomica Verlag GmbH
Hermannstal 119k, 22119 Hamburg
http://www.disserta-verlag.de, Hamburg 2018
Printed in Germany

Für Jannis und Mattis

Inhaltsverzeichnis

1 Einleitung mit Problemstellung 15
2 Definition und Effekte eines gesundheitsfördernden körperlichen Trainings 22
    2.1 Kardiorespiratorische Fitness - gesundheitsfördernde Widerstandsquelle 26
    2.2 Autonome Fitness - gesundheitsfördernde Widerstandsquelle 68
3 Belastungs-Beanspruchung-Konzept zur Gestaltung und Zielerreichung eines gesundheitsfördernden, körperlichen Trainings 80
    3.1 Konzeptbeschreibung 80
    3.2 Kondition und konditionelle Fähigkeiten 84
    3.3 Belastungskomponente als methodische Steuergröße der Planung und Zielsetzung des Trainingsprogramms 87
    3.4 Allgemeine Trainingsprinzipien 100
4 Gesundheitsfördernde, körperliche Trainingsprogramme 122
    4.1 Erforderliche Wirkung und notwendiger trainingsmethodischer Aufbau 122
    4.2 Klassischer Ansatz der Kreistrainingsprogramme 130
    4.3 Neue Aspekte des Kreistrainings 164
    4.4 Kardiorespiratorisches Krafttraining 166
5 Forschungsdefizite, Fragestellungen und Hypothesen 193
6 Methodik 202
    6.1 Probandenkollektiv 202
    6.2 Studiendesign 205
    6.3 Limitierung von Störvariablen 221
    6.4 Datenerfassung, -aufbereitung und -auswertung 224
7 Ergebnisse 234
    7.1 Submaximale aerobe Ausdauerleistungsfähigkeit 235
    7.2 Vagale Modulation des autonomen Nervensystems 250
8 Diskussion 263
    8.1 Methodendiskussion 263
    8.2 Ergebnisdiskussion 285
9 Schlussfolgerung und Ausblick 317
10 Zusammenfassung 332
11 Literaturverzeichnis 335
12 Anhang 379

Abbildungsverzeichnis

Abbildung 1: Schema des kardiopulmonalen Funktionssystems unter einer körperlichen Belastungs-Beanspruchungs-Situation (Schardt, 2005, S. 10) 27

Abbildung 2: Zusammenhang Muskelarbeitsweise, relative Muskelspannung und dominierende Stoffwechsellage (Zintl & Eisenhut, 2009, S. 39) 33

Abbildung 3: Einflussfaktoren auf die Blutlaktatkonzentration (MCT – Monocarboxylat-Transporter; LDH – Laktat-Dehydrogenase; Lac – Laktat) (Wahl, Bloch & Mester, 2009) 53

Abbildung 4: Komponenten der Sauerstoff-Bilanz im Myokard (Silbernagl & Despopoulus, 2007, S. 213) 60

Abbildung 5: Einflussfaktoren durch Regelkreise auf die HRV-Modulation mit Frequenzanalyse (modifiziert nach Hottenrott & Hoos, 2012) 72

Abbildung 6: Belastung-Beanspruchung-Konzept mit Regulation und Interaktion (mod. nach Gronwald, 2012, S. 28 und Hottenrott & Neumann, 2010a, S. 75 ff.) 83

Abbildung 7: Modellvorstellung zum Zusammenhang Belastung-Beanspruchung-Leistungsentwicklung (Berger & Minow, 1997a, S. 193) 84

Abbildung 8: Beziehungen zwischen den konditionellen Fähigkeiten; außen: gültige Oberbegriffe für kombinierte Fähigkeiten; innen: differenzierte Bezeichnungen nach der dominanten Fähigkeit (Harre, 1997b, S. 131) 86

Abbildung 9: Einflussfaktor Lebensalter auf die Herzfrequenz bei gegebenen RPE-Werten (Borg, 2004) 91

Abbildung 10: Siebenstufige RPE-Skala nach Boeckh-Behrens & Buskies (2003, S. 32) 97

Abbildung 11: Globales Erklärungsmodell der subjektiven Belastungsempfindung (Hoos, Reim & Gerhard, 2010) 98

Abbildung 12: Zunehmende Divergenz zwischen Trainingsbelastung und Leistungsniveau (Grosser, Starischka & Zimmermann, 2009, S. 22 und Zintl & Eisenhut, 2009, S. 18) 105

Abbildung 13: Prinzip der (progressiven) Belastungssteigerung am Beispiel der "Fitness-Treppe" im Kreistraining (Stemper & Wastl, 1994, S. 26) 106

Abbildung 14: Zeitlicher Ablauf der Adaptationen auf muskelzellulärer Ebene beim Ausdauertraining (Neumann, 1993; Neumann, Pfützner & Berbalk, 2005, S. 43) 109

Abbildung 15: Heterochronismus der Regeneration einzelner Funktionsgrößen (Joch & Ückert, 1999, S. 216) 112

Abbildung 16: Leistungszuwachs-Ermüdungs-Theorie (Zatsiorsky & Kraemer, 2008, S. 28) ... 114

Abbildung 17: Elemente der Trainingssteuerung (Hottenrott & Neumann, 2010a, S. 84) 115

Abbildung 18: Rope Swings - Übung für Circuit Training (Morgan & Adamson, 1961, S. 49) . 132

Abbildung 19: Subjektive Belastungsempfindung in Abhängigkeit von der Durchgangsanzahl (modifiziert nach Scholich, 1989, S. 54 f.) 136

Abbildung 20: Zusammenhang zwischen Stärke, Dichte, Umfang, Dauer (Originalgrafik: Scholich, 1989, S. 32) 138

Abbildung 21: Monitorbild des Gerätes „Stresspilot", Modell HRV107 mit einer RSA (www.hrv24.de) 212

Abbildung 22: Radergometer ergo_bike 8008 TRS_3 der Firma daum electronic (www.daum-electronic.de) 216

Abbildung 23: Respiratorische Sinusarrhythmie im HRV-Biofeedback-Gerät ‚Stresspilot' (Gebrauchsanweisung zum Modell HRV 107, www.stresspilot.biz) 224

Abbildung 24: Unterschiede der relativen Leistung zwischen den Testzeitpunkten t0 und t1 der Experimentalgruppe EG in Bezug an fixen Blutlaktatschwellen 238

Abbildung 25: Unterschiede der relativen Leistung zwischen den Testzeitpunkten t0 und t1 der Wartekontrollgruppe KG in Bezug an fixen Blutlaktatschwellen 238

Abbildung 26: Verlauf der Blutlaktatkonzentration an der jeweiligen Stufe der EG 241

Abbildung 27: Verlauf der Blutlaktatkonzentration an der jeweiligen Stufe der KG 241

Abbildung 28: Höhe der mittleren Herzfrequenz der letzten 26 sek. an den jeweiligen Leistungsstufen, der EG zu den TZP t0 und t1 244

Abbildung 29: Höhe der mittleren Herzfrequenz der letzten 26 sek. an den jeweiligen Leistungsstufen, der KG zu den TZP t0 und t1 244

Abbildung 30: Veränderung der Blutlaktatkonzentration in mmol/l an der IAS der EG und KG zu beiden TZP ($p<0,05$) 246

Abbildung 31: Veränderung der relativen Leistung in W/kg KGw an der IAS der EG und KG zu beiden TZP ($p<0,05$) 248

Abbildung 32: Veränderung der Herzfrequenz an der IAS der EG und KG nach der Treatmenteinwirkung 250

Abbildung 33: Signifikanzüberprüfung des RMSSD-Wertes an den jeweiligen Stufen, der EG zu TZP t0 und t1 255

Abbildung 34: Signifikanzüberprüfung des RMSSD-Wertes an den jeweiligen Stufen, der KG zu TZP t0 und t1 255

Abbildung 35: Signifikanzüberprüfung des pNN50-Wertes an den jeweiligen Stufen, der EG zu TZP t0 und t1 255

Abbildung 36: Signifikanzüberprüfung des pNN50-Wertes an den jeweiligen Stufen, der KG zu TZP t0 und t1 256

Abbildung 37: Signifikanzüberprüfung des SD1-Wertes an den jeweiligen Stufen, der EG zu TZP t0 und t1 256

Abbildung 38: Signifikanzüberprüfung des SD1-Wertes an den jeweiligen Stufen, der KG zu TZP t0 und t1 256

Abbildung 39: Grundaufbau eines biotelemetrischen Mess- und Übertragungssystems (modifiziert nach Börnert, 1974, S. 13; Hutten, 1973, S. 3, Schandry, 1996, S. 95) 270

Abbildung 40: Das Grundprinzip der R-Zacken-Bestimmung des QRS-Komplexes (Ruha, Sallinen & Nissiä, 1997) 272

Abbildung 41: Weg des Blutlaktats vom Muskel bis zur Analyse im Messgerät sowie mögliche laktatkonzentrationsbeeinflussende Faktoren (Faude & Meyer, 2008) 279

Abbildung 42: Zusammenhang Blutlaktatkonzentration, Herzfrequenz und Leistung an der IAS 299

Tabellenverzeichnis

Tabelle 1: Übersicht der vorrangigen Energiebereitstellung in Abhängigkeit der Belastungsdauer bei maximalen Belastungen (Hollmann & Hettinger, 2000, S. 62) 32

Tabelle 2: Zusammenhang zwischen Belastungsintensität und Stoffwechsellage (Zusammenstellung nach Boeckh-Behrens & Buskies, 2003, S. 32; Borg, 2004; Hottenrott & Neumann, 2010a, S. 27 ff.; Löllgen, 2004; Reiss, 1990; Scherr et al., 2013; Wanner, 1985) 34

Tabelle 3: Zusammenhang zwischen Belastungsbereichen und verschiedenen Intensitätsangaben (Hottenrott & Hoos, 2013, S. 465) 35

Tabelle 4: Terminologische Empfehlungen zu verschiedenen Blutlaktatkonzentrationswerten von Kindermann, Simon & Keul (1978) 49

Tabelle 5: Auswahl verschiedener Schwellenkonzepte der Blutlaktatkonzentration 50

Tabelle 6: Rangskala für Belastungsintensitäten abhängig von der konditionellen Fähigkeit (Zintl & Eisenhut, 2009, S. 16) 90

Tabelle 7: Werte der HF und Blutlaktatkonzentration bezogen auf den RPE-Wert nach der Formel nach Scherr et al. (2013) (eigene Berechnung) 93

Tabelle 8: Zusammenfassung der Angaben verschiedener Werte (Bezug: RPE-Skala nach Borg) 96

Tabelle 9: Wiederherstellungszeiten bei verschiedenen Trainingsformen (Berger & Minow, 1997a, S. 198 in Anlehnung an Grosser & Neumaier, 1982, S. 19) 110

Tabelle 10: Belastungserholungszeiten (modifiziert nach Stemper & Wastl, 1994, S. 25) 110

Tabelle 11: Zeitlicher Ablauf der Regeneration nach Ausdauerbelastungen - zeitliche Durchschnittsangaben mit intraindividuellen Schwankungen (Hottenrott & Neumann, 2010a, S .52) 111

Tabelle 12: Korrelation zwischen anvisiertem Trainingseffekt und subjektivem Belastungsempfinden beim Kreistraining; Fmax - Maximalkraft, SK - Schnellkraft, KA - Kraftausdauer (modifiziert nach Scholich, 1989, S. 112) . 136

Tabelle 13: Zusammenfassende Angaben der Ausprägungen der Belastungskomponente des Kreistrainingsprogramms inkl. Trainingsmethoden (modifiziert nach Scholich, 1989, S. 71 ff., S. 112 f.) 144

Tabelle 14: Kreistrainingsprogramme in Abhängigkeit des anvisierten Trainingseffekts (Weineck, 2007, S. 477 ff.) 147

Tabelle 15: Belastungsempfehlungen für Kreistraining modifiziert nach Stemper & Wastl (1994, S. 18) 148

Tabelle 16: Belastungsstruktur des primärpräventiven Krafttrainings (Zimmermann, 2002, S. 193) 149

Tabelle 17: Trainingsaufbau für Einsteiger (vor allem im fortgeschrittenen Lebensalter) ins primärpräventive dynamische kraftausdauerorientierte Kreistraining (Zimmermann, 2002, S. 209 ff.) 150

Tabelle 18: Grundstruktur eines gesundheitsfördernden klassischen Kreistrainingsprogramms – kKTP 155

Tabelle 19: Vergleich der Belastungskomponente des kKTP mit den Anforderungen eines gesundheitsfördernden, körperlichen Trainings 157

Tabelle 20:	Trainingsmethoden aus dem Bereich des Ausdauertrainings, welche in diesem nKTP wiederzufinden sind	174
Tabelle 21:	Trainingsmethoden aus dem Bereich des Krafttrainings, welche in dem nKTP wiederzufinden sind	176
Tabelle 22:	Gesundheitsförderndes klassisches und neuartiges Kreistrainingsprogramm – Gemeinsamkeiten & Unterschiede	184
Tabelle 23:	Forschungsergebnisse von kraftausdauerorientierten Kreistrainingsprogrammen mit einer Verbesserung der VO2max (Reihenfolge: Veröffentlichungsjahr)	188
Tabelle 24:	Operationale Hypothesen – submaximale aerobe Ausdauerleistung	197
Tabelle 25:	Operationale Hypothesen – vagale Aktivitäten in Ruhe-Vorstart	199
Tabelle 26:	Operationale Hypothesen – vagale Aktivitäten unter Belastung	200
Tabelle 27:	Stichprobenbeschreibung EG	204
Tabelle 28:	Stichprobenbeschreibung KG	204
Tabelle 29:	Höhe der relativen physikalisch-physiologischen Leistung in Watt/kg in Bezug zu den verschiedenen Blutlaktatschwellen, TZP t0 und t1 der EG und KG (interpolierte Berechnung)	235
Tabelle 30:	Treatmenteinwirkung rel. Leistung, EG+KG, TZP t0-t1 ($p<0,05$)	236
Tabelle 31:	Ergebnisse der Höhe der Blutlaktatkonzentration in Ruhe-Vorstart und am Ende der fixen Leistungsstufen, TZP t0 und t1 der EG und KG	239
Tabelle 32:	Treatmenteinwirkung Blutlaktatkonzentration, EG+KG, TZP t0-t1 ($p<0,05$)	240
Tabelle 33:	Ergebnisse der Höhe der Herzfrequenz der letzten 26 s (64) der jeweiligen fixen Leistungsstufe, TZP t0 und t1 der EG und KG	242
Tabelle 34:	Treatmenteinwirkung Herzfrequenz, EG+KG, TZP t0-t1 ($p<0,05$)	243
Tabelle 35:	Blutlaktatkonzentration in mmol/l an der IAS der EG und KG zu beiden TZP	245
Tabelle 36:	Treatmenteinwirkung auf die Blutlaktatkonzentration an der IAS	245
Tabelle 37:	Relative Leistung auf dem Ergometer in Watt pro kg KGw an der IAS der EG und KG zu beiden TZP	246
Tabelle 38:	Treatmenteinwirkung auf die relative Leistung an der IAS	247
Tabelle 39:	Herzfrequenz in S./min an der IAS der EG und KG zu beiden TZP	248
Tabelle 40:	Treatmenteinwirkung auf die Herzfrequenz an der IAS	249
Tabelle 41:	Ergebnisse der Höhe der Parameter der vagalen Modulation des ANS	251
Tabelle 42:	Signifikanzüberprüfung der Ausprägungen der RMSSD, pNN50 und SD1 zum TZP t0 zwischen EG und KG	252
Tabelle 43:	Signifikanzüberprüfung der Treatmenteinwirkung auf RMSSD+pNN50+SD1, EG, TZP t0-t1 ($p<0,05$)	253
Tabelle 44:	Signifikanzüberprüfung der Treatmenteinwirkung auf RMSSD+pNN50+SD1, KG, TZP t0-t1 ($p<0,05$)	254
Tabelle 45:	Korrelationsberechnung KENDALLS tau der HRV-Parameter der EG zum TZP t0	258
Tabelle 46:	Korrelationsberechnung KENDALLS tau der HRV-Parameter der EG zum TZP t1	259

Tabelle 47:	Korrelationsberechnung KENDALLS tau der HRV-Parameter der KG zum TZP t0	260
Tabelle 48:	Korrelationsberechnung KENDALLS tau der HRV-Parameter der KG zum TZP t1	261
Tabelle 49:	DFA (α1) – Werte, der Untersuchung in Karavirta et al. (2009)	311
Tabelle 50:	Variante 1 – modifiziertes nKTP mit einem wellenartigen Beanspruchungswechsel über die Mesozyklusplanung	325
Tabelle 51:	Variante 2 – modifiziertes nKTP mit einem wellenartigen Beanspruchungswechsel über die Mikrozyklusplanung	326
Tabelle 52:	Variante 3 (Teil 1 von 3) – modifiziertes nKTP im aerob-anaeroben Übergangsbereich mit aerobem sportartunspezifischem Ausdauertraining	327
Tabelle 53:	Variante 3 (Teil 2 von 3) – modifiziertes nKTP im aerob-anaeroben Übergangsbereich mit aerobem sportartunspezifischem Ausdauertraining	328
Tabelle 54:	Variante 3 (Teil 3 von 3) – modifiziertes nKTP im aerob-anaeroben Übergangsbereich mit aerobem sportartunspezifischem Ausdauertraining	329
Tabelle 55:	Variante 4 (Teil 1 von 2) – modifiziertes nKTP im aerob-anaeroben Übergangsbereich mit aerobem sportartunspezifischem Ausdauertraining und Mikrozyklenplanung inkl. Rekom-Phasen	330
Tabelle 56:	Variante 4 (Teil 2 von 2) – modifiziertes nKTP im aerob-anaeroben Übergangsbereich mit aerobem sportartunspezifischem Ausdauertraining und Mikrozyklenplanung inkl. Rekom-Phasen	331

Abkürzungsverzeichnis

ACSM	American College of Sports Medicine
AF	Autonome Fitness
ANS	Autonome Nervensystem
$AVDO_{2(max)}$	Arterio-venöse Sauerstoffdifferenz
d. V.	Der Verfasser
DM	Dauermethode
eDM	Extensive Dauermethode
EDA	Elektrodermale Aktivität
EG	Experimentalgruppe
ESC	European Society of Cardiology
F	Kraft
Fa.	Firma
F_{max}	Maximalkraft bzw. maximale Kraft
F_{mm}	Maximum-maximorum-Kraft
FT-Fasern	Fast twitch (schnell kontrahierende; weiße; Typ II)-Muskelfasern
GA	Grundlagenausdauer
Gerätew.	Gerätewechsel
GHz	Giga-Hertz
gINT	Geringe Intensität
GKV	Gesetzliche Krankenversicherung
kKTP	Gesundheitsförderndes klassisches Kreistrainingsprogramm
nKTP	Neuartige Kreistrainingsprogramm
h	Stunde
h. s.	Hoch signifikant
HF	Herzfrequenz
HF_{max}	Maximale Herzfrequenz
$HF_{Reserve}$	Herzfrequenzreserve
HF_{Ruhe}	Ruhe-Herzfrequenz
HMV	Herzminutenvolumen
HZV	Herzzeitvolumen
hINT	Hohe Intensität
HKL	Herzkreislauf
Hz	Hertz, SI-Maßeinheit für die Frequenz
khz	Kilohertz
IAS	Individuelle anaerobe Schwelle
k. A.	Keine Angaben
KA	Kraftausdauer
KANS	Kardial autonome Nervensystem
KB	Kompensationsbereich
KG	Wartekontrollgruppe
Kg KGw	Kilogramm Körpergewicht
KHK	Koronare Herzkrankheit
kKTP	Gesundheitsfördernde klassische Kreistrainingsprogramm

KZA	Kurzzeitausdauer
KZI	Kurzzeitintervall
LDH	Laktat-Dehydrogenase
LT	Lactate threshold
LZA	Langzeitausdauer
min	Minute
mINT	Mittlere Intensität
mmol/l	Millimol pro Liter
ms	Millisekunde
MW	Mittelwert (arithmetisches Mittel)
MZA	Mittelzeitausdauer
MZI	Mittelzeitintervall
n. s.	Nicht signifikant
o. a.	Oben angegeben
RPE	Rating of perceived exertion (Maß der wahrgenommenen Anstrengung) – subjektive Belastungsempfinden
RR	Abstand zwischen den R-Zacken des QRS-Komplexes beim EKG
RSA	Respiratorische Sinusarrhythmie
sek.	Sekunde
s.	Signifikant
S./min	Schläge pro Minute
SD	Standardabweichung
SK	Sinusknoten
ST-Fasern	Slow twitch (langsam kontrahierende; rote; Typ I)-Muskelfasern
SV	Schlagvolumen
TE	Trainingseinheit
THf	Trainingsherzfrequenz
TZP	Testzeitpunkt
u. a.	Unter anderem
$VO_{2(max)}$	(Maximale) Sauerstoffaufnahmekapazität
Wdh	Wiederholung
WHO	Weltgesundheitsorganisation der Vereinten Nationen (World Health Organization of United Nation)
Wo.	Wochen
WSA	Wettkampfspezifische Ausdauer
ZNS	Zentralnervensystem
z. T.	Zum Teil

1 Einleitung mit Problemstellung

Kardiovaskuläre Erkrankungen befinden sich in den Morbiditäts- und Mortalitätsstatistiken in Deutschland sowie im westeuropäischen Ausland auf den vordersten Plätzen (Ellert, Wirz & Ziese, 2011; Graf & Rost, 2001). Eine vorrangige Rolle spielen der akute Myokardinfarkt neben der Myokardinsuffizienz und der Häufigkeitserhöhung von psychischen Störungen (Europäische Kommission, 2005; Löwel, 2006, S. 7). Dabei werden nicht-beeinflussbare Risikofaktoren (Alter, Geschlecht, Genetik) ebenso als erkrankungs- und sterbewahrscheinlichkeitsförderlich angesehen wie beeinflussbare (Hypertonie, Hyperlipidämie, abdominale Adipositas, Diabetes Mellitus, psycho-soziale und psycho-physische Faktoren) (Ladwig, Marten-Mittag & Baumert, 2005). In Bezug auf Frauen im mittleren Erwachsenenalter weisen Gaber & Wildner (2011) darauf hin, dass in diesem Lebensalterabschnitt der statistische Anstieg der Herz-Kreislauf-Mortalität am höchsten ist.

Als Ursachen werden insbesondere der Mangel an Quantität der physischen Ressourcen aeroben Ausdauerleistungsfähigkeit und Kraftfähigkeit (Brehm & Bös, 2006, S. 11 ff.; Rütten, Abu-Omar, Lampert & Ziese, 2005, S. 7 ff.) sowie eine zu niedrige Qualität der vagalen Modulation des autonomen Nervensystems (Silbernagl & Despopoulos, 2003, S. 78 ff.) genannt. Diese Mangelerscheinungen werden auch durch die geringen[1] (ca. 35 %) Beteiligungen an sportlichen und körperlichen Aktivitäten (Ziel: Trainingsumfang > 2h pro Woche) in Deutschland bei Frauen im mittleren Erwachsenenalter gefördert (Knoll, Banzer & Bös, 2006, S. 82 ff.). Um diesem Risiko in Anlehnung an das Salutogenesemodell nach Antonovsky (1993, S. 3 ff.) etwas entgegensetzen zu können, bedarf es der Erhöhung dieser o. g. physischer Ressourcen (Widerstandsquellen) durch Reize, welche durch ein gesundheitsförderndes, körperliches Training ausgelöst werden (Berbalk, 1998; Boeckh-Behrens &

---

[1] Gering = Wertung vom Verfasser dieser Arbeit, der die Notwendigkeit einer sportlichen und körperlichen Aktivität bei jeder Frau in diesem Alter als gesundheitsförderndem Maßstab sieht, und bezieht sich damit auf die Ausführungen von Knoll, Banzer & Bös, 2006, S. 82 ff.; Rütten et al., 2005, S. 13).

Buskies, 2006, S. 256; Brehm & Bös, 2006, S. 21; Esperer, 2004, S. 11 ff.; Esperer & Hottenrott, 2011, S. 46 ff.; Hollmann & Hettinger, 2000, S. 199, S. 382; Hottenrott, 2002, S. 9 ff.; Hottenrott & Hoos, 2009a, S. 34 ff.; Knoll, Banzer & Bös, 2006, S. 82 ff.; Martin, Carl & Lehnertz, 2001, S. 320 ff.; Neumann, Pfützner & Berbalk, 2005, S. 26 ff., 73 ff.; Weineck, 2010, S. 702). Das Ausmaß und die Wirkung dieser Reize sollte so groß sein, dass es zu einer Verbesserung der salutogenetischen, kardioprotektiven Widerstandsquellen *kardiorespiratorische Fitness* und *autonome Fitness* führt (Bandes, 2012; Blair et al., 1989; Erikssen et al., 1998; Esperer, 2010; Finger et al., 2013a; Finger, Krug, Gößwald, Härtel & Bös, 2013b; Hottenrott, 2010; Kodama et al., 2009). Der trainingsmethodische Aufbau und die Wirkrichtung eines gesundheitsfördernden, körperlichen Trainings sollte so sein, dass es zur Prävention von Herz-Kreislauf-Erkrankungen beiträgt. Dies kann erreicht werden, wenn u. a. der myokardiale Sauerstofftransport, die Herzarbeit, die Systemregeneration und die psycho-physische Entspannungsfähigkeit erhöht (Berbalk, 1998; Birbaumer & Schmidt, 1991, S. 92 f., S. 437 ff.; Hollmann & Hettinger, 2000, S. 382, S. 519 f.; Löllgen, 1999a; Silbernagl & Despopulos, 2003, S. 78 f.) und pro-atherogene und pro-inflammatorische Risikofaktoren gesenkt werden (Berg & König, 2006, S. 69). Um dies zu erreichen, wird das aerobe Ausdauertraining als *Idealaktivität* (Weineck, 2010, S. 702) eingesetzt und mittlere Intenstäten (Church, Earnest, Skinner & Blair, 2007) bei einem Mindestumfang von 150 bzw. 200 min pro Woche (Donnelly et al., 2009; Garber et al., 2011) als notwendig angesehen. Aber auch Trainingsprogramme, welche primär die konditionelle Fähigkeit Kraft beeinflussen, können eine kardioprotektive Wirkung haben (Boeckh-Behrens & Buskies, 2006, S. 256; Brehm & Bös, 2006, S. 21; Hollmann & Hettinger, 2000, S. 199, S. 382; Israel, 2009[2]; Martin, Carl & Lehnertz, 2001, S. 320 ff.; Neumann, Pfützner & Berbalk, 2005, S. 26 ff., 73 ff., Weineck, 2010, S. 702). Die Höhe der

---

[2] Israel, S., 2009, persönliches Gespräch

muskulären Leistungsfähigkeit hat dabei Auswirkungen auf die Haltearbeit des Bewegungsapparates. Ein Mangel an Haltearbeit kann zu Bewegungsmangel führen und zur Atrophie der Muskulatur. Eine Mangelkapillarisierung mit Hypoxie ist nur eine negative Folge. Die Leistungsfähigkeit des Herzens, speziell des Myokards, sinkt und es kommt zu einer unökonomischen Herztätigkeit mit einem hohen Sauerstoffverbrauch. Die Gefahr einer koronaren Insuffizienz steigt. Zudem sind negative Auswirkungen auf weitere Organe und Organsysteme die Folge. So erfolgt auch ein Wechsel der vegetativen ‚trophotrop-cholinergischen' hin zur ‚ergortrop-adrenergischen' Regulation (Martin, Carl & Lehnertz, 2001, S. 320 ff.). Dabei weisen Martin, Carl & Lehnertz (2001, S. 101 f.) deutlich darauf hin, dass eine alleinige Betrachtung der Kraftfähigkeit aus Sicht der Trainingslehre zu eingeengt geschieht, da die muskuläre Kraft in „(…) allen menschlichen Bewegungen und Körperhaltungen (…)" erforderlich ist. Somit ist die muskuläre Kraft auch die Voraussetzung für alle Trainingsformen.

Trainingsprogramme, welche die konditionellen Fähigkeiten Ausdauer und Kraft miteinander vereinen, existieren schon lange und werden insbesondere in der Organisationsform eines Kreistrainings absolviert (Martin, Carl & Lehnertz, 2001, S. 135 f.; Morgan & Adamson, 1961; Scholich, 1989; Stemper & Wastl, 1994; Weineck, 2007; Zimmermann, 2002). Dieses kraftausdauerorientierte Kreistraining rückt seit der Jahrtausendwende wieder verstärkt in den trainingsmethodischen Fokus. Insbesondere kommerzielle Bewegungs- und Sportkonzeptanbieter sowie Gerätehersteller bieten seit wenigen Jahren verstärkt diese Art von Trainingsprogrammen an, welche sich fast ausschließlich auf Frauen beziehen. Im Unterschied zu den klassischen Kreistrainings-programmen wird insbesondere die Belastungskomponente Dichte andersweitig eingesetzt. Die Pausenlänge zwischen den einzelnen Übungen reduzierte sich von durchschnittlich 30 bis 60 sek. auf 5 sek. und dient ausschließlich dem Stationswechsel. Diese stark reduzierte bzw. weggelassene Pausenlänge steht damit in einer direkten Verbindung zur Trainingsmethode *Dauermethode* aus dem Ausdauertraining (Hottenrott & Neumann, 2010a, S. 110 ff.; Hottenrott & Zülch, 2008, S. 14; Neumann, Pfützner & Berbalk, 2011, S. 141). So werden Trainingsmittel, -inhalte, -methoden und -übungen (Berger, 2008b, S. 211 ff.) aus dem klassischen Kraft- und Ausdauertraining miteinander verknüpft, um einen kardioprotektiven Effekt mittels Aktivierung des aeroben Energiestoffwechsels zu erzielen (Dammer, 2007). Aufgrund dessen kann dieses neuartige Kreistrainingsprogramm auch als *kardiorespiratorisches Krafttraining* bezeichnet werden. Zu beachten ist dabei, dass es zum Einsatz von hydraulischen Krafttrainingsgeräten kommt. Die Intensitätsregelung erfolgt über die Bewegungsgeschwindigkeit der beteiligten Muskelgruppen und Gelenke. Eine höhere Geschwindigkeit bedeutet auch eine höhere Belastung. Als Belastungsvorgabe dient u. a. die RPE-Skala von Borg (2004). Die Trainierenden sollen eine mittlere Beanspruchung empfinden (RPE 13). Dies würde, nach eigenen Berechnungen sowie den Angaben in Scherr et al. (2013), eine Beanspruchung von ca. 3 mmol/l Blutlaktat bedeuten. Diese Beanspruchung deutet auf einen aerob-anaeroben Energiestoffwechsel hin (Hottenrott & Neumann, 2010a, S. 27 ff.; Reiss, 1990) und deckt sich mit den Ausführungen in Bös, Wydra & Karisch (1992, S. 74), Froböse (1993, S. 139) und Schnabel, Harre, Borde (1997, S. 273), wonach eine erhöhte Bewegungsgeschwindigkeit eine vermehrte Blutlaktatkonzentration zur Folge hat. Zudem kann vermutet werden, dass es dabei zu einer Überschreitung der individuellen anaeroben Schwelle (IAS nach Dickhuth et al, 1988) kommt. Aufgrund dessen stellt sich die Frage, ob es wirklich zu einer Verbesserung der kardiopulmonalen Funktionssystems in Form einer erhöhten submaximalen aeroben Ausdauerleistungsfähigkeit kommt. Denn Marcinik et al. (1991) und Röthing & Prohl (2003, S. 118 f.) weisen darauf hin, dass ein kraftausdauerorientiertes Kreistraining besonders die anaerobe Ausdauerleistungsfähigkeit verbessert bzw. nicht zur Erhöhung der aeroben Ausdauerleistungsfähigkeit beiträgt. Sie stehen dabei im Widerspruch zur den Ergebnissen der Metaanalyse in Zimmermann (2002, S. 99 f.). Eine prinzipielle Aussage, ob ein kraftausdauerorientiertes Kreistraining zur Verbesserung der aeroben Ausdauerleistungsfähigkeit führt oder nicht, kann demnach nicht gemacht werden. Es scheint so, dass dies abhängig ist von den Ausprägungen der Determinanten des gesamten Belastungs-Beanspruchungs-Konzepts (Gronwald, 2012, S. 28; Hottenrott & Neumann, 2010a, S. 76[3]). Zusätzlich fällt auf, dass das kardiorespiratorische Krafttraining keine separaten Trainingsbelastungen aufweist, welche ausschließlich den aeroben Energiestoffwechsel beanspruchen und damit in Diskrepanz zu den klassischen kraftausdauerorientierten Kreistrainingsprogrammen steht (Scholich, 1989, S. 71 ff., S. 112 f.; Stemper & Wastl, 1994, S. 18; Weineck, 2007, S.477 ff.). Insbesamt stellt sich also die Frage, ob gesundheitsfördernde Adaptationen ausgelöst werden, welche zur Verbesserung des kardiopulmonalen Funktionssystem beitragen, indem die kardiorespiratorische Fitness, insbesondere über die Steigerung der submaximalen, aeroben Ausdauerleistungsfähigkeit, erhöht wird (Boeckh-Behrens & Buskies, 2006, S. 256; Brehm & Bös, 2006, S. 21; Hollmann & Hettinger, 2000, S. 199, S. 382; Martin, Carl & Lehnertz, 2001, S. 320 ff.; Neumann, Pfützner & Berbalk, 2005, S. 26 ff., 71 ff.; Neumann, Pfützner & Hottenrott, 1993, S. 66; Weineck, 2010, S. 702).

Da nicht nur die kardiorespiratorische Fitness als kardioprotektiver Schutzfaktor angesehen wird, sondern auch die autonome Fitness (Esperer, 2010; Hottenrott, 2010), sollte das kardiorespiratorische Krafttraining auf eine Verschiebung der sympathiko-vagalen Balance überprüft werden. Einerseits gilt es als abgesichert und anerkannt, dass ein aerobes Ausdauertraining zu einer gesundheitsfördernden Erhöhung der vagalen Aktivitäten, insbesondere im Ruhezustand, führt (Esperer & Hottenrott, 2011, S. 46; Hottenrott, Hoos & Esperer, 2006;

---

[3] Hottenrott & Neumann benutzen den Begriff Belastungs-Beanspruchungs-Regulation

Sandercock, Bromley & Brodie, 2005). Andererseits erkennt man, dass weitere wissenschaftliche Fragen noch nicht hinreichend beantwortet wurden. So existieren derzeit unzureichende Erkenntnisse über den Einfluss eines Krafttrainings im Allgemeinen und eines kardiorespiratorischen Krafttrainings im Speziellen auf die sympathiko-vagale Balance bei gesunden Frauen im mittleren Erwachsenenalter. So untersuchten bisher Forte, De Vito & Figura (2003) ältere gesunde Frauen (MW: 68,9 ± 2,8 Jahre), Kreuzfeld, Weippert, Preuss, Kumar & Stoll (2011, S. 175 ff.) Männer und Frauen (MW: 53,6 Jahre) mit einem z. T. hohen bis sehr hohem 10-Jahres-Herzinfakt-Risiko (PROCAM-Score), Madden, Levy & Stratton (2006) ältere gesunde Frauen (MW: 69,9 ± 0,9 Jahre) sowie Takahashi, Melo, Quitério, Silva & Catai (2009) ältere Männer (MW: 62 ± 2 Jahre). Zudem beziehen sich die meisten Untersuchungen auf die Veränderung der autonomen Regulation im Herzfrequenz-Ruhe-Zustand, obwohl auch ein hohes Potential in der Betrachtung der Herzfrequenzvariabilitäts-Analyse unter (sportlicher) Belastung liegt (Hoos, 2011, S. 55 ff.). Zudem lassen die bisherigen intensitätsbezogenen Erkenntnisse jeden Raum für Spekulationen zu. Mit dem Hintergrundwissen, dass sich die o. g. vegetativen Umstellungen u. a. in einer Ruhe- und Arbeits-Bradykardie äußern (Hollmann & Strüder, 2009, S. 382), besteht die Möglichkeit, dass neben den aeroben Ausdauerprogrammen, auch hochintensive Belastungen einen kardioprotektiven Effekt haben und so zur Prävention von Herz-Kreislauf-Erkrankungen beitragen. So zeigen die Arbeiten von Winder et al. (1978), dass ein 7-wöchiges hochintensives Training, welches 6 x pro Woche ausgeführt wurde, bradykardische Effekte zur Folge hatte, indem sich die Konzentration der Katecholamine reduzierte.

Insbesondere die ausnahmslose Belastung im mittleren Intensitätsbereich, welche nach Berechnungen von Scherr et al. (2013) eine Blutlaktatkonzentration von ca. 3 mmol/l hervorruft, kann als problematisch angesehen werden. Neumann, Pfützner & Berbalk (1999, S. 304) weisen darauf hin, dass eine

Intensität von ≥ 3 mmol/l arterieller Blutlaktatkonzentraion und deren Einsatz von ≥ 30 % der Trainingsgesamtbelastung zu sympathikotonen Übertrainingserscheinungen (Israel, 1976) führt.

Aufgrund der aktuellen Erkenntnisse und Problemstellungen leiten sich folgende Hauptfragestellungen ab, welche sich auf gesunde, untrainierte Frauen im mittleren Erwachsenenalter beziehen:

1) Welche Effekte erziehlt das kardiorespiratorische Krafttraining auf ausgewählte Parameter der kardiorespiratorischen Fitness?

2) Deuten diese Effekte auf eine Verbesserung des kardiopulmonalen Funktionssystems hin, um so zur Prävention von Herz-Kreislauf-Erkrankungen beizutragen?

3) Welche Effekte erziehlt das kardiorespiratorische Krafttraining im Hinblick auf die Ver-schiebung der sympathiko-vagalen Balance des autonomen Nervensystems?

4) Deuten diese Effekte auf eine Erhöhung der vagalen Aktivitäten hin, um so zur Prävention von Herz-Kreislauf-Erkrankungen beizutragen?

Diese Fragestellungen sollen mittels einer empirische Untersuchung über einen Zeitraum von 10 Wochen mit gesunden, untrainierten Frauen im mittleren Erwachsenenalter beantwortet werden. Abhängig von den Ergebnissen dieser empirischen Untersuchung erfolgt eine Modifikation des kardiorespiratorischen Krafttrainingsprogramms in verschiedenen Varianten, welche als Ziel haben: Eine kardioprotektive Wirkung zu erreichen, dabei langfristig den Trainingsprozess mittels der Berücksichtigung der allgemeinen Trainingsprinzipien zu unterstützen und eine praxisbezogene Anwendungsform für Trainer aufzuweisen.

2 Definition und Effekte eines gesundheitsfördernden körperlichen Trainings

Wie im Kapitel 1 aufgeführt, soll ein gesundheitsförderndes körperliches Training dazu beitragen, dass physische Widerstandsquellen in ihren Ausprägungen verbessert werden (Berbalk, 1998; Boeckh-Behrens & Buskies, 2006, S. 256; Brehm & Bös, 2006, S. 21; Esperer, 2004, S. 11 ff.; Esperer & Hottenrott, 2011, S. 46 ff.; Hollmann & Hettinger, 2000, S. 199, S. 382; Hottenrott, 2002, S. 9 ff.; Hottenrott & Hoos, 2009a, S. 34 ff.; Knoll, Banzer & Bös, 2006, S. 82 ff.; Martin, Carl & Lehnertz, 2001, S. 320 ff.; Neumann, Pfützner & Berbalk, 2005, S. 26 ff., 73 ff.; Weineck, 2010, S. 702). Dabei wird die Begrifflichkeit ‚gesundheitsförderndes körperliches Training' als Ganzes und in Teilen in wissenschaftlichen Publikationen differenziert verstanden und verwendet. Dieses nachfolgende Kapitel dient primär der klaren terminologischen Abgrenzung der einzelnen Begriffe zu anderen Verwendungen, um so eine angemessene Vergleichbarkeit der dargestellten Inhalte zu anderen Publikationen zu gewährleisten.

In Hottenrott & Hoos (2013, S. 440) wird der Begriff des Trainings als "(...) ein komplexer Handlungsprozess, der auf systematischer Planung, Ausführung und Evaluation von Maßnahmen basiert, um nachhaltige Ziele in den verschiedenen Anwendungsfeldern des Sports zu erreichen" definiert. Insbesondere die Aspekte Planung, Systematik und Zielorientierung sind auch in den Ausführungen in Berger (2008a, S. 203 ff.) und Weineck (2004, S. 18) wiederzufinden.

Die Erweiterung des Begriffs *Training* um das Adjektiv *körperlich* kann diese planmäßige und systematische Handlung in zwei unterschiedliche Richtungen dividieren. Einerseits kann es sich um ein Training handeln, welches Trainingsinhalte-, mittel, -übungen und -methoden (Berger, 2008b, S. 211 ff.) einsetzt, deren Auswahl sich auf den Einsatz der konditionellen Fähigkeiten Kraft, Ausdauer, Beweglichkeit, Koordination und Schnelligkeit bezieht (Haare,

1997b, S. 130 ff.; Hottenrott & Hoos, 2013, S. 442; Martin, Carl & Lehnertz, 2001, S. 89; Schnabel, 1997b, S. 46). Dass heisst, während der Ausführung dieser Handlung sind für außenstehenden Personen motorische Aktionen ersichtlich, welche sich auf energetische Prozesse der trainierenden Person begründen lassen (Harre, 1997b, S. 130 ff.) und typische Charakteristiken sportlicher Bewegungen aufweisen (Meinel & Schnabel, 2007, S. 72 ff.). Als Trainingsziele können sowohl konditionelle Fähigkeiten und sporttechnisch-taktische Fertigkeiten (Berger, 2008b, S. 203) als auch psychische Aspekte (Wagner & Brehm, 2006, S. 103 ff.) festgelegt werden. Andererseits kann es sich bei einem körperlichen Training um eine planmäßige und systematische Ausführung handeln, welche als primäres Trainingsziel die Adaptation der o. g. konditionellen Fähigkeiten hat. Um dies zu erreichen, können Trainingsinhalte, -mittel, -übungen und -methoden eingesetzt werden, welche sowohl einen physischen (Starischka & Zimmermann, 2008, S. 7) als auch einen psychisch/mentalen Charakter (Stoll & Blazek, 2013, S. 492 ff.) aufweisen.

Die Begriffe Gesundheitsförderung bzw. gesundheitsfördernd werden national und international nicht einheitlich verwendet. Einerseits wird der Terminus Gesundheitheitsförderung als Metabegriff, d. h. als übergeordnetes Ziel bzw. als Prozess für alle gesundheitsrelevanten Aspekte eingesetzt. So wird er in der Ottawa Charter der Weltgesundheitsorganisation (WHO) von 1986 folgendermaßen definiert (WHO, 1986a):

> *"Health promotion is the process of enabling people to increase control over, and to improve, their health. To reach a state of complete physical mental and social wellbeing, an individual or group must be able to identify and to realize aspirations, to satisfy needs, and to change or cope with the environment. Health is, therefore, seen as a resource fo everyday life, not the objective of living. Health is a positive concept emphasizing social and personal resources, as well as physical capacities. Therefore, health promotion is not just the*

responsibility of the health sector, but goes beyond healthy lifestyles to wellbeing."

In dieser WHO-Erklärung soll die Gesundheitsförderung zu einem vollständigen physischen, psychischen und sozialen Wohlbefinden führen, indem man neben der Stärkung von (körperlichen) Gesundheitsressourcen auch gesundheitsfördernde Lebensbedingungen berücksichtigt. So soll eine zukunftsorientierte (Moving into the Future), gesundheitsfördernde öffentliche Ordnung aufgebaut (Build Healthy Public Policy), unterstützende Umweltbedingungen/Lebenswelten geschaffen (Create Supportive Environments), gemeinsame Aktionen gestärkt (Strengthen Community Actions), Gesundheitsdienst/-wesen neu organisiert (Reorient Health Services) sowie die persönlichen Fähigkeiten entwickelt (Develop Personal Skills) werden (WHO, 1986b).

Andererseits wird die Begrifflichkeit *Gesundheitsförderung*, aus kategorischer Sicht, parallel sowie unterhalb der Bezeichnung Prävention einsetzt. Dies geschieht z. B. im primärpräventionsbezogenen Dokument *Leitfaden Prävention* des Spitzenverbandes der Gesetzlichen Krankenversicherungen (GKV) auf Bundesebene in Deutschland in der Fassung vom 27.08.2010 (GKV, 2010). Bekräftigt wird diese Sichtweise im Positionspapier des Spitzenverbandes der GKV aus dem Jahre 2013, indem der Begriff der Gesundheitsförderung ausschließlich untergeordnet im Kontext der medizinischen und nichtmedizinischen Primärprävention verwendet wird. Vom deutschen Gesetzgeber wird der Terminus *Gesundheitsförderung* z. T. gleich- und z. T. unterkategorisch gegenüber des Begriffes Prävention verwendet. So befindet sich die (betriebliche) Gesundheitsförderung in dem Unterparagraphen 20a und die Prävention im § 20 des Sozialgesetzbuches 5. Die gleichwertige Verwendung kann man am Beispiel des § 20a und b erkennen. Dageben ist wiederum eine klare Differenzierung zwischen der Gesundheitsförderung und Prävention im Dokument 'Präventions- und Gesundheitsförderungsziele der GKV 2013-2018' erkennbar. So sollen präventive Maßnahmen spezifische Krankheiten vermeiden und gesundheitsfördernde Handlungen vorhandene Potentiale ausschöpfen (GKV, 2014).

In dieser Forschungsarbeit wird unter einem gesundheitsfördernden, körperlichen Training Folgendes verstanden und in Anwendung gebracht: Dabei handelt es sich um eine planmäßige und systematische Handlung, bei der Trainingsinhalte, -übungen, -mittel und -methoden eingesetzt werden, welche die Charakteristiken sportlicher Bewegungen und motorisch-energetischer Prozesse aufweisen. Die Trainingsziele beziehen sich primär auf physiologisches Aspekte der Widerstandsquelle Fitness, sofern sie sich auf der primärpräventiven Ebene befinden und insgesamt die Gesundheit eines jeden Menschen fördert. Die Überprüfung der Zielerreichung erfolgt mittels eines geeigneten Evaluationsprozesses.

Die Integration des physiologischen Trainingsziels Fitness beruht auf salutogetische Ansätze nach Antonovsky. Dabei dienen u. a. physiologische Ressourcen als Widerstandsquellen, um Defizite (z. B. physische und biochemische Stressoren) auszugleichen, wodurch der Status im Gesundheits-Krankheits-Kontinuum gesundheitsfördernd beeinflusst wird und es auch zu Auswirkungen auf das Kohärenzgefühl kommt (Antonovsky, 1979, S. 184 f.; 1993, S. 3 ff.; 1997a, S. 116 f.; 1997b, S. 124, S. 141 f.; 1997c, S. 200 f.; Becker, 2011, S. 37; Pahmeier & Tiemann, 2013, S. 661). Nach literaturbezogenen Recherchen und Fachkongressen stellten sich insbesondere die gesundheitsfördernden Widerstandsquellen *kardiorespiratorische Fitness* (Blair et al., 1989; Erikssen et al., 1998; Kodama et al., 2009) und *autonome Fitness* (Esperer, 2010; Hottenrott, 2010) als bedeutende gesundheitsfördernde Ressourcen heraus, wobei diese immer in Wechselbeziehungen zu weiteren Schutzfaktoren wie den anderen konditionellen Fähigkeiten, der Entspannungsfähigkeit, der Stärkung psychosozialer Ressourcen, der Bindung an gesundheitssportliches Verhalten, dem angemessenen Copingverhalten und der Schaffung und Optimierung unterstützender Settings stehen (Brehm & Bös, 2006, S. 21 ff.; Knoll, Banzer & Bös, 2006, S. 82 ff.).

2.1 Kardiorespiratorische Fitness - gesundheitsfördernde Widerstandsquelle

2.1.1 Definition

Die Begrifflichkeit *kardiorespiratorische Fitness* besteht aus drei Teilen. Dabei handelt es sich bei dem Begriff *Fitness* um die Leistungsfähigkeit bzw. Tauglichkeit (Reuter, 2005, S. 806, S. 1358) eines (Teil)Systems, das bestimmte Aufgaben zu bewältigen hat. Bei den Systemen handelt es sich einerseits um das Herz (Kardio). Hierzu zählen auch die Teilsysteme, welche mit der Herztätigkeit in Verbindung stehen bzw. diese ermöglicht: Herzerregung, Herzmechanik, Herzstoffwechsel und Kardialdurchblutung (Daut, 2010, S. 539 ff.; Deussen, 2010, S. 565 ff.; Piper, 2010, S. 517 ff.). Andererseits handelt es sich um das System der Atmung (respiratorisch) mit dessen Teilsystemen, u. a.: Lungenatmung, Atemregulation, Atemgastransport, Säure-Basen-Haushalt und Gewebesauerstoff (Jelkmann, 2010, S. 740 ff.; Kunzelmann & Thews, 2010, S. 697 ff.; Lang, 2010, S. 751 ff.; Pohl, 2010, S. 763 ff.; Richter, 2010, S. 724 ff.). Dabei betrifft die kardiorespiratorische Fitness nicht ausschließlich die o. g. (Teil)Systeme. So hat das Gefäßsystem einen erheblichen Anteil an der Leistungsfähigkeit (Fitness) dieser Organe und -systeme. Richter (2010, S. 730, S. 739) schreibt dazu, dass das respiratorische Netzwerk mit den kardiovaskulären Funktionen im Einklang stehen und aufeinander abgestimmt arbeiten muss. Dabei sind diese Teilsysteme über Synapsen miteinander verbunden. Richter bezeichnet dieses Geflecht auch als kardiorespiratorisches Netzwerk bzw. Regelsystem.

Aus physiologischer Sicht handelt es sich bei der kardiorespiratorischen Fitness um die Leistungsfähigkeit des kardiopulmonalen Funktionssystems, welches terminologisch gesehen, das Herz-Kreislauf- und das Atmungssystem miteinander vereint und zum Sauerstofftransport dient (Hottenrott & Neumann, 2010a, S. 194). Der Inhalt der nachfolgenden Abbildung 1 zeigt schematisch beteiligte Teilsysteme und ausgewählte Einflussfaktoren während einer körperlichen Belastungs-Beanspruchungs-Situation:

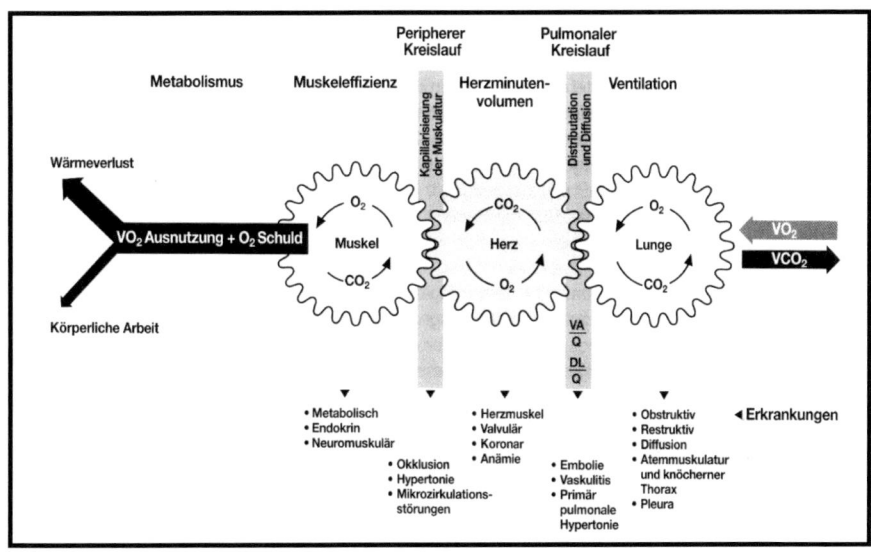

Abbildung 1: Schema des kardiopulmonalen Funktionssystems unter einer körperlichen Belastungs-Beanspruchungs-Situation (Schardt, 2005, S. 10)

Weitere Systeme beeinflussen die kardiorespiratorische Fitness. So regeln sympathische und parasympathische Aktivitäten ebenso die Funktionslage des kardiorespiratorischen Systems wie auch Gefühle. Verbindungen zwischen dem Atem- und dem Nervensystem werden auch als kardiorespiratorische Kopplung bezeichnet und beeinflussen sich gegenseitig (Esperer, 2010; Hottenrott & Hoos, 2012; Kunzelmann & Thews, 2010, S. 700; Richter, 2010, S. 728).

Zur Beurteilung der kardiorespiratorischen Fitness kann u. a. die Quantifizierung der maximalen Sauerstoffaufnahme[4] VO_{2max} dienen (Bandes, 2012; Finger et al., 2013a; Finger, Krug, Gößwald, Härtel & Bös, 2013b), welche selbst ein leitender Indikator zur Beurteilung der aeroben

---

[4] In der Literatur wird auch das Synonym Sauerstoffaufnahmekapazität verwendet.

Ausdauerleistungsfähigkeit ist (Hollmann & Hettinger, 2000, S. 315 ff., S. 525; Neumann, Pfützner & Berbalk, 1999, S. 25 ff.). Zu beachten sei aber dabei, dass die VO_{2max} nicht grundlegend mit der aeroben Ausdauerleistungsfähigkeit gleichzusetzen sei. Auch die aerobe Ausdauerleistungsfähigkeit, welche auf submaximalen Belastungsstufen vorhanden ist, dient zur Beurteilung der gesamten aeroben Leistungsfähigkeit. Je nachdem wie das Training, u. a. mittels den Belastungskomponenten[5], gestaltet wurde, können sich dabei die Werte sowohl gleich als auch unterschiedlich entwickeln (Neumann, Pfützner & Berbalk, 2005, S. 72 f., S. 76, S. 80).

Abschließend wird Folgendes festgehalten: Eine Quantifizierung der kardiorespiratorischen Fitness kann mittels ausgewählter Messparameter der aeroben Ausdauerleistungsfähigkeit (submaximale und maximale aerobe Ausdauerleistungsfähigkeit) geschehen. Eine Erhöhung der Ausprägung dieser Messparameter wird als kardioprotektiv angesehen, sofern es sich um physiologische Adaptationen handelt, die auf ein gesundheitsförderndes körperliches Training der primärpräventiven Ebene basiert.

2.1.2 Aerobe Ausdauerleistungsfähigkeit

„Die Ausdauer ist eine konditionelle Fähigkeit, die eine belastungsadäquate Energieversorgung des Organismus sichert, ermüdungsbedingte Leistungs- oder Geschwindigkeitsabnahmen bei sportlichen Belastungen verzögert und Einfluss auf die Erholungsfähigkeit nimmt." (Hottenrott & Neumann, 2010a, S. 22). Einen ähnliche Definition publizierten Zintl & Eisenhut (2009, S. 30). Demnach ist Ausdauer „Die Fähigkeit, (1) physisch lange einer Belastung zu widerstehen, deren Intensität und Dauer letztendlich zu einer unüberwindbaren Ermüdung (= Leistungseinbuße) führt, (2) trotz eintretender Ermüdung die Belastung bis zur individuellen Beanspruchungsgrenze fortzusetzen (psychische Komponente), (3)

---

[5] In der Literatur werden auch die Synonyme Belastungselemente, Belastungsnormative (Jonath, 1988, S. 40) bzw. -faktoren verwendet (Berger & Minow, 1994, S. 269) Belastung und Beanspruchung als Grundkonzept der Herausbildung der körperlichen und sportlichen Leistungsfähigkeit

sich in Phasen verminderter Beanspruchung (z. B. Pausen im Training und Wettkampf) bzw. nach Beendigung der Belastung rasch zu regenerieren.". Hollmann & Hettinger (2000, S. 262) sowie Hollmann & Strüder (2009, S. 267) fassen die Charakterisierung kurz: "Ausdauer ist (...) die Fähigkeit, eine gegebene Leistung über einen möglichst langen Zeitraum durchhalten zu können. Somit ist Ausdauer identisch mit der Ermüdungs-Widerstandsfähigkeit.".

Alle drei o. g. Definitionen berücksichtigen den Aspekt der Ermüdungswiderstandsfähigkeit und der Ermüdungstoleranz, wobei Hottenrott & Neumann (2010a, S. 22) und Zintl & Eisenhut (2009, S. 30) die Perspektive der Regenerationsfähigkeit/ Wiederherstellungsfähigkeit zusätzlich beachten und integrieren.

Eine Vielzahl weiterer Definitionen und Abgrenzungen der konditionellen Fähigkeit *Ausdauer* sind in der Literatur wiederzufinden. Wedekind (1985, S. 89 ff.) veröffentlichte 30 unterschiedliche Definitionen. Mittels einer größeren Anzahl von Kriterien strukturierte sie die unterschiedlichen Definitionen. Dabei gib es jene, welche sich ‚nur' mit dem Wort Ausdauer auseinandersetzen. Andere Definitionen betrachten Ausdauer aus den Blickwinkeln der Motorik, der Stoffwechsellage, der muskulären Arbeitsweise, als psychischer Leistungsfaktor usw. Interessant ist der Ansatz von Wedekind, dass sie die Menge an Definitionen nach der Präzision, der Nicht-Zirkularität, der Wertneutralität, der konventionellen Brauchbarkeit sowie des aussagenlogischen Informationsgehaltes hin strukturiert und untersucht. Weineck (1994, S. 166) bezieht sich mit seiner Erklärung auf den Aspekt Stoffwechsel und schildert, „(…) dass es die Ausdauer schlechthin nicht gibt, (…)."

Zudem werden verschiedene Kriterien zur Abgrenzung unterschiedlicher Ausprägungsgrade differenziert determiniert:

(1) Hottenrott & Neumann (2010a, S. 23) benutzen 7 Hauptkriterien:
   a. Arbeitsweise der Skelettmuskulatur – statisch und dynamisch,
   b. Vorrangige Energiebereitstellung – aerob und anaerob,

      c. Anteil der beanspruchten Muskulatur – lokal und allgemein,

      d. Zeitdauer der Belastung – Kurzzeit-, Mittelzeit- und Langzeitausdauer,

      e. Wechselbezüge zu den konditionellen Fähigkeiten – Kraftausdauer, Schnellkraftausdauer, Schnelligkeitsausdauer und Sprintausdauer,

      f. Bedeutung für die sportartspezifische Leistungsfähigkeit – allgemeine und spezielle Ausdauer und

      g. Einteilung des Belastungsbereichs – Grundlagen- und Wettkampfausdauer.

(2) In einer früheren Arbeit unterschied Hottenrott (1993, S. 16) 6 Hauptkriterien und bezog sich dabei auf eine Anzahl unterschiedlicher Autoren:

      a. Lokale Muskelausdauer und allgemeine Ausdauer,

      b. Aerobe und anaerobe Ausdauer,

      c. Dynamische und statische Ausdauer,

      d. Kurzzeit-, Mittelzeit- und Langzeitausdauer,

      e. Allgemeine Ausdauer, Schnelligkeitsausdauer, Kraftausdauer und

      f. Grundlagenausdauer und spezielle Ausdauer.

(3) Hollmann & Hettinger, (2000, S. 262 ff.) nutzen die 4 Hauptkriterien:

      a. Arbeitsweise der Skelettmuskulatur,

      b. Vorrangige Energiebereitstellung,

      c. Anteil der beanspruchten Muskulatur und

      d. Zeitdauer der Belastung.

(4) Neumann et al. (1978, S. 43) beziehen die Kriterien auf die Belastungsdauer, welche sich in spezifischen Ausdauersportarten widerspiegeln. Die unterschiedlichen Ausprägungen des Hauptkriteriums „Zeitdauer der Belastung" (Kurzzeit-, Mittelzeit- und Langzeitbelastungen) werden durch die nachfolgenden Faktoren näher beschrieben und zueinander klar abgegrenzt:

    a. Zeitbereich,
    b. Energiespeicher,
    c. Formen des Energieverbrauchs,
    d. Kreislauf- und Stoffwechselregulation und
    e. Zellbiologische Leistungsgrundlagen.
(5) Zintl & Eisenhut (2009, S. 34 ff.) grenzen die verschiedenen Ausprägungen der sportmotorischen Fähigkeit folgendermaßen ab:
    a. Lokale und allgemeine Ausdauer,
    b. Kurz-, Mittel- und Langzeitausdauer, welche in sich selbst von der vorrangigen Energiebereitstellung nochmals unterscheiden,
    c. Aerobe und anaerobe Ausdauer,
    d. Dynamische und statische Ausdauer,
    e. Differenzierung in Abhängigkeit von vorherrschenden Einflussfaktoren (Maximal-Kraftausdauer, submaximale Kraftausdauer, aerobe Kraftausdauer/ Ausdauerkraft, Schnelligkeitsausdauer, Spiel- und Kampfausdauer, Mehr-kampfausdauer) und
    f. Grundlagenausdauer und spezielle Ausdauer.

Nach Sichtung und Studium der o. g. Kriterien wird in dieser Arbeit die Strukturierung nach Hottenrott & Neumann (2010a, S. 22 ff.) favorisiert.

Die differenzierende Bezeichnung *aerob* kennzeichnet folgenden Sachverhalt: Die Ausführung – in qualitativer und quantitativer Hinsicht – der sportmotorischen Fähigkeit *Ausdauer* wird u. a. im Leistungsverhalten der Muskulatur präsentiert. Dies hängt stark „von einer genügenden Durchblutung, Sauerstoff- und Nahrungszufuhr ab." (Hollmann & Hettinger, 2000, S. 62). Aerobe und anaerobe Stoffwechselvorgänge (Metabolismus) sind in diesem Zusammenhang Ausprägungsgrade: „Als >>aerob<< bezeichnet man die in Verbindung mit Sauerstoff vonstattengehenden Stoffwechselprozesse, welche sich in den Mitochondrien abspielen (…), während der anaerobe Metabolismus außerhalb der Mitochondrien stattfindet (…)." (Hollmann & Hettinger, 2000, S. 62). Dabei ist zu beachten, dass auch der mitochondrale aerobe Stoffwechsel durch den Gesamtstatus der "Leistungsfähigkeit der sauerstoffaufnehmenden, sauerstofftransportierenden und sauerstoffverwertenden Teilsysteme im Organismus" beeinflusst wird (Neumann, Pfützner & Berbalk, 2005, S. 71).

Ob es sich vorrangig um einen aeroben, anaeroben oder einen aerob-anaeroben Vorgang handelt, ist abhängig von den Ausprägungen der Belastungskomponenten. So zeigen Hollmann & Hettinger (2000, S. 62) den Zusammenhang zwischen den Belastungskomponenten Intensität und Dauer (Tabelle 1). Dabei verändert sich, bei einer dauerhaften Maximalbelastung der dominierende Stoffwechsel. Von einem anfänglichen anaeroben, über einen anaerob-aeroben und einen aerob-anaeroben hin zu einem (fast) ausschließlichen aeroben Stoffwechsel. Die Angaben von Hollmann & Hettinger decken sich prinzipiell mit jenen von Neumann, Pfützner & Berbalk (2005, S. 159, S. 163, S. 165, S. 167, S. 171) und Neumann & Schüler (1994, S. 21). Der größte Unterschied liegt aber in der Aufführung sportartspezifischer aerob-anaerob-Verteilungsangaben.

Tabelle 1: Übersicht der vorrangigen Energiebereitstellung in Abhängigkeit der Belastungsdauer bei maximalen Belastungen (Hollmann & Hettinger, 2000, S. 62)

	10 s kJ kcal %	1 min kJ kcal %	2 min kJ kcal %	4 min kJ kcal %	10 min kJ kcal %	30 min kJ kcal %	60 min kJ kcal %	120 min kJ kcal %
Anaerob	105 25 85	165 40 65–70	190 45 50	190 45 30	150 35 10–15	125 30 5	85 20 2	65 15 1
Aerob	20 5 15	85 20 30–35	190 45 50	420 100 70	1050 250 85–90	2950 700 95	5450 1300 98	10050 2400 99
Gesamt	125 30	250 60	380 90	610 145	1200 285	3075 730	5535 1320	10115 2415

Zintl & Eisenhut (2009, S. 39) zeigen einen Bezug zwischen der prozentualen Muskelspannung (relativ zur Maximalkraft F_{max}; 1 RM – one repetition maximum) sowie der ausgeführen Muskelarbeitsweise und der vorherrschenden Stoffwechsellage.

Arbeitsweise	Muskelspannung in % der maximalen Spannung			
statisch	−15%	15−30%	30−50%	> 50%
dynamisch	−25/30%	30−50%	50−70%	> 70%
	Energiebereitstellung			
	↓ aerob	↓ dominant aerob	↓ dominant anaerob	↓ anaerob

Abbildung 2: Zusammenhang Muskelarbeitsweise, relative Muskelspannung und dominierende Stoffwechsellage (Zintl & Eisenhut, 2009, S. 39)

Als Grund dieses Zusammenhangs nennen Zintl & Eisenhut (2009, S. 38 f.) beispielsweise eine verminderte Durchblutung der arbeitenden Skelettmuskulatur (Bereich der Kapillargefäße) ab einer statischen Muskelspannung >15 % von 1RM (one Repetition maximum).

Eine weitere Beziehung zwischen der vorhandenen dominierenden aeroben bzw. anaeroben Stoffwechsellage sowie Aspekte des Belastungs-Beanspruchungs-Konzepts liegt in der Intensitätsgestaltung, welche sich auf das subjektive Belastungsempfinden (RPE) der Anstrengung und der Dyspnoe-Wahrnehmung bezieht (nachfolgende Tabelle 2).

Tabelle 2: Zusammenhang zwischen Belastungsintensität und Stoffwechsellage (Zusammenstellung nach Boeckh-Behrens & Buskies, 2003, S. 32; Borg, 2004; Hottenrott & Neumann, 2010a, S. 27 ff.; Löllgen, 2004; Reiss, 1990; Scherr et al., 2013; Wanner, 1985)

	Aerob Bis 2 mmol/l Blutlaktat	Aerob-anaerob 2 bis 6 mmol/l Blutlaktat	Anaerob-aerob 6 bis 10 mmol/l Blutlaktat	Anaerob Größer 10 mmol/l Blutlaktat
RPE - 20er-Stufe (Anstrengungsempfinden)	9 bis 11 Sehr leicht bis (recht) leicht	13 bis 15 Etwas anstrengend bis anstrengend bzw. schwer	17 bis 19 Sehr anstrengend bis extrem bzw. sehr, sehr anstrengend	20 Maximale Anstrengung
RPE - 20er -Stufe (Skala des Dyspnoe-Empfindens)	9 bis 11 Sehr gering bis gering	13 bis 15 Ziemlich stark bis stark	17 bis 19 Sehr stark bis sehr, sehr stark	20 Zu stark, geht nicht mehr
RPE -7er-Stufe (Anstrengungsempfinden)	1 bis 4 Sehr leicht bis mittel	5 Mittel bis schwer	6 Schwer bis sehr schwer	7 Sehr schwer
RPE -5er-Stufe (Anstrengungsempfinden)	1 bis 2 Sehr klein bis klein	3 Mittel	4 Groß	5 Sehr groß

Der Inhalt der Tabelle 3 aus Hottenrott & Hoos (2013, S. 465) zeigt die Beziehung zwischen der RPE-Skala nach Borg (2004), der HF in Prozent von HF_{max} sowie der Intensität, welche sich auf die VO_{2max} bezieht. Desweiteren wird der Zusammenhang zwischen der Energieversorgung (mittels Laktatkonzentration) und den anderen Parametern inkl. dem Belastungsbereich aufgezeigt. Dabei ist erkennbar, dass sich die Inhalte der Tabelle 2 und der Tabelle 3 decken. Beide Tabellen beziehen sich auf die Stoffwechsellagen-/Energiebereitstellungseinteilung aerob (bis 2 mmol/l), aerob-anaerob (2 bis 6 mmol/l), anaerob-aerob (6 bis 10 mmol/l) und anaerob (> 10 mmol/l)

(Hottenrott & Hoos, 2013, S. 461; Hottenrott & Neumann, 2010a, S. 27 ff.; Reiss, 1990).

Tabelle 3: Zusammenhang zwischen Belastungsbereichen und verschiedenen Intensitätsangaben (Hottenrott & Hoos, 2013, S. 465)

Belastungsbereiche (Trainingsbereiche TB)		TB 1	TB 2	TB 3	TB 4	TB 5
Bezeichnungen		REKOM	GA 1	GA 1-2	GA 2	WSA
Subjektive Beanspruchung		Sehr locker	Locker	Anstrengend	Sehr anstrengend	Maximal anstrengend
RPE nach BORG (6-20)		8-9	10-12	13-14	15-17	18-20
% HF_{max}	Untrainiert	< 55	55-65	65-75	75-85	> 85
	Trainiert	< 65	65-75	75-85	85-90	> 90
Laktat (mmol/l)	Untrainiert	< 2,0	2,0-2,5	2,5-3,5	3,5-6,0	> 6,0
	Trainiert	< 1,0	1-1,5	1,5-2,5	2,5-6,0	> 6,0
% VO_{2max}	Untrainiert	< 55	55-65	65-75	75-85	> 85
	Trainiert	< 65	65-75	75-85	85-90	> 90

Zusammengefasst: In dieser Forschungsarbeit wird unter einer aeroben Ausdauerleistungsfähigkeit Folgendes verstanden. Dabei handelt es sich um

- eine gute Ermüdungswiderstandsfähigkeit und -toleranz sowie Regenerationsfähigkeit (Hollmann & Hettinger, 2000, S. 262; Hollmann & Strüder, 2009, S. 267; Hottenrott & Neumann, 2010a, S. 22; Zintl & Eisenhut, 2009, S. 30),
- über einen Belastungszeitraum von mindestens 10 min (Harre, 1997a, S. 153; Hollmann & Hettinger, 2000, S. 292 ff.; Neumann et al., 1978, S. 45 ff.; Neumann, Pfützner & Berbalk, 2005, S. 159; Neumann, Pfützner & Hottenrott, 1993, S. 64; Pfeifer & Harre, 1979, S. 157; Reiss et al., 1976; Weineck, 1994, S. 165; Zintl & Eisenhut, 2009, S. 45),

- während der ausreichend vorhandene Sauerstoff die dominierenden energetischen Stoffwechselprozesse hervorruft (Hollmann & Hettinger, 2000, S. 62; Neumann, Pfützner & Berbalk, 2005, S. 71), um bei
- mindestens 1/7 bis 1/6 der gesamten Skelettmuskulatur (Hollmann & Hettinger, 2000, S. 262)
- eine vortriebswirksame Bewegungstechnik - dynamische Muskelarbeitsweise - hervorzurufen (Hollmann & Hettinger, 2000, S. 262 ff.; Hottenrott & Neumann, 2010a, S. 23 f.; Zintl & Eisenhut, 2009, S. 34 ff.) und
- sportartunspezifische (u. a. gesundheitsfördernde) Fähigkeiten positiv zu beeinflussen. Dies wird z. T. auch als Grundlagenausdauer (allgemeine Ausdauer) bezeichnet und hat einen hohen Bezug zu aeroben Stoffwechselprozessen (Hottenrott & Neumann, 2010a, S. 31; Jonath, 1988, S. 108; Matwejew, 1981, S. 181; Martin, 1979, S. 126; Martin, Carl & Lehnertz, 2001, S. 175 f.; Nabatnikowa, 1974, S. 16 f.; Pfeifer & Harre, 1979, S. 157; Zintl & Eisenhut, 2009, S. 44 f.).

Submaximale und maximale aerobe Ausdauerleistungsfähigkeit

Neben den Unterscheidungskriterien des Begriffs *Ausdauerleistungsfähigkeit* bzw. *aerobe Ausdauerleistungsfähigkeit* (Hollmann & Hettinger, 2000, S. 262 ff.; Hottenrott, 1993, S. 16; Hottenrott & Neumann, 2010a, S. 23; Neumann et al., 1978, S. 43; Zintl & Eisenhut, 2009, S. 34 ff.) muss eine weitere Differenzierung erfolgen. Dies geschieht primär im Hinblick auf die Interpretation der leistungs- bzw. funktionsdiagnostischen Messdaten und sekundär in der trainingsmethodischen Umsetzung der Ergebnisse in die Trainingsplanung und der Unterteilung in die submaximale und maximale aeroben Ausdauerleistungsfähigkeit.

Submaximal

Unter einer submaximalen aeroben Ausdauerleistungsfähigkeit verstehen Neumann, Pfützner & Berbalk (2005, S. 71 ff.) sowie Neumann, Pfützner & Hottenrott (1993, S. 66) die sauerstoffabhängige Leistungsfähigkeit auf definierten/standardisierten submaximalen Belastungsstufen. Die Höhe dieser Ausdauerleistungsfähigkeit lässt sich u. a. anhand der Messparameter Blutlaktatkonzentration sowie Herzfrequenz an diesen definierten Belastungsstufen operationalisieren. Eine Verringerung dieser Messparameterwerte bei gleichbleibender Belastung wird als eine Erhöhung der Stoffwechsel- und Kreislauf-ökonomie interpretiert. In verschiedenen Publikationen (Hollmann & Hettinger, 2000, S. 322, S. 412; Meyer, 2007, S. 51; Neumann, Pfützner & Berbalk, 2005, S. 75; Stegemann & Heinrich, 1966, S. 53; Tomasits & Haber, 2008, S. 93; 2011, S. 123) wird in diesem Zusammenhang auch von einem verbesserten Wirkungsgrad des kardiopulmonalen Gesamtsystems bzw. einzelner Teilsysteme geschrieben. Mit Hilfe der Fick'schen Formel lassen sich Determinanten der submaximalen aeroben Ausdauerleistungsfähigkeit aufzeigen (Rost & Brusis, 1995, S. 169):

Sauerstoffaufnahmekapazität = Herzminutenvolumen (Schlagvolumen multipliziert mit der Herzfrequenz) multipliziert mit der arterio-venösen Sauerstoffdifferenz (VO_2 = HMV [SV x HF] x $AVDO_2$).

Damit es zu einer Erhöhung der submaximalen aeroben Ausdauerleistungsfähigkeit kommt, bedarf es des primären Einsatzes von Trainingsmethoden, welche eine Blutlaktatkonzentration bis zu 2 mmol/l bzw. eine aerobe Stoffwechsellage hervorrufen (Neumann, Pfützner & Berbalk, 2005, S. 73 f.). Es sollte sich um die Trainingsmethoden handeln, welche den Belastungsbereichen[6] Grundlagenausdauertraining 1 (GA 1)[7], Kraftausdauertraining 1 (KA

---

[6] In der Literatur werden auch das Synonym Trainingsbereich verwendet (Hottenrott & Hoos, 2013, S. 465; Zintl & Eisenhut, 2009, S. 111).
[7] verwendete Synonyme: Grundbereich (Zintl & Eisenhut, 2009, S. 111), Stabilisierungsbereich (Martin, Carl & Lehnertz, 1993, S. 198 f.), extensive Grundlagenausdauer (Harre, 1997e, S. 267)

1)[8] und dem unteren Intensitätsbereich des Grundlagenausdauertrainings 1-2 (GA1-2) zugeordnet werden können. Der Belastungsbereich Kompensationstraining (KOMP-Training oder REKOM bzw. KB)[9] (Harre, 1997e, S. 267; Hottenrott & Neumann, 2010b, S. 122 ff.; Hottenrott & Neumann, 2010a, S. 152 ff.; Hottenrott & Zülch, 2008, S. 14; Neumann, Pfützner & Berbalk, 2011, S. 140; Zintl & Eisenhut, 2009, S. 112) wird in dieser Forschungsarbeit ebenso der submaximalen aeroben Ausdauerleistungsfähigkeit zugeordnet.

Der REKOM-, GA 1-, KA 1- und GA 1-2-Belastungsbereich lässt sich, in Bezug auf die Intensitätsangaben und den Angaben zu den eingesetzten Trainingsmethoden der verschiedenen Publikationen, folgendermaßen abgrenzen:

Rekompensationstraining

- Blutlaktat <2 mmol/l (Hottenrott & Zülch, 2008, S. 14 (Neumann, Pfützner & Berbalk, 2011, S. 140; Zintl & Eisenhut, 2009, S. 112),
- Blutlaktat <1,5 mmol/l (Hottenrott & Neumann, 2010a, S. 152 ff.; 2010b, S. 122 ff.),
- Stoffwechsellage $aerob^{10}$ (Hottenrott & Neumann, 2010a, S. 152 ff.),
- Herzfrequenz 60-70% der HF_{max} (Neumann, Pfützner & Berbalk, 2011, S. 140),
- Herzfrequenz <70 % der HF_{max} (Hottenrott & Neumann, 2010a, S. 152 ff.; 2010b, S. 122 ff.; Hottenrott & Zülch, 2008, S. 14),
- 60-75 % der Bestleistung (Zintl & Eisenhut, 2009, S. 112),
- 60-70 % der VO_{2max} (Zintl & Eisenhut, 2009, S. 112),

---

[8] verwendete Synonyme: Extensives Kraftausdauertraining KA_{ext} (Hottenrott, 1993, S. 67)
[9] verwendetes Synonym: Regenerationsbereich (Martin, Carl & Lehnertz, 1993, S. 198 f.)
[10] was in dieser Publikation einer Blutlaktatkonzentration von bis zu 2 mmol/l entspricht (Hottenrott & Neumann, 2010a, S. 27 ff.)

- subjektive Belastungsempfindung *sehr niedrig* (Hottenrott & Zülch, 2008, S. 14; Neumann, Pfützner & Berbalk, 2011, S. 140).

Die eingesetztete Trainingsmethode ist die (kürzere) Dauermethode (Neumann, Pfützner & Berbalk, 2011, S. 141; Hottenrott & Zülch, 2008, S. 14).

Grundlagenausdauertraining 1

- Blutlaktat 1,5-2,5 mmol/l (Neumann, Pfützner & Berbalk, 2011, S. 140),
- Blutlaktat 2-3 mmol/l (Zintl & Eisenhut, 2009, S. 112),
- Blutlaktat 1-2 mmol/l (Hottenrott & Neumann, 2010a, S. 152 ff.; Hottenrott & Neumann, 2010b, S. 122 ff.),
- Blutlaktat <2 mmol/l (Harre, 1997e, S. 267; Hottenrott & Zülch, 2008, S. 14),
- Stoffwechsellage *aerob*[11] (Harre, 1997e, S. 267; Hottenrott & Neumann, 2010a, S. 152 ff.),
- Herzfrequenz 65-80% der HF_{max} (Hottenrott & Zülch, 2008, S. 14; Neumann, Pfützner & Berbalk, 2011, S. 140),
- 75-85% der Bestleistung (Zintl & Eisenhut, 2009, S. 112),
- 70-85% der VO_{2max} (Zintl & Eisenhut, 2009, S. 112),
- subjektive Belastungsempfindung *niedrig-mittel* (Hottenrott & Zülch, 2008, S. 14; Neumann, Pfützner & Berbalk, 2011, S. 140).

Diese Intensitäten werden mit den nachfolgend genannten ausdauerspezifischen Trainingsmethoden hervorgerufen:

- Dauermethode (Hottenrott & Zülch, 2008, S. 14; Neumann, Pfützner & Berbalk, 2011, S. 141),

---

[11] was in dieser Publikation einer Blutlaktatkonzentration bis 2 mmol/l entspricht (Hottenrott & Neumann, 2010a, S. 27 ff.)

- Fahrtspielmethode (Hottenrott & Neumann, 2010a, S. 110 ff.; Hottenrott & Zülch, 2008, S. 14),
- extensive Dauermethode,
- Tempowechselmethode/wechselhafte Dauermethode (Hottenrott & Neumann, 2010a, S. 110 ff.).

Kraftausdauertraining 1

- Blutlaktat 2,0-3,0 mmol/l (Neumann, Pfützner & Berbalk, 2011, S. 140),
- Blutlaktat <3 mmol/l (Hottenrott & Zülch, 2008, S. 14),
- Stoffwechsellage *aerob*[12] (Hottenrott & Neumann, 2010a, S. 152 ff.),
- Herzfrequenz 75-85% der HF_{max},
- subjektive Belastungsempfindung *mittel* (Hottenrott & Zülch, 2008, S. 14; Neumann, Pfützner & Berbalk, 2011, S. 140).

Die eingesetzten ausdauerspezifischen Trainingsmethoden lauten:

- Dauermethode,
- extensive Intervallmethode (Hottenrott & Zülch, 2008, S. 14; Neumann, Pfützner & Berbalk, 2011, S. 141),
- Tempowechselmethode/wechselhafte Dauermethode (Neumann, Pfützner & Berbalk, 2011, S. 141).

Grundlagenausdauertraining 1-2

- Blutlaktat 2-3 mmol/l (Hottenrott & Neumann, 2010a, S. 152 ff.; 2010b, S. 122 ff.; Hottenrott & Zülch, 2008, S. 14),
- Stoffwechsellage *aerob bis aerob-anaerob*[13] (Hottenrott & Neumann, 2010a, S. 152 ff.),

---

[12] was in dieser Publikation einer Blutlaktatkonzentration bis 2 mmol/l entspricht (Hottenrott & Neumann, 2010a, S. 27 ff.)

- Herzfrequenz 75-85 % der HF_{max} (Hottenrott & Neumann, 2010b, S. 122 ff.),
- subjektive Belastungsempfindung mittel (Hottenrott & Zülch, 2008, S. 14).

Die Trainingsmethoden, welche u. a. diese Belastungen bzw. Beanspruchungen hervorrufen, lauten:

- wechselhafte Dauermethode,
- Fahrtspiel (Hottenrott & Neumann, 2010a, S. 110 ff.; Hottenrott & Zülch, 2008, S. 14),
- intensive Dauermethode,
- extensive Intervallmethode (Hottenrott & Neumann, 2010a, S. 110 ff.).

Damit es zu einer Leistungserhöhung der submaximalen aeroben Ausdauerleistungsfähigkeit kommt, indem es zu einer Verbessung der Ökonomie des kardiopulmonalen Systems kommt, wird die Zunahme der Trainingsbelastung über viele Monate als zwingend angesehen (Neumann, Pfützner & Berbalk, 2005, S. 72). Dieser Aspekt deckt sich mit dem allgemeinen Trainingsprinzip der progressiven Belastungssteigerung (Berger & Minow, 1997a, S. 201; Neumann, Pfützner & Hottenrott, 1993, S. 37; Schnabel, 1997c, S. 210; Zintl & Eisenhut, 2009, S. 18).

Maximal

Die maximale aerobe Ausdauerleistungsfähigkeit bzw. die maximale Sauerstoffaufnahme (VO_{2max}) "(...) repräsentiert die Leistungsfähigkeit der sauerstoffaufnehmenden, sauerstofftransportierenden und sauerstoffverwertenden Teilsysteme im Organismus. (...) Duch die Sauerstoffaufnahme wird die aerobe Energieflussrate im Organismus repräsentiert. Die VO_{2max} ist

---

[13] was in dieser Publikation einer Blutlaktatkonzentration von 2 bis zu 6 mmol/l entspricht (Hottenrott & Neumann, 2010a, S. 27 ff.)

dafür die wesentliche Messgröße." (Neumann, Pfützner & Berbalk, 2005, S. 71). Die VO_{2max} gilt als Maß für die maximale aerobe Leistungsfähigkeit des kardiopulmonalen Systems (aus der Fünten, Faude, Skorski & Meyer, 2013, S. 175; Hollmann & Hettinger, 2000, S. 314; Zintl & Eisenhut, 2009, S. 61 f.) und stellt zugleich den Sauerstoffverbrauch aller Gewebe im Organismus dar (Schardt, 2005, S. 150; Versteeg & Kippersluis, 1989) und korreliert demnach mit der aeroben Energieflussrate. Der Inhalt der Fick'schen Gleichung zeigt Determinanten der maximalen Sauerstoffaufnahme (Rost & Brusis, 1995, S. 169): $VO_{2max} = HMV_{max} [SV_{max} \times HF_{max}] \times AVDO_{2max}$.

Zur Erhöhung der maximalen aeroben Ausdauerleistungsfähigkeit, welche als körpergewichtbezogene relative sowie nicht-körpergewichtbezogene absolute VO_{2max} unterschieden werden kann (Hollmann & Hettinger, 2000, S. 314; Hottenrott & Neumann, 2010a, S. 203; Zintl & Eisenhut, 2009, S. 63 f.), bedarf es eines mehrmonatigen Trainings mit kurzen intensiven Belastungen der konditionellen Fähigkeiten Ausdauer sowie Kraft (Hottenrott & Neumann, 2010a, S. 203). Dabei sollten Beanspruchungen oberhalb einer Konzentration von 6 mmol/l Blutlaktat erreicht werden bzw. mindestens oberhalb der aeroben Leistungsfähigkeit von 2 mmol/l Blutlaktat. Der prozentuale Anteil an der Gesamtbelastung wird mit 5 bis 15/20 % angegeben und ist dem Leistungs- und Hochleistungssport vorbehalten (Hottenrott & Neumann, 2010a, S. 179; S. 203 ff.; Neumann, Pfützner & Berbalk, 2005, S. 71 ff., S. 78 ff.). Um die entsprechenden physiologischen Adaptationen zu erzielen, erfolgt das Training primär in den Belastungsbereichen Grundlagenausdauertraining 2 (GA 2)[14], Kraftausdauertraining 2 (KA 2)[15] und dem wettkampfspezifischen Ausdauertraining (WSA), da die Intensitäten oberhalb der aeroben Ausdauerleistungsfähigkeit liegen. Als anvisierte Intensitäten werden in ausgewählten Monografien folgende Werte angegeben:

---

[14] verwendete Synonyme: Entwicklungsbereich I und II (Zintl & Eisenhut, 2009, S. 112)
[15] verwendete Synonyme: Intensives Kraftausdauertraining KA_{int} (Hottenrott, 1993, S. 67)

Grundlagenausdauerbereich 2

- Blutlaktat 3-6 mmol/l (Hottenrott & Neumann, 2010a, S. 152 ff.; 2010b, S. 122 ff.; Hottenrott & Zülch, 2008, S. 14; Neumann, Pfützner & Berbalk, 2011, S. 140; Zintl & Eisenhut, 2009, S. 112),
- Blutlaktat >2 bis 7 mmol/l (Harre, 1997e, S. 267),
- Stoffwechsellage *aerob-anaerob*[16] (Harre, 1997e, S. 267; Hottenrott & Neumann, 2010a, S. 152 ff.),
- Herzfrequenz ca. 80-90 % der HF_{max} (Hottenrott & Neumann, 2010a, S. 152 ff.; Hottenrott & Zülch, 2008, S. 14; Neumann, Pfützner & Berbalk, 2011, S. 140,
- 85-95 % der Bestleistung,
- 85-95 % der VO_{2max} (Zintl & Eisenhut, 2009, S. 112),
- subjektive Belastungsempfindung mittel bis hoch (Hottenrott & Zülch, 2008, S. 14; Neumann, Pfützner & Berbalk, 2011, S. 140).

Um diese Trainingsintensitäten in die sportspezifische Praxis umzusetzen, werden folgende ausdauerbezogene Trainingsmethoden eingesetzt:

- extensive Intervallmethode,
- Fahrtspielmethode,
- Tempowechselmethode/wechselhafte Dauermethode (Hottenrott & Neumann, 2010a, S. 110 ff.; Hottenrott & Zülch, 2008, S. 14; Neumann, Pfützner & Berbalk, 2011, S. 141),
- Dauermethode (Hottenrott & Zülch, 2008, S. 14),
- intensive Dauermethode,
- intensive Intervallmethode (Hottenrott & Neumann, 2010a, S. 110 ff.).

---

[16] was in dieser Publikation einer Blutlaktatkonzentration von 2 bis 6 mmol/l entspricht (Hottenrott & Neumann, 2010a, S. 27 ff.)

Kraftausdauerbereich 2

- Blutlaktat 4-7 mmol/l (Neumann, Pfützner & Berbalk, 2011, S. 140),
- Blutlaktat >4 mmol/l (Hottenrott & Zülch, 2008, S. 14),
- Stoffwechsellage *anaerob-aerob*[17] (Hottenrott & Neumann, 2010a, S. 152 ff.),
- Herzfrequenz 75-95 % der HF_{max} (Neumann, Pfützner & Berbalk, 2011, S. 140),
- Herzfrequenz 85-95 % der HF_{max}. (Hottenrott & Zülch, 2008, S. 14),
- subjektive Belastungsempfindung *hoch* (Neumann, Pfützner & Berbalk, 2011, S. 140),
- subjektive Belastungsempfindung *hoch-sehr hoch* (Hottenrott & Zülch, 2008, S. 14).

Die eingesetzten ausdauerspezifischen Trainingsmethoden lauten:

- intensive Intervallmethode,
- Wiederholungsmethode (Hottenrott & Zülch, 2008, S. 14; Neumann, Pfützner & Berbalk, 2011, S. 141),
- Fahrtspielmethode (Neumann, Pfützner & Berbalk, 2011, S. 141),
- Wettkampfmethode (Hottenrott & Zülch, 2008, S. 14).

Wettkampfspezifisches Ausdauertraining

- Blutlaktat über 6,0 mmol/l[18] (Hottenrott & Neumann, 2010a, S. 152 ff.; 2010b, S. 122 ff.; Hottenrott & Zülch, 2008, S. 14;

---

[17] was in dieser Publikation einer Blutlaktatkonzentration von 6 bis 10 mmol/l entspricht (Hottenrott & Neumann, 2010a, S. 27 ff.)
[18] Hottenrott & Neumann (2010a, S. 156) beziehen die Laktatakkumulation oberhalb von 6 mmol/l ausschließlich auf die KZA, MZA, LZA I.

Neumann, Pfützner & Berbalk, 2011, S. 140; Zintl & Eisenhut, 2009, S. 112),
- Stoffwechsellage *aerob-anaerob bis anaerob-aerob*[19] (Hottenrott & Neumann, 2010a, S. 152 ff.),
- Herzfrequenz oberhalb 90 % von HF_{max} (Hottenrott & Neumann, 2010b,
S. 122 ff.; Hottenrott & Zülch, 2008, S. 14; Neumann, Pfützner & Berbalk, 2011, S. 140),
- > 95% der Bestleistung,
- 95-100% der VO_{2max} (Zintl & Eisenhut, 2009, S. 112),
- subjektive Belastungsempfindung (Hottenrott & Zülch, 2008, S. 14; Neumann, Pfützner & Berbalk, 2011, S. 140).

Um WSA-spezifische Intensitäten zu erreichen, erfolgt der Einsatz der folgenden Trainingsmethoden:
- Wettkampfmethode,
- intensive Intervallmethode,
- Wiederholungsmethode (Hottenrott & Neumann, 2010a, S. 110 ff.; Hottenrott & Zülch, 2008, S. 14; Neumann, Pfützner & Berbalk, 2011, S. 141),
- Fahrtspielmethode (Hottenrott & Neumann, 2010a, S. 110 ff.).

Damit der Einsatz der entsprechenden Trainingsmethoden in den o. g. Belastungsbereichen auch zu den gewünschten physiologischen Adaptationen führt, bedarf es einer gut entwickelten submaximalen Ausdauerleistungsfähigkeit (Neumann, Pfützner & Berbalk, 2005, S. 72 ff.; Neumann, Pfützner & Hottenrott, 1993, S. 42). Zänsler & Reiß (1991, S. 144) schrieben in diesem Zusammenhang dazu, dass ein gutes Training im Belastungsbereich der GA 1

---

[19] was in dieser Publikation einer Blutlaktatkonzentration von 2 bis 10 mmol/l entspricht (Hottenrott & Neumann, 2010a, S. 27 ff.)

(nannten es: Qualifizierung des Grundlagen-ausdauertrainings 1) die Voraussetzung zum GA 2-Training ist.

Gegenseitige Beeinflussung von submaximaler und maximaler aerober Ausdauerleistungsfähigkeit

Um die gesamte aerobe Ausdauerleistungsfähigkeit zu entwickeln, muss es zu einer Leistungserhöhung sowohl der submaximalen als auch der maximalen Ausdauerleistungsfähigkeit kommen. Dabei kommt es nicht zwangsläufig automatisch zu einer gleichzeitigen Leistungsverbesserung, zudem lässt sich in der Leistungs- bzw. Funktionsdiagnostik häufig nur *eine* Fähigkeitsverbesserung operationalisieren (Neumann, Pfützner & Berbalk, 2005, S. 76 f., S. 80; Zänsler & Reiß, 1991, S. 138 ff.). Zudem greift aus trainingsmethodischer Sicht das allgemeine Trainingsprinzip der regulierenden Wechselwirkung einzelner Trainingselemente (Zintl & Eisenhut, 2009, S. 28 f.). Der schwerpunktmäßige Einsatz der Trainingsmethoden zur Entwicklung der submaximalen aeroben Ausdauerleistungsfähigkeit kann eine Reduzierung der maximalen aeroben Ausdauerleistungsfähigkeit haben. Trotz dessen sollten beide Fähigkeitsbereiche gefördert werden, um u. a. den Wirkungsgrad der Muskelarbeit zu verbessern, was sich durch ein besseres Regulationsverhalten der Atmung, des Herz-Kreislauf-Systems und des Energiestoffwechsels zeigt (Neumann, Pfützner & Berbalk, 2005, S. 73 ff). Inwiefern beide Belastungsbereiche innerhalb des Trainingsprozesses berücksichtigt werden können hängt von der Zielsetzung des Trainings und von der Trainierbarkeit des Individuums ab.

2.1.3 Quantifizierung der submaximalen aeroben Ausdauerleistungsfähigkeit als Indikator der kardiorespiratorischen Fitness

Im folgenden Kapitel werden ausschließlich Aspekte der Quantifizierung der submaximalen aeroben Ausdauerleistungsfähigkeit dargestellt. Sie dient als Indikatior der kardiorespiratorischen Fitness. Mittels ausgewählter

Messparameter kann die verbesserte kardioprotektive Ökonomisierung des kardiopulmonalen Funktionssystems (Wirkungsgrad) operationalisiert werden (Hollmann & Hettinger, 2000, S. 322, S. 412; Israel, 1982, S. 37; Meyer, 2007, S. 51; Neumann, Pfützner & Berbalk, 2005, S. 75; Neumann, Pfützner & Hottenrott, 1993, S. 97; Rost & Brusis, 1995, S. 167; Stegemann & Heinrich, 1966, S. 53; Tomasits & Haber, 2008, S. 93; 2011, S. 123). Die Konzentration auf die submaximale aerobe Ausdauerleistungsfähigkeit wird auch damit begründet, dass die eingesetzten Trainingsmethoden zur Verbesserung der maximalen aeroben Ausdauerleistungsfähigkeit, insbesondere aus der gesundheitsfördernden Sicht sowie der Risikoabwägung, des Leisungs- und Hochleistungssports vorbehalten sein sollte (Neumann, Pfützner & Berbalk, 2005, S. 71 ff.). Eine Operationalisierung der maximalen aeroben Ausdauerleistungsfähigkeit (VO_{2max}) hat demnach im Bereich der Gesundheitheitsförderung keinen vorrangigen Stellenwert.

Blutlaktatkonzentration

Die Höhe der Blutlaktatkonzentration, welche aus der leistungs- und funktionsdiagnostischen Sicht einen Bezug zu einem weiteren definierten Messparameter aufweisen muss, repräsentiert den aktuell dominierenden Stoffwechsel bzw. die vorrangige Energieversorgung (aerob/anaerob). Dieser Aspekt wird in der Literatur auch als Laktatschwellenprinzip bzw. Schwellenkonzepte bezeichnet (Davis, Bassett, Hughes & Gass, 1983; Davis & Gass, 1979; Dickhuth et al., 1988; Hottenrott & Neumann, 2010a, S. 25 ff.; Keul et al., 1979; Kindermann, Simon & Keul, 1978; Mader et al., 1976; Reiss, 1990; Simon, 1986; Sjödin & Jacobs, 1981; Stegmann, Kindermann & Schnabel, 1981; Tegtbur, Griess, Braumann, Busse & Maassen, N., 1989, S. 463 ff.; Zint & Eisenhut, 2009, S. 75).

Hollmann & Hettinger (2000, S. 64) beschreiben die Blutlaktkonzentration folgendermaßen: „Der aus sportmedizinischer Sicht so wichtige Unterschied zwischen aeroben und anaeroben Stoffwechselprozessen beruht maßgeblich darauf, dass im Gegensatz zu CO_2 und H_2O das entstandene Laktat nur mit Mühe und sehr langsam aus der Zelle austreten kann. Die Folge ist eine intrazelluläre Anhäufung mit entsprechender Säuerung des Zellmilieus, d. h. ein Absinken des ph-Wertes. Hierdurch wird die Leistungsfähigkeit beeinträchtigt."

Um den Messwert *Blutlaktatkonzentration* als einen Indikator einer verbesserten Stoffwechsel- und Kreislaufökonomie (Neumann, Pfützner & Berbalk, 2005, S. 72) einzusetzen, ist es notwendig, verschiedene Sichtweisen zu berücksichtigen und die verwendete Terminologie klar zu kennzeichnen und abzugrenzen. So werden in der Literatur verschiedene Synonyme verwendet. Mader et al. (1976) verwenden für die Blutlaktatkonzentration von 4 mmol/l zwei Begriffe. Einerseits bezeichnen sie den Bereich um 4 mmol/l (3,5 bis 4,5 mmol/l) als den aerob-anaeroben Übergangsbereich und andererseits den genauen Wert von 4 mmol/l als die aerob-anaerobe Schwelle. In Kindermann, Simon & Keul (1978) wird darauf hingewiesen, dass diese bisher verwendete Begriffe anderweitig verwendet werden sollten. Die nachfolgende Tabelle 4 beinhaltet diese Empfehlungen. Einer der Gründe für den Versuch der terminologischen Vereinheitlichung im deutsch-sprachigen Raum scheint der Begriff ‚Anaerobic threshold (AT)' zu sein. Dieser „anaeroben Schellen"-Begriff nutzten erstmals Wasserman, Whipp, Koyl & Beaver (1973). Im Vergleich zu den Begrifflichkeiten von Mader et al. (1976) handelt es sich nicht um den Blutlaktatkonzentrationsbereich um 4 mmol/l sondern um den ersten Abschnitt wo erste anaerobe Mechanismen zur Energiebereitstellung beitragen. Es ist also der Bereich, wo ein erster Blutlaktatanstieg zu verzeichnen ist.

Tabelle 4: Terminologische Empfehlungen zu verschiedenen Blutlaktatkonzentrationswerten von Kindermann, Simon & Keul (1978)

Neu	Bisher	Blutlaktatkonzentrationshöhe
Aerobe Schwelle	Anaerobic threshold (AT)	ca. 2 mmol/l
Aerob-anaerober Übergang		2 bis 4 mmol/l
Anaerobe Schwelle	Aerob-anaerobe Schwelle	ca. 4 mmol/l

Den Begriff der aeroben Schwelle bei 2 mmol/l verwenden eine Vielzahl andere Autoren (Hottenrott & Neumann, 2010a, S. 27 ff.; Keul et al., 1979; Reiss, 1990). Dickhuth et al. (1988, Abbildung 2, S. 348) nutzen auch die Terminologie der aeroben Schwelle. Sie beziehen sich aber dabei auf die Blutlaktatäquivalenz (Basislaktatwert). Simon (1986) bezeichnen als aerobe Schwelle den Moment des ersten Blutlaktatanstiegs.

Der aerob-anaerobe Übergangsbereich wird, in Bezug zur Akkumulationshöhe des Blutlaktats, auch differenzierter eingesetzt. Neben dem Wert von 2 bis 4 mmol/l (Kindermann, Simon & Keul, 1978) beziehen sich Hottenrott & Neumann (2010a, S. 27 ff.) sowie Reiss (1990) auf die Spanne von 2 bis 6 mmol/l.

Der Begriff der anaeroben Schwelle findet auch unterschiedliche Verwendungen. Zusätzlich zum o. a. festgelegten Bezugspunkt von 4 mmol/l Blutlaktat (Kindermann, Simon & Keul, 1978) beziehen sich unterschiedliche Schwellenkonzepte auf verschiedene intraindividuelle Werte. Um dies zu kennzeichnen nutzen verschiedene Autoren (Dickhuth et al., 1988; Simon, 1986; Stegmann, Kindermann & Schnabel, 1981) die Begriffserweiterung. Das Adjektiv *indivduell* führt zum Gesamtterm *individuelle anaerobe Schwelle* (IAS).

Die Tabelle 5 beinhaltet chronologisch geordnet verschiedene Schwellenkonzepte. Heck & Beneke (2008) selbst beschreiben neun Modelle und schätzen aber die Anzahl verschiedene Schwellenkonzepte um den Faktor 5 bis 10. Zint & Eisenhut (2009, S. 75) nennen als Gesamtanzahl 15 Schwellenkonzepte.

Tabelle 5: Auswahl verschiedener Schwellenkonzepte der Blutlaktatkonzentration

Jahr	Bezeichnung	Quelle
1976	Aerob-anaeroben Schwelle	Mader et al. (1976)
1979	Individuelle anaerobe Schwelle	Keul et al. (1979)
1979	Anaerobic threshold (AT1 und AT2)	Davis & Gass (1979)
1981	Onset of Blood Lactate Accumulation (OBLA)	Sjödin & Jacobs (1981)
1981	Individuelle anaerobe Schwelle (iaS)	Stegmann, Kindermann & Schnabel (1981)
1983	Anaerobic threshold (AT1) und Lactate turnpoint (LTP)	Davis, Bassett, Hughes & Gass (1983)
1986	Individuelle anaerobe Schwelle (aerobe Schwelle [erste Blutlaktatanstieg] plus 1,5 mmol/l Blutlaktat)	Simon (1986)
1988	Individuelle anaerobe Schwelle (Blutlaktatäquivalenz plus 1,5 mmol/l Blutlaktat); auch als ‚+1,5 Methode' bezeichnet	Dickhuth et al. (1988)
1988	Senkentest	Tegtbur, Griess, Braumann, Busse & Maassen, N. (1989, S. 463 ff.)

Auffallend ist, dass sich verschiedene Schwellenkonzepte speziell auf bestimmte Sportarten beziehen. Dickhuth et al. (1988) leiten ihr Konzept von hochtrainierten Mittelstreckenläufern ab. Simon (1986) bezieht sich auf den Schwimmsport und Sjödin & Jacobs (1981) auf den Marathonlauf. Grundsätzlich sollte immer beachtet, hinterfragt und diskutiert werden, ob das verwendete Schwellenkonzept auf andere Disziplinen bzw. für die Beantwortung der aufgestellten wissenschaftlichen Fragen übertragbar und anwendbar ist (Schardt, 2005, S. 206; Simon, 1986). Dickhuth et al.(1988)

beschreiben dies so: Es gibt genügend Erfahrung über den Zusammenhang von Blutlaktatverhalten und Belastungsintensität im aeroben und anaeroben Bereich. Deren Einsatz und deren Qualitätsmerkmal sollten sich aber auf den Nachweis einer Leistungsverbesserung sowie einer möglichen Korrektur des Trainingsmitteleinsatzes beziehen. Dieser Zusammenhang ist aber z. T. noch ‚offen'.

In dieser Forschungsarbeit wird grundsätzlich die Einteilung aus Hottenrott & Hoos (2013, S. 461), Hottenrott & Neumann (2010a, S. 27 ff.) sowie Reiss (1990) eingesetzt, welche sich auf die arterielle Blutlaktatkonzentration bezieht und folgende Werte aufweist. Dabei wird der Schwellenbegriff nicht vordergründig einsetzt:

- Aerobe Ausdauer – bis 2 mmol/l Blutlaktat,
- Aerob-anaerobe Ausdauer – größer 2 bis 6 mmol/l Blutlaktat,
- Anaerob-aerobe Ausdauer – größer 6 bis 10 mmol/l Blutlaktat,
- Anaerobe Ausdauer – größer 10 bis 20 mmol/l Blutlaktat.

Wenn in dieser Arbeit die Begrifflichkeit einer Blutlaktatschwelle eingesetzt wird, dann betrifft es die individuelle anaerobe Schwelle (IAS) nach Dickhuth et al. (1988).

Blutlaktat als Messgröße

Die Blutlaktatdiagnostik hat, auch in der Leistungsphysiologie, eine lange Tradition (Heck & Schulz, 2002). Dazu wird die Höhe der Blutlaktatkonzentration im Blut verwendet, um aerobe und anaerobe energieliefernder Stoffwechselvorgänge, Arbeitsformen und Leistungsfähigkeiten sowie Zell- und Gewebshypoxie zu erkennen. Zudem soll eine gestörte Sauerstoffversorgung erfasst werden, welche zu einer Azidose (Gewebshypoxie) führt und Gewebsschädigungen hervorrufen kann. Diese Gewebsschädigung betrifft insbesondere die Zerstörung der Mitochondrien (Gladden, 2008; Heck & Beneke, 2008; Jeschke & Lorenz, 1999; Kochs, 1999; Mertzlufft, Biedler & Bauer, 1999). Auch, so die Autoren, soll die Blutlaktatkonzentration ein Marker für Ermüdungserscheinungen darstellen (Wahl, Bloch & Mester, 2009). An dieser Gesamtsichtweise wird seit einigen Jahren Kritik geübt, sowie daran, dass neue Erkenntnisse in der Leistungsdiagnostik ungenügend berücksichtigt werden (Wahl, Bloch & Mester, 2009). Kritik wird insbesondere dahingehend ausgesprochen, dass der Messparameter Blutlaktat zu einseitig als ein spezifischer Marker einer Gewebshypoxie bzw. einer globalen Störung des Sauerstoff-Angebots und –Verbrauchs eingesetzt und interpretiert wird (Kochs, 1999; Russel, 1995, S. 145 ff.).

„Laktat ist Signalmolekül und wichtiger Energieträger. Laktat hat steuernde und regulierende Funktion als metabolisches Signal bei Anpassungsprozessen und agiert als «Pseudo-Hormon» («Lactormon»). Hinzu kommt seine wichtige Funktion als Substrat für die oxidative Energiebereitstellung. Dabei wird es über Zell-Zell-Shuttle als auch über intrazelluläre Shuttle innerhalb der Zelle bzw. zwischen Zellen und Geweben ausgetauscht. Die Oxidation von Laktat bzw. Glukoneogenese ist zudem Grundvoraussetzung für den Laktattransport über MCTs, da der Laktattransport nur via Konzentrationsgradienten funktioniert, der durch beide genannten Prozesse aufrechterhalten wird." (Wahl, Bloch & Mester, 2009)

Es bestehen keine Korrelationen zwischen einem intensiven Training, der Milchsäuren- bzw. Laktat + H^+-Produktion und einer zwingenden Azidose, wenn Steady-State-Bedingungen vorherrschen. Forschungsergebnisse zeigen auf, dass es ab einer bestimmten Intensität zu einem exponentiellen Laktatanstieg kommt. Parallel dazu verläuft die Sauerstoffaufnahme linear, was als zusammenhanglos zwischen Laktatkonzentration und Gewebsoxygenierung gewertet wird (Graham, 1991, S. 125 ff.; Wiesen, D. T., 1995). Eine Laktatproduktion kann zudem die Azidose verringern bzw. deren Beginn verzögern. Als Grund wird hier die erhöhte Laktat- und Protronentransport-Kapazität genannt. Dabei stellt die Höhe der Monocaboxylat-Transporter MCT einen wichtigen Aspekt dar (Roberts & Amann, 2003; Skelton et al, 1995), welcher durch Kraft- und Ausdauertraining gesteigert werden sollte (Juel, 1998; Wahl, Bloch & Mester, 2009).

Eine komplexere Betrachtung und Interpretation von Forschungsergebnissen sollte beachtet und eingesetzt werden. Diese bezieht sich auf das Wechselspiel zwischen der Laktatproduktion und der Laktatverwertung (Biedler & Mertzlufft, 1995; Mertzlufft, 1995; Russel, 1995, S. 145 ff.). Neben diesen Vorgängen beeinflussen Laktatverlustprozesse (über Harn und Schweiß) ebenfalls den Blutlaktatspiegel (Hollmann & Hettinger, 2000, S. 65 ff.; Horn, 2012, S. 94 ff.; Jeschke & Lorenz, 1999; Meyer et al., 2007; Mörike, Betz & Mergenthaler, 2001, S. 72 ff.; Stryer, 1995, S. 607 ff.). Dabei werden viele verschiedene Aspekte angegeben, welche die Lakatkonzentration im Blut hervorrufen, siehe Abbildung 3.

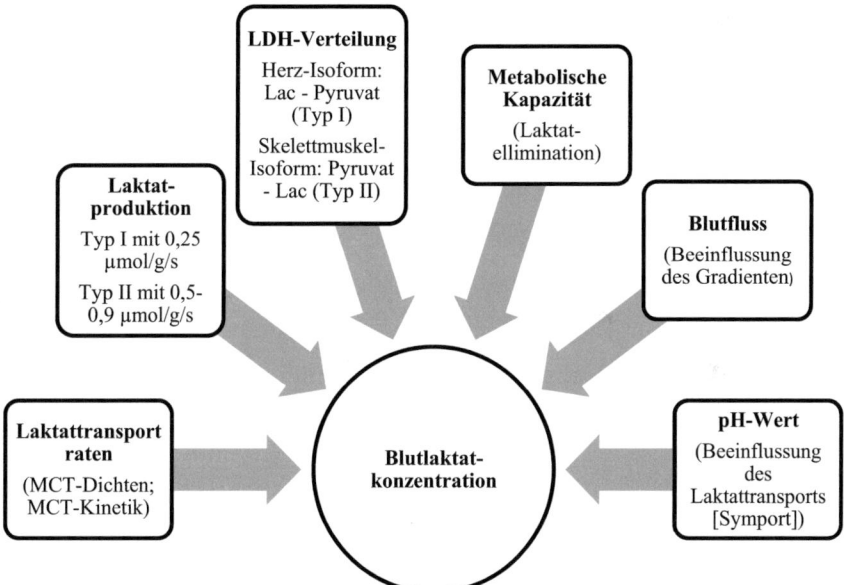

Abbildung 3: Einflussfaktoren auf die Blutlaktatkonzentration (MCT – Monocarboxylat-Transporter; LDH – Laktat-Dehydrogenase; Lac – Laktat) (Wahl, Bloch & Mester, 2009)

Dabei ist die Laktatproduktion u. a. abhängig von der Pyruvatkonzentration, dem zelluären Redoxstatus und der aktuellen H^+-Ionen-Konzentration (Zander,

1993). Zudem muss unterschieden werden, an welchem Ort die erhöhte Laktatproduktion stattfindet. So kann diese im arbeitenden Muskel stattfinden ohne dass sie im Gesamtkörper (inkl. der Kapillargefäße im Ohrläppchen) gemessen werden kann. Und das kann schon bei sehr geringen Intensitäten erfolgen. Insbesondere kann bei gut Trainierten die Laktatelimination so stark ausgeprägt sein, dass eine erhöhte intramuskuläre Laktatproduktion durch arterielle Blutmessung nicht erfasst werden kann (Boutellier, 2006; MacRae, Dennis, Bosch & Noakes, 1992). Wahl, Bloch & Mester (2009) geben zudem an, dass eine erhöhte Laktatproduktion auch eine erhöhte Laktataufnahme und Verstoffwechselung bzw. Glukoneogenese in den Muskeln zur Folge hat. Und dies, so ihre Aussagen, erfolgt oberhalb der anaeroben Schwelle in einer aeroben muskulären Stoffwechsellage. Aufgrund dessen kritisieren sie zudem das Prinzip der Laktatschwellenbetrachtung, um Leistungsverbesserungen zu erkennen bzw. abzuleiten. Die Hinzunahme von weiteren Parametern, um eine Leistungsdiagnostik durchzuführen, wird von ihnen empfohlen. Dies betrifft insbesondere der Überprüfung von Hyperlaktatämie, welche eine Laktazidose zusätzlich hervorruft oder nicht hervorruft. Bezogen auf die Ausführungen von Mertzlufft (1995) und Mertzlufft, Biedler & Bauer (1999) wären das die Messparameter pH-Wert und Partialdruck. Eine alleinige Hyperlaktatämie würde vorliegen, wenn der pH-Wert $\geq 7{,}36$, der Partialdruck CO_2 ≤ 30 mmHG (bei pH-Wert: 7,36) und die Laktatkonzentration bei <5 mmol/l (bei pH-Wert: 7,1) liegen würden. Eine Laktazidose liegt bei einem pH-Wert $<7{,}30$, dem Partialdruck O_2 ≤ 30 mmHG und der Laktatkonzentration von >5 mmol/l vor. Bei beiden physiologischen Zuständen ist eine erhöhte Laktatkonzentration Voraussetzung. Ob es zu dieser voraussetzenden Erhöhung kommt, ist, wie oben beschrieben, von mehreren Faktoren abhängig. Hollmann & Hettinger (2000, S. 302) weisen zudem darauf hin, dass die Blutlaktatkonzentration, während aerober, dynamischer Muskelarbeit, auch von Laktatabgaben durch die Haut, die Leber sowie das Fettgewebe beeinflusst wird.

Zusammengefasst kann geschrieben werden, dass die kritische Haltung gegenüber der klassischen Laktatdiagnostik folgende Aspekte hervorbringt: Die gemessene Blutlaktatkonzentration hat nicht zwingend den gleichen Wert wie die in der arbeitenden Muskulatur. Die Blutlaktatkonzentration wird von sehr vielen Einflussfaktoren bestimmt. Dies sind laktatproduzierende, -transportierende und –verwendende Determinanten, welche einerseits in einer hypoxischen ($pO_2 \leq 30$ mmHG) und andererseits in einer normoxischen ($pCO_2 \leq 30$ mmHG) Umgebungen beeinflussend einwirken. Eine Korrelation zwischen der Blutlaktatkonzentration und einer Azidose mit deren Folgen ist nicht zwingend notwendig (Hollmann & Hettiner, 2000, S. 66). Um aerobe und/oder anaerobe Stoffwechsellagen zu überprüfen, sollten weitere Messparameter hinzugezogen werden. Insgesamt scheinen sich die Autoren dieser kritischen Haltung noch nicht sicher zu sein, ob eine alleinige Blutlaktatbetrachtung im klassischen aeroben Leistungsbereich zulässig sei oder nicht. Jeschke & Lorenz (1999) sehen insbesondere in der anaeroben Leistungsdiagnostik Probleme. In der aeroben können dagegen die klassischen Blutlaktataussagen hilfreich sein. Weicker & Strobel (1994) kennzeichnen grundsätzlich die aerobe Leistung als einen Umstand, indem die Protoneneliminierung auch ohne Laktat-mehr-produktion möglich ist und ein Gleichgewicht zwischen Produktion und Elimination besteht. Sie geben dabei aeroben bzw. anaeroben (personen- und belastungsabhängige) Schwellenbereich mit 1 bis 2 mmol/l bzw. 2,5 bis 4,5 mmol/l Blutlaktat an; weisen aber ausdrücklich hin, dass die Aussagekraft mit einer VO_{2max}-Messung steigen würde. Dass die Kritik des Einsatzes der Blutlaktatdiagnostik insbesondere den (etwas) intensiveren Bereich betrifft, lässt sich hypothetisch an den Aussagen von Weicker & Stobel (1994) ableiten. Sie heben explizit hervor, dass eine Übertragung, der in der Leistungsphysiologie verwendeten Begriffe der Energiebereitstellung für die motorische Leistungen *aerob* und *anaerob*, nicht unproblematisch auf den arbeitenden Gesamtorganismus ist. Dies betrifft insbesondere Beanspruchungen oberhalb der 70 % der max.

Leistung bzw. wenn es um mehr als 50 % der Körpermuskelmasse handelt. Als Begründung wird angegeben, dass die Sauerstoffaufnahme auch von anderen limitierenden Faktoren wie der maximalen Herzfrequenz, des Schlagvolumens sowie der Regulation der Blutverteilung abhängt. Auf der anderen Seite wird von Hollmann & Hettinger (2000, S. 66) angegeben, dass es schon zur begrenzten mechanischen Arbeit in der arbeitenden Muskulatur und im Gesamtorganismus kommt, wenn eine gesteigerte Blutlaktatkonzentration hervorgerufen wird. Diese betrifft aber Konzentrationen oberhalb 16 bis 20 mmol/l, welche mit einer Azidose verbunden ist. Bis zu diesen Werte wird durch die Laktatkonzentration mechanische Arbeit gewonnen und ein Sauerstoffdefizit von ca. 2,8 bis 3,3 ml/kg KG kompensiert.

Insgesamt ist es noch unklar, ob die klassische Blutlaktatdiagnostik mittel- bis langfristig so noch Bestand haben wird, denn Wahl, Bloch & Mester (2009) heben hervor, dass diese neuen Erkenntnisse auf der theoretischen und der praktischen Ebene noch unzureichend erforscht sind. So schreibt Röcker (2013): "Die Laktatdiagnostik hat neben der Spiroergometrie einen hohen Stellenwert in der klinischen und sportbezogenen Leistungsdiagnostik mit spezifischen Einsatzoptionen, die vor allem in der Ausdauerleistungsdiagnostik bisher durch kein anderes Verfahren übertroffen werden."

So wird, u. a. aufgrund dessen, in dieser Arbeit die "klassische Blutlaktatdiagnostik" weiterhin eingesetzt, um eine verbesserte Ökonomisierung von Stoffwechselprozessen zu quantifizieren.

Herzfrequenz

Ein weiterer Messparameter, welcher als Indikator einer verbesserten Kreislauf- und Stoffwechselökonomie bzw. eines verbesserten Wirkungsgrades des kardiopulmonalen Systems angesehen wird, ist die Höhe der Herzfrequenz zu einem definierten Belastungszeitpunkt (Esperer & Hottenrott, 2011, S. 46; Hollmann & Hettinger, 2000, S. 322, S. 412; Hottenrott & Neumann, 2010a, S. 167; Israel, 1982, S. 37; Meyer, 2007, S. 51; Neumann, Pfützner & Berbalk,

2005, S. 75; Neumann, Pfützner & Hottenrott, 1993, S. 97; Schardt, 2005, S. 10; Stegemann & Heinrich, 1966, S. 53; Tomasits & Haber, 2008, S. 93; 2011, S. 123).

In der Literatur wird neben dem Begriff der Herzfrequenz (HF) auch das Synonym Herzschlagfrequenz verwendet (Hottenrott, 1993, S. 26; Hottenrott & Neumann, 2010a, S. 167; Israel, 1982, S. 9; Israel, Tittel & Paerisch, 1997; Meyer, 1985; Neumann, Pfützner & Berbalk, 2005,S. 47; Neumann, Pfützner & Hottenrott, 1993, S. 48; Neumann & Schüler, 1994, S. 53 ff.; Pape, 2005, S. 841).

Die Aufgabe des Herzens besteht darin, als doppelte Druck-Saug-Pumpe zu fungieren und das Blut durch die Gefäße zu transportieren. Ein einzelner Herzzyklus wird dabei in die systolischen Phasen Anspannung und Austreibung sowie in die diastolischen Phasen Entspannung und Füllung eingeteilt. Die Häufigkeit des Durchlaufs eines kompletten Herzzyklus, bezogen auf die Zeitspanne von einer Minute, wird als Herzfrequenz bezeichnet (Lang & Lang, 2007, S. 55 ff.; Schrader & Kelm, 2005, S. 138 ff.).

Die Höhe der Funktionsfähigkeit eines Herzzyklus steht im Zusammenhang mit der Herzarbeit und der Herzleistung. Die akute Anpassungsfähigkeit dieser zwei physikalischen Größen ist notwendig, um die gesteigerte Sauerstoffversorgung während einer erhöhten Muskelarbeit zu erreichen, damit oxidative Stoffwechselprozesse durchgeführt werden können, um so ein Sauerstoffdefizit zu verhindern (Lang & Lang, 2007, S. 141). Bei der Herzarbeit handelt es sich um die Druck-Volumen-Arbeit, welche das Herz, insbesondere die linke Kammer, während der Systole als Druck-Pumpe leisten kann. Diese Arbeit bewerkstelligt fast ausschließlich das Myokard. Als Resultierende dieser physikalischen Betrachtung wird durch die Herzarbeit die Höhe des Schlagvolumens (SV), d. h. die Menge des ausgeworfenen Blutes aus der linken Kammer pro Herzzyklus, hervorgerufen (Silbernagl & Despopoulos, 2007, S. 204). Die Angleichung der Förderleistung zwischen beiden Herzkammern erfolgt mittels Frank-Starling-Mechanismus (Lang & Lang, 2007, S. 68; Schrader & Kelm, 2005, S. 157). Bei der Herzleistung handelt es sich um die physikalische Betrachtung der summierten Herzarbeit über einen bestimmten Zeitraum. Mit anderen Worten handelt es sich um die Förderleistung des Herzes pro Herzzyklus (Schlagvolumen) multipliziert mit der Anzahl an Herzschlägen in dem definierten Zeitraum (z. B. bei einer ein-minütigen Zeitspanne). Dieses Produkt wird als Herzzeitvolumen bzw. -minutenvolumen (HZV; HMV) bezeichnet (Neumann, Pfützner & Berbalk, 2005, S. 47; Neumann & Schüler, 1994, S. 61; Schardt, 2005, S. 53; Silbernagl & Despopoulos, 2007, S. 212; Trebsdorf, 2002, S. 193).

Die Herzfrequenz in Ruhe und unter Belastung ist u. a. ein Indikator für die Aktivität des autonomen Nervensystems und steht damit in Verbindung mit der Höhe der autonomen Fitness (Birbaumer & Schmidt, 1991, S. 71 f., Esperer, 2004, S. 12 ff.; 2010; Hottenrott, 2002, S. 10 ff.; 2010; Israel, 1982, S. 44 f.; Kirschbaum & Heinrichs, 2011, S. 202 ff.; Neumann, Pfützner & Hottenrott, 1993, S. 48). Insbesondere die HF_{Ruhe} informiert über die wichtigsten Lebensfunktionen und kann darüber hinaus Hinweise u. a. auf eine unvollständige Regeneration geben. Auch eine erhöhte Belastungsherzfrequenz kann auf eine unvollständigen Regeration bzw. eine Krankheitssituation hindeuten (Neumann, Pfützner & Hottenrott, 1993, S. 57 ff.) . Beide HF-Werte stehen zudem in Abhängigkeit der Funktionsfähigkeit der Teilsysteme Koronardurchblutung, des Frank-Starling-Mechanismus, des autonomen Nervensystems sowie einer morphologischen Anpassung, welche auch als Sportherzbildung bezeichnet wird.

Koronardurchblutung

Eine wesentliche Voraussetzung, dass es zu einer belastungsangepassten Funktionsfähigkeit des Herzens kommt, liegt in der Leistungsfähigkeit des (Arbeits-) Myokards. Dieses Herzmuskelgewebe besitzt wie die

Skelettmuskulatur eine Querstreifung, welche auf den hochgelagerten Myofilamenten beruht. Der sehr hohe Anteil an Mitochondrien ist typisch für das Myokard (Appell & Stang-Voss, 2008, S. 140). Die Energieversorgung des Myokard erfolgt in der Regel über den oxidativen Abbau von Fettsäuren, dem Laktat und der Glykose. Während eines myokardialen Sauerstoffdefizits wird die anaerobe Glykolyse verstärkt. Besteht ein Mangel an der Perfusionsfähigkeit (Durchblutung) des Myokards ist die Gefahr einer mangelnden Nährstoff- und Sauerstoffversorgung gegeben. Die Fähigkeit des Herzens (Herzarbeit bzw. -leistung) kann unter Umständen die Belastungen nicht mehr bewältigen. Das Morbiditäts- und Mortalitätsrisiko für Herz-Kreislauf-Erkrankungen (Herzinsuffizienz und Myokardinfakt, u. a. in Verbindung mit dem Symptom Angina Pectoris) steigt. Dabei besteht insbesondere bei einer Tachykardie die Gefahr der Mangelversorgung, da die Versorgung über die Koronararterien erfolgt, welche während der Systole einen Durchfluss nicht zulässt (Birbaumer & Schmidt, 1991, S. 71 f., S. 91 ff.; Lang & Lang, 2007, S. 65 ff.; Schardt, 2005, S. 62). Dieser Zusammenhang wird in der Literatur auch als tension-time-Index bezeichnet. Dabei geht es um das Produkt aus der Myokardspannung (Wandspannung) und der Systolendauer. Während eines kleinen SV und einem hohen Blutdruck (Ventrikeldruck) ist der myokardiale Sauerstoffverbrauch, bei vergleichbarer Leistung, höher als bei bei einem hohen SV und einem geringeren Blutdruck (Ventrikeldruck) (Schardt, 2005, S. 62; Silbernagl & Despopoulos, 2007, S. 212). Die nachfolgende Abbildung zeigt Einflussfaktoren, welche das Gleich- bzw. Ungleichgewicht zwischen dem Sauerstoffangebot und dem Verbrauch hervorrufen.

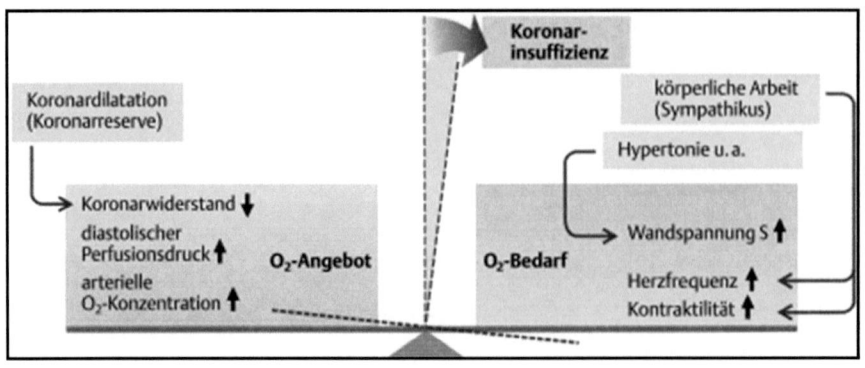

Abbildung 4: Komponenten der Sauerstoff-Bilanz im Myokard
(Silbernagl & Despopoulus, 2007, S. 213)

Aus pathogenetischer Sicht ist der Einsatz von therapeutische Maßnahmen (u. a. medikamentöse und operative Eingriffe) möglich, damit Stenosen (Coronarsklerose) verhindert bzw. behoben werden können, um so den lokalen myokardialen Durchfluss und damit die Perfusion nicht zu behindern (Birbaumer & Schmidt, 1991, S. 93; Block, 2006, S. 48). Aus der salutogenetischen Betrachtung heraus, kann ein gesundheitsförderndes, körperliches Training eingesetzt werden, um Adaptationen zu erzielen, welche den myokardiale O_2-Bedarf reduzieren bzw. damit die Angebots-Bedarfs-Balance einen ausgeglichenen Charakter aufweist (Israel, 1982, S. 37, S. 40).

Folgende ausgewählte beeinflussende Hauptfaktor lässt sich eruieren: Die Höhe der Herzfrequenz in Ruhe sowie während Belastungen muss bei vergleichbarer Belastung reduziert werden. Bezogen auf die Produktgleichung des Herzminutenvolumens (HMV = SV x HF) bedeutet dies, dass - bei gleicher Förderleistung - das Schlagvolumen (SV) erhöht werden muss, damit die Herzfrequenz reduziert werden kann. So muss, während einer körperlichen Aktivität das Herz die Blutförderleistung bis zum 5-fachen, bei Druckerhöhung um bis zu 50 %, leisten. Was demnach einer Steigerung der Herzarbeit auf 750 % gegenüber dem Ruhezustand bedeutet. Diese Erhöhung der Arbeitsleistung wird einerseits vom Herz autoregulativ (Frank-Starling-Mechanismus) gesteuert und andererseits vom autonomen Nervensystem (Birbaumer & Schmidt, 1991, S. 70; Schmidt & Lang, 2007, S. 602; Schrader & Kelm, 2005, S. 155).

Frank-Starling-Mechanismus

Der Mechanismus lässt sich folgendermaßen erläutern: Aufgrund kurzfristiger Druck- und Volumenveränderungen, z. B. orthostatischer Veränderungen, Blutvolumenvergrößerungen mittels Transfusion, Atmungseinflüssen durch Inspiration (respiratorische Arrhythmien) oder einer Erhöhung des peripheren Widerstandes, kommt es zu einem stärkeren venösen Blutrückfluss (preload). Dies hat zur Folge, dass sich die myokardialen kontraktilen Elemente Aktin und Myosin weniger verstärkt überlappen. Das bedeutet, dass das Myokard auseinander gedehnt wird. Diese Dehnung führt zu einer nachfolgenden verstärkten Kontraktion während der Systole. Die Grundlage liegt in der gleichbleibenden zeitlichen Spannungsentwicklung, welche unabhängig von der Vordehnungsgröße ist. Das bedeutet, dass eine große Vordehnung auch eine große Myokardspannung zu Folge hat. Wobei dies nur so lange gilt, wie die myokardialen Myosin- und Aktinfilamente den günstigen Überlappungsbereich nicht verlassen. Aufgrund der größeren Myokardspannung steigt während der Systole das SV, und die HF kann konstant gehalten werden (Birbaumer & Schmidt, 1991, S. 70; 2010, S. 197 f.; Huppelsberg & Walter, 2005, S. 64 f.; Lang & Lang, 2007, S. 67; Schrader & Kelm, 2005, S. 156 f.).

Dieser prinzipielle Mechanismus geschieht ebenso, wenn eine erhöhte Druckarbeit geleistet werden muss, sobald ein erhöhter Gefäßwiderstand zu verzeichnen ist (afterload). Diese Widerstandserhöhung liegt z. B. auf Grund sympathischer Aktivierungen adrenerger Rezeptoren sowie arteriosklerotischer Gefäßverengungen vor. Der Unterschied liegt aber darin, dass das Schlagvolumen selbst nicht erhöht werden kann. Der Gefäßwiderstand führt zu dem Vorhandensein von Restblut/Restvolumen im Herzen. Dieses plus das venöse Blut führen eben zu dieser Myokarddehnung. Die Druckarbeit steigt, das

SV zunächst aber nicht. Erst eine weitere Erhöhung der Druckarbeit führt zur Normalisierung des SV (Birbaumer & Schmidt, 1991, S. 70; 2010, S. 197 f.; Huppelsberg & Walter, 2005, S. 65; Lang & Lang, 2007, S. 67).

Autonomes Nervensystem

Reicht das erhöhte Schlagvolumen (SV), welches durch den Frank-Starling-Mechanismus hervorgerufen wurde, nicht aus, um die notwendige Blutförderleistung zu erzielen, so wird aufgrund sympathischer Aktivitäten das SV und die Herzfrequenz (HF) zusätzlich erhöht (Birbaumer & Schmidt, 1991, S. 71). Die Erhöhung des SV (Kontraktionskraft[20]) und der HF erfolgt mittels positiv inotroper und chronotroper Wirkung des Sympathikus mit Hilfe Transmittern an adrenergen Rezeptoren. Die Aktivierung des sympathischen Herznervens hat zur Folge, dass der Transmitter Noradrenalin eine Versteilerung des Sinusknoten-Potentials hervorruft, was ein schnelleres Auslösen des Aktionspotentials mit sich bringt (positive inochrone Wirkung). Bezüglich der positiven inotropen Wirkung aktiviert primär Noradrenalin (sekundär: Adrenalin) eine Verstärkung des langsamen Ca^{2+}-Einwärtsstroms während der Plateauphase (Erhöhung der Ca^{2+}-Leitfähigkeit). Dies hat eine myokardiale Kontraktionsverstärkung zur Folge, welche auf die Intensivierung der elektromechanischen Kopplung zurückzuführen ist (Birbaumer & Schmidt, 1991, S. 71; 2010, S. 191, S. 198; Silbernagl & Depopoulos, 2007, S. 81). Eine parasympathische (vagale) Aktivierung mittels des Transmitters Acetylcholin führt primär zu einer negativen chronotopen Wirkung, indem es die Aktionspoteniale verflacht. Diese wird erreicht, indem es zu einer Erhöhung der K^+-Leitfähigkeit kommt. Man geht davon aus, dass der Grund für eine negative inotrope Wirkung darin liegt, dass sich der verstärkte Ca^{2+}-Einwärtsstrom reduziert (Birbaumer & Schmidt, 1991, S. 72., S. 83 ff.; 2010, S. 199; Neumann, Pfützner & Hottenrott, 1993, S. 52).

---

[20] Kindermann (2007, S. 5) weist darauf hin, dass die maximale Kontraktionskraft nicht erhöht werden kann, sondern die Kontraktilitätreserve.

Aus gesundheitsfördernder Sicht sollte beachtet werden, dass u. a. eine mangelhafte autonome Fitness (siehe Kapitel 2.2, S. 68) ein Übermaß an sympathischen Aktivitäten zur Folge hat (Esperer, 2010; Hottenrott, 2010; Hottenrott, Hoos & Esperer, 2006; Mück-Weymann, 2005). Der erhöhte, nicht bedarfsgerechte, Auswurf der Katecholomine Noradrenalin und Adrenalin steigert den Gefäßtonus (Vasoconstriction). Dieser erhöhte Blutdruck mit dessen Blutrückfluss in den linken Ventrikel hat anfänglich ein geringes SV mit steigender Herzdruckarbeit zu Folge (tension-time-Index). So kann vermutet werden, dass innerhalb dieser Zeitspannen die Gefahr eines myokardialen Sauerstoffdefizits besteht, welche weitere pathologische Wirkungen hat, auch wenn prinzipiell der Carotissinusreflex eine Vasodilatation hervorrufen kann (Birbaumer & Schmidt, 1991, S. 83 f.; 2010, 204; Schardt, 2005, S. 62; Silbernagl & Despopoulos, 2007, S. 212). Aufgrund dessen, sollte die Wirkung eines gesundheitsfördernden, körperlichen Trainings auf eine Reduzierung der Herzfrequenz in Ruhe und unter Belastung abzielen. Dabei müssen morphologische Adaptationen des kardiopulmonalen Funktionssystems (u. a. geringerer Gefäßwiderstand bzw. peripherer Widerstand, erhöhtes Schlagvolumen aufgrund einer verbesserten myokardiale Kontraktionskraft) ebenso erreicht werden wie Anpassungen im nervalen System (Verschiebung der sympathikovagalen Balance).

Sportherzbildung

Die Bildung eines sogenannten Sportherzens weist auf kardioprotektive Adaptationen hin, bei dem sich das Verhältnis zwischen dem Schlagvolumens (SV) und der Herzfrequenz (HF) günstig verändert sowie der Perfusion erhöht (Birbaumer & Schmidt, 2010, S. 199). Dabei versteht man unter einer Sportherzbildung insbesondere die "(…) physiologische Vergrößerung der Herzkammern und der Vorhöfe bei gleichzeitiger Zunahme der Herzwanddicken" (Neumann, Pfützner & Berbalk, 2005, S. 47). Diese Adaptationen können in jedem Lebensalter auftreten, sofern es sich um ausdauerspezifische Trainingsbelastungen handelt, welche mehrmals wöchentlich absolviert werden. Für erste morphologische Anpassungen sind mindestens sechs Stunden körperliches Training notwendig. Damit umfangreichere Adaptationen erfolgen, sind 10 bis 45 Wochenstunden unumgänglich. In wissenschaftlichen Untersuchungen erreichten insbesondere Langstreckentriathleten (Ultraausdauersportler) und professionelle Radsportler diese Trainingsumfänge (Berbalk, 1997; Douglas, 1989; Neumann, Pfützner & Berbalk, 2005, S. 51 f.; Reguero et al., 1995). Neben der Volumenvergrößerung des Herzens, was ein gesteigertes SV mit einer Bradykardie zur Folge hat, kommt es bei der Sportherzbildung auch zu einer verbesserten Koronarkapillarisierung, um die myokardiale Sauerstoff- und Nährstoffversorgung zu gewährleisten (Neumann, Pfützner & Hottenrott, 1993, S. 52 f.). Die Hypertrophie der Myozyten hat kein intrazelluläres Sauerstoffdefizit zur Folge, sofern die Belastungs-Beanspruchungs-Gegebenheiten so angepasst werden, dass es nach dem Leistungs- bzw. Hochleistungssport nicht zu Sportentziehungserscheinungen kommt (Hollmann & Hettinger, 2000, S. 394, S. 399). Im Bereich des gesundheitsfördernden Sports kann von einer Sportherzbildung nicht ausgegangen werden, dazu sind die wöchentlichen Trainingsumfänge zu gering (ASCM - Empfehlung: 150/200 bis 300 min [Donnelly et al., 2009; Garber et al., 2011]).

Weitere Einflussfaktoren

Neben den o. g. Einflussfaktoren, welche sich auf die Herztätigkeit (Herzarbeit, Herzleistung, Schlagvolumen, Herzminutenvolumen, Herzfrequenz, myokardiale Sauerstoff- und Nährstoffversorgung) auswirken, gibt es noch weitere, welche in dieser Forschungsarbeit eine untergeordnete Bedeutung haben. Sie lauten: Orthostatische Anpassung, respiratorische Anpassungen, endogene und exogene Schilddrüsenhormone, Glukokortikoide, Histamin, Glukagon, vorhandene Herz-, Mangel- und Utilisationsinsuffizienz sowie afferente Informationen über Dehnung und Schmerz (Lang & Lang, 2007, S. 67 ff.).

Physikalisch-physiologische Leistungsfähigkeit
In den im Kapitel 2.1 niedergeschriebenen Definitionen der Ausdauerleistungsfähigkeit wird immer der Aspekt der Leistungserbringung dargelegt. Insbesondere bei körperlichen Aktivitäten handelt es sich dabei auch um die physikalische Leistung, welche u. a. das Muskel-Skelett-System aufbringt. Die physikalische Leistung kann man folgendermaßen definieren (Lang & Lang, 2007, S. 140): Leistung = Arbeit (Kraft x Weg) pro Zeiteinheit. Die Maßeinheit lautet Watt.

Damit diese physikalische Leistung über einen längeren Zeitraum (z. B. > 10 min) vom Körper erbracht werden kann, ist eine gute Ausdauerleistungsfähigkeit dafür Voraussetzung. Dabei nimmt die Ausprägung der Energieversorgung einen zentralen Schlüssel zur Leistungsentfaltung ein (Hottenrott & Neumann, 2010a, S. 22). Bezogen auf den Inhalt der Abbildung 1 auf Seite 27 (Schardt, 2005, S. 10) sowie der o. a. Formel für die physikalische Leistung (Lang & Lang, 2007, S. 140) wird zusätzlich klar aufgezeigt, dass die Höhe der körperlichen Arbeit von der Leistungsfähigkeit des kardiopulmonalen Funktionssystems abhängt. Wobei diese Leistungsfähigkeit nicht der alleinige Einflussfaktor ist. Andere konditionellen Fähigkeiten haben ebenso eine Gewichtung bei der Leistungserbringung (Harre, 1997b, S. 130 ff.; Hottenrott & Neumann, 2010a, S. 29; Zintl & Eisenhut, 2009, S. 41) wie auch mentale Prozesse (Stoll & Blazek, 2013, S. 492 ff.) sowie sporttechnische Fertigkeiten (Hottenrott & Neumann, 2010a, S. 167 f.).

Aus kardioprotektiver Sicht ist ebenfalls der Wirkungsgrad dieses physiologischen Funktionssystems von Bedeutung. Ein geringerer Aufwand der sauerstoffaufnehmenden, -transportierenden und -verwertenden Teilsysteme, um die notwendige Energie bei einer vergleichbaren submaximalen Leistungsabgabe mittels Sauerstoff bereitzustellen, ist ebenfalls ein Indikator zur Quantifizierung der submaximalen aeroben Ausdauerleistungsfähigkeit (Hollmann & Hettinger, 2000, S. 322, S. 412; Lang & Lang, 2007, S. 142;

Meyer, 2007, S. 51; Neumann, Pfützner & Berbalk, 2005, S. 75; Stegemann & Heinrich, 1966, S. 53; Tomasits & Haber, 2008, S. 93; 2011, S. 123).

Dementsprechend wird unter der physikalisch-physiologischen Leistung die Fähigkeit verstanden, welche das Muskel-Nerv-System auf einen exogenen Körper ausüben kann, um so u. a. gesundheitsförderliche, körperliche Aktivitäten/Bewegungen ausführen zu können. Eine geringere Beanspruchung des kardiopulmonalen Funktionssystems bei gleichbleibender physikalischer Leistungserbringung, welche durch ein gesundheitsfördernden, körperliches Training hervorgerufen wurde, stellt dabei eine kardioprotektive Verbesserung dar. Diese Verbesserung ist gleichzusetzen mit einer Erhöhung des Wirkungsgrades des kardiopulmonalen Funktionssystems.

In diesem Zusammenhang wird in der Literatur auch von der (Physical) Working Capacity (PWC) geschrieben. Dabei wird die Abkürzung z. T. unterschiedlich übersetzt bzw. verwendet: Pulse work capacity bzw. Pulse-Leistungskapazität (Kirsch & Gunga, 2005,S. 604; Thews & Vaupel, 2005, S. 321), Power work capacity (Meyer, 2007, S. 54) und Arbeitskapazität (Boutellier, 2010, S. 868).

Dabei hat es häufig den Anschein, dass die Grundlage dafür in den Publikationen von Wahlund (1948a, S. 7 ff.; 1948b) liegt. Dem kann dahingehend widersprochen werden, dass es sich bei der Arbeit von Wahlund, um die Entwicklung eines submaximalen Belastungstests handelte ("PWC-Test"), wobei eine prinzipielle Gleichstellung zwischen dem PWC-Test und der (Physical) Working Capacity nicht gelten kann. Indikatoren für die Working Capacity wurden schon vor den Veröffentlichungen von Wahlund untersucht und die Ergebnisse präsentiert (Wahlund, 1948a, S. 22). Dabei gelten als Indikatoren u. a. der Sauerstoffverbrauch (Oxygen consumption), die Gesamtbelüftung (Total ventilation), das Verhältnis zwischen der Gesamtbelüftung und dem Sauerstoffverbrauch (The ratio of total ventilation to oxygen consumption), der Atemfrequenz (Respiratory rate), der Vitalkapazität der Lunge (Vital capacity of the lungs), unterschiedliche Verhältnisse zwischen Belüftung und der Vitalkapazität (Various ratios of ventilation and vital capacity), der Herzfrequenz und der Erholungs-Herzfrequenz (Pulse rate and restitution of pulse rate), der Sauerstoffschuld (Oxygen debt), verschiedener Verhältnisse zwischen der Herzfrequenz und dem Blutdruck (Various ratios of pulse rate and blood pressure) sowie der Zeit bis zur Erschöpfung (Time work to exhaustion) (Wahlund, 1948a, S. 16). Aufgrund dessen wird in dieser Arbeit der Begriff PWC bzw. Working Capacity allgemein als physiologische Leistungsfähigkeit übersetzt. Ungeachtet der vorherigen Ausführungen kann eine Quantifizierung dieser Leistungsfähigkeit in Anlehnung an das in Wahlund (1948a, S. 23 ff.; S. 51 f.) aufgeführte Belastungsschema erfolgen. Er führte mehrere submaximalen Radergometertest durch bzw. diese Schemas wurden als PWC_{170}-Test in die Leistungsdiagnostik übernommen: Eingangsstufe 50 bzw. 100 Watt (300 bzw. 600 kg-m/min), Stufendauer 6,5 min, Stufenerhöhung um 50 Watt (300 kg-m/min), maximal drei Stufen, Pulsobergrenze 170 S./min . Als Beurteilungsparameter wird die absolvierte interpolierte Stufenleistung bei einer Herzfrequenz von 170 S./min dividiert durch das Körpergewicht eingesetzt. Dieser grundlegende Aufbau wurde nach dem Veröffentlichungszeitraum mehrmals überarbeitet. So modifizierten u. a. Neumann & Schüler (1994, S. 53 f.) die Stufendauer von 6,5 auf 2 min, die Stufenerhöhung wurde von 50 auf 25 Watt gesenkt. Auch die Pulsobergrenze kann bei bedarf von 170 auf 150 bzw. 130 S./min reduziert werden. Als Eingangsstufe werden 75 W bzw. 1 W pro kg Körpergewicht angeben. Zudem kam es im Laufe der Zeit zur Einführung zusätzlicher Beurteilungsparameter bzw. Herzfrequenzobergrenzen. So wird in Finger et al. (2013a) sowie Finger et al. (2013b) neben des Bezuges auf die fixen Herzfrequenzwerte von 130, 150 sowie 170 S./min, auch die individuelle HF von 75% der maximalen HF aufgeführt. Diese Herzfrequenzobergrenze lässt aufgrund fehlender Normtabellen zwar keinen Normenvergleich zu, aber es besteht die Möglichkeit eine Zusammenhangsanalyse durchzuführen.

Grundsätzlich ist erkennbar, dass das Prinzip des ursprünglichen PWC-Tests mit Modifikationen übernommen wurde.

Zum Abschluss kann gesagt werden, der prinzipielle Aufbaus de PWC-Tests nach Wahlund sowie dessen Modifikationen entsprichen der Überprüfung des Wirkungsgrades des kardiopulmonalen Funktionssystems, indem ein physiologischer Messparameter in Bezug zu einer definierten Belastungssituation gestellt wird. Die Verbesserung des Wirkungsgrades, so auch beim vorliegenden Parameter relative physikalisch-physiologische Leistungsfähigkeit (Watt pro kg Körpergewicht), steht dabei für eine Verbesserung der Kreislauf- und Stoffwechelökonomie (Hollmann & Hettinger, 2000, S. 322, S. 412; Hottenrott & Neumann, 2010a, S. 167; Meyer, 2007, S. 51; Neumann, Pfützner & Berbalk, 2005, S. 75; Neumann, Pfützner & Hottenrott, 1993, S. 97; Schardt, 2005, S. 10; Stegemann & Heinrich, 1966, S. 53; Tomasits & Haber, 2008, S. 93; 2011, S. 123). Ein Herzfrequenzobergrenze von 170 S./min, welche in Korrelation zur maximalen Ausdauer-leistungsfähigkeit (VO_{2max}) steht (Wahlund, 1948a, S. 51), muss dabei nicht erreicht werden, da diese maximale Ausbelastung zur Quantifizierung der gesundheitsfördernden, submaximalen aeroben Ausdauerleistungsfähigkeit nicht notwendig ist.

2.2 Autonome Fitness - gesundheitsfördernde Widerstandsquelle

2.2.1 Definition

In dieser Arbeit werden unter dem Begriff *autonomen Fitness* (AF) folgende Zusammenhänge verstanden. Grundsätzlich handelt es sich bei der AF abermals um die Leistungsfähigkeit bzw. Tauglichkeit (Fitness) eines Systems (Reuter, 2005, S. 806, S. 1358), wobei es sich hier um die des autonome Nervensystem (ANS) handelt. Aus gesundheitsfördernder, primärpräventiv-sportlicher Sicht heraus, steht in diesem Zusammenhang die Entspannungsfähigkeit im Mittelpunkt. Eine Verschiebung der sympathiko-vagalen Balance in Richtung parasympathischer Aktivität weißt einen kardioprotektiven Charakter auf. Die

Analyse der Herzfrequenzvariabilität (HRV) mit deren Messparameter dient dazu, die Ausrichtung der sympathiko-vagalen Balance zu quantifizieren (Esperer, 2010; Hottenrott, 2010; Hottenrott, Hoos & Esperer, 2006; Mück-Weymann, 2005). Die Analyse der HRV kann einerseits unter standardisierten Ruhebedingungen u. a. mit einem Lagewechsel-Test (orthostatischer Test) aber auch unter sportlichen Belastungssituationen erfolgen (Berbalk & Neumann, 2002, S. 27 ff.; Esperer, Schädlich & Hottenrott, 2009, S. 190 f.; Hoos, 2011, S. 55 ff.). Weitere Erläuterungen sind den kommenden Kapiteln zu entnehmen. Die nachfolgende zusammenfassende Definition, welche sich mit den Angaben in Esperer, Schädlich & Hottenrott (2009, S. 195) deckt, lautet:

In dieser Arbeit handelt es sich bei der autonomen Fitness um die Leistungsfähigkeit des autonomen Nervensystems selbstregulierend vagale Aktivitäten zu erhöhen, was einen kardioprotektiven Charakter darstellt. Demnach zeigen Parameter der Herzfrequenzvariabilität bei gleicher Belastungssituation eine höhere efferente Vagusaktivität auf, welche auf trainingsbedingte Adaptationen zurückzuführen sind.

Zusätzlich sehen Esperer (2010) und Esperer, Schädlich & Hottenrott (2009, S. 187 f.) die AF im Zusammenhang mit der Tätigkeit des kardial autonomen Nervensystems (KANS) mit dessen intrinsischen kardialen Netzwerk. Das KANS wird auch vom sympathischen und parasympathischen Strang des vegetativen Nervensystems beeinflusst. Die AF beschreibt hierbei das "(...) Vorliegen oder die Wiederherstellung einer, bezogen auf Alter und Geschlecht, normalen KANS-Variabilität und -Dynamik." Einerseits wird dieser Aspekt in Bezug auf den klinisch-diagnostischen Einsatz beschrieben und andererseits in Bezug auf trainingswissenschaftliche Anwendungsfelder, da die beschriebene AF in einer positiven Korrelation zur kardiorespiratorischen Fitness steht. In Hottenrott (2010) und Esperer & Hottenrott (2011, S. 46 ff.) wird die AF als Parameter für die (aktuelle) Zustandsbestimmung der individuellen Trainier- und Belastbarkeit von Sportlern im Leistungs- und Freizeitsport eingesetzt.

Dabei werden neben den Parametern der Herzfrequenzvariabilität (HRV) auch die Quantität der Ruhe-Herzfrequenz (RHF) sowie die Herzfrequenzerholung (HFR) genutzt, um ein Gesamtbild des Trainings- und Erholungszustands zu erhalten.

2.2.2 Autonomes Nervensystem

Neben dem Zentralnervensystem (ZNS) existiert das periphere Nervensystem, welches neben dem somatischen noch das autonome Nervensystem (ANS) besitzt. Dieses ANS reguliert bestimmte Organsysteme, indem der sympathische und/oder parasympathische (vagale) Teil, neben dem Darmnervensystem, mobilisiert bzw. deaktiviert wird. Über efferente Nervenbahnen bzw. über die Arterien werden Informationen zwischen verschiedenen Organen (z. B. Medulla glandula adrenalis und Cor) oder zwischen dem ZNS und Organen (z. B. Medulla oblongata und Cor) weitergegeben. Diese Informationsweitergabe erfolgt in den Ganglien (prä- und postganglionäre Axone) mittels den niedermolekularen[21] Neurotransmittern (Acetylcholin, Noradrenalin) bzw. über die Arterien mittels Katecholamine (Adrenalin und Noradrenalin aus der Medulla glandula adrenalis). Die Überträgersubstanzen docken an den entsprechenden Rezeptoren an (cholinerge bzw. adrenerge Membranrezeptoren). Einerseits sind es die cholinergen Rezeptoren mit neuro-neurale Synapsen und Nicotin (nicotinerg) bzw. mit den neuro-effektorischen Synapsen und Muscarin (muscarinerg) und andererseits sind es die Katecholamine, an den adrenergen Rezeptoren mit den neuro-effektorischen Synapsen (α_1- und α_2-adrenerge, β_1- und β_2-adrenerge), welche diese Überträgerfunktion ausführen. Die Rezeptoren befinden sich an den Effektororganen/Zielorganen (kurz: Effektor). Eines dieser Effektoren ist das Herz (lat.-anatomisch: Cor). Der dominierende kardiale Taktgeber ist der Sinusknoten (Nodus sinuatrialis, kurz: SK) mit einer

---

[21] Hochmolekulare Neurotransmitter = Neuropeptide, wie endogene Opiate, Peptidhormone (Kirschbaum & Heinrichs, 2011, S. 198). Endogene Opiate gehören zu den endogenen Schmerzkontrollsystemen und hemmen die Schmerzempfindlichkeit, ohne dabei weitere Sinnesmodalitäten wesentlich zu beeinflussen. Die Opiate wirken auf spezifische Opiatrezeptoren im nozizeptiven System (Birbaumer & Schmidt, 1991, S. 359)

intrinsischen Sinusknotenaktivität von ca. 100 S./min (Birbaumer & Schmidt, 2001, S. 71, S. 437 ff.; Kirschbaum & Heinrichs, 2011, S. 193 ff.; Schmidt, 2011, S. 33 ff., Silbernagl & Despopoulos, 2003, S. 78 ff, S. 212 ff., S. 326 f. S. 330 f.).

Beeinflussung der SK-Aktivität mit nachfolgender Genese der quasiperiodischen HF-Fluktuation

Die SK-Aktivität wird durch nachfolgende ausgewählte Faktoren moduliert (Genese der quasiperiodischen HF-Fluktuation[22]):

- Funktionslage des autonomen Nervensystems mit dem sympathischen (Neurotransmitter Noradrenalin an adrenerge Rezeptoren) und dem parasympathischen Teil (Neurotransmitter Acetylcholin an cholinerge Rezeptoren),
- Quantität der Katecholamine aus der Medulla glandula adrenalis (Hormone an adrenerge Rezeptoren) (Birbaumer & Schmidt, 1991, S. 71 f., Esperer, 2004, S. 12 ff.; Hottenrott, 2002, S. 10 ff.; Kirschbaum & Heinrichs, 2011, S. 202 ff.),
- vorhandene mechanische und thermische Aspekte, wie Zug, Druck und Temperatur (Esperer, 2004, S. 13),
- auftretende lokale Modulation durch Interneurone über Ganglien in einem Fettgewebe in subepikardialen Herzregionen (Randall et al., 1996, S. 173 ff.).

Die Funktionslage u. a. der SK-Aktivität steht in einem korrelierendem Zusammenhang mit der vorhandenen kardiorespiratorischen Fitness (Esperer, 2010). Hottenrott (2002, S. 13) nennt weitere Einflussfaktoren: „Lebensalter, Geschlecht, Körperlage (stehend, sitzend, liegend), Tageszeit (zirkadiane Rhythmik), Temperatur, Nahrungsaufnahme, Alkohol, Koffein, Nikotin (…), Medikamente (Atropin, Phenylephrin, ß-Rezeptorenblocker), Ausdauerfitness, Stress, Muskelaktivität."

---

[22] Esperer (2004, S. 11)

Exogene und endogene Faktoren

Wie stark und in welche (aktivierende bzw. hemmende) Ausrichtung diese Faktoren auf die Modulation der sympathiko-vagalen Aktivitäten des SK-Knotens einwirken, ist abhängig von den aktuellen belastungsspezifischen Anforderungen durch exogene und endogene Faktoren. Entsprechend diesen Anforderungen erfolgt durch die nachfolgend benannten Regelkreisläufe eine Veränderung physiologischer (Gesamt)Abläufe, welche sich z. B. am Herzen durch chrono-, ino-, lusi-, dromo- sowie bathmotropische Modifikationen widerspiegeln. Diese Regelkreisläufe (Reflexe) sind z. B. arterielle Baroreflex(schleife)/Carotissimusreflex, Renin-Angiotensin-System, Thermo-Regulations-System, vestibuloautonomer-Reflex, Brainbrigde-Reflex, AUER-Reflex, Vasopressin-Regelkreis, arterielle Chemoreflexe sowie weitere respiratorische Aspekte, Einflussnahme durch das ‚Zentrale autonome Netzwerk ZAN' sowie mentale und kognitive Vorgänge (Esperer, 2004, S. 11 ff.; 2010; Hottenrott, 2002, S. 9 ff.; 2010; Hottenrott & Hoos, 2009a, S. 34 ff.; Hoos, 2009; Malpas, 2002; Marshall, 1998).

Alle diese Regelkreisläufe haben Einfluss auf die dominierende Ausrichtung der aktuellen Balance zwischen der sympathischen und parasympathischen Aktivität des ANS. Diese aktuelle Dominanz beeinflusst im Sinne eines Rückkopplungsprinzips die Regelkreisläufe selbst mit ihren Teilbereichen. Die Abbildung 5 zeigt diesen Zusammenhang exemplarisch.

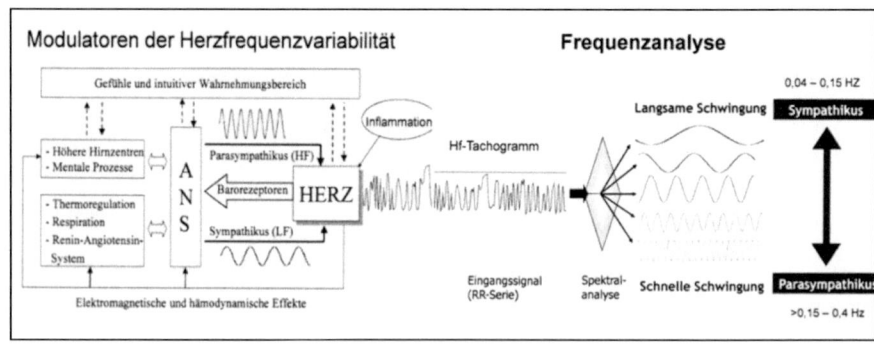

Abbildung 5: Einflussfaktoren durch Regelkreise auf die HRV-Modulation mit Frequenzanalyse
(modifiziert nach Hottenrott & Hoos, 2012)

Die Veränderung der Ausprägung der Chronotropie am Herzen (Herzfrequenz, kurz: HF) ist eines der Parameter, welches die veränderte Dominanz des sympathischen oder des parasympathischen NS widerspiegelt und sichtbar macht (Birbaumer & Schmidt, 1991, S. 71, S. 444; Kirschbaum & Heinrichs, 2011, S. 203). In der Abbildung 5 ist diese Chronotropie als Hf-Tachogramm dargestellt.

Esperer (2011, S. 11) bezeichnet dieses Tachogramm als eine quasiperiodische HF-Fluktuation. Diese quasipersiodische Erscheinung wird aufgrund der Tatsache hervorgerufen, dass der Organismus bei veränderten endogenen und exogenen Belastungen kurzfristig mit unterschiedlichen Anpassungen reagiert. Mit Hilfe o. g. sympathischer und parasympathischer Beeinflussung wird die SK-Aktivität so geändert , dass die kardialen Funktionen so angepasst werden, dass der Organismus auf diese Belastungen angemessen antwortet (Hottenrott, 2001, S. 10; Löllgen, 1999a).

Da die sympathischen und parasympathischen Beeinflussungen unterschiedliche Latenzzeiten haben (sympathisch: ca. 1000-2000 ms; parasympathisch: ca. 150 ms), kommt es zu einer zeitlichen Verschiebung der Herzschläge zueinander, daher auch quasipersiodische HF-Fluktuation. Es kommt zu unterschiedlich schnellen Veränderungen der HF-Modulation am SK. Dies nennt man auch die Herzfrequenzvariabilität (HRV), da sich die Zeitintervalle zwischen den Herzschlagsspitzen (R-Zacke vom QRS-Komplex) ändern (Esperer, 2004, S. 14 ff.; Hottenrott, 2002, S. 9). Dieses Hf-Tachogramm mit den innenliegenden unterschiedlich schnellen HF-Veränderungen kann mittels der Spektralanalyse auf die unterschiedlichen Anteile von langsamen (Sympathikus) und schnellen (Parasympathikus) Schwingungen hin untersucht werden, siehe Abbildung 5, S. 72 (Esperer, 2004, S. 9; 2006, 64 ff.; Hoos, 2006, S. 28 ff.; Hottenrott, 2002, S. 9 ff.).

Zusammengefasst: Die HRV ist eine Kenngröße der neurovegetativen Aktivität und der autonomen Funktion des Herzens. Mit ihr kann man die

Anpassungsfähigkeit des Organismus auf exogene und endogene Belastungsfaktoren operationalisieren, da das Herz auf diese unterschiedlichen Belastungen mittels veränderten Zeitintervallen (R-Zacke zu R-Zacke) reagieren kann (Hottenrott, 2001, S. 10; Löllgen, 1999a). Nochmals hervorgehoben sei der Mangel an dieser Anpassungsfähigkeit, denn dies kann zur Folge haben, dass diese autonome kardiale Dysregulation mit einer dominierenden Sympathikusaktivität einhergeht, was mit einer unangemessen hohen HF und einer eingeschränkten HRV korreliert. Insbesondere kann eine verminderte HRV, welche über einen längeren Zeitraum (z. B. 24 h) gemessen werden kann, als Risikomarker für HKL-Erkrankungen angemessen werden. So weisen HRV-Einschränkungen auf Morbiditäten wie Herzinfarkt, Herzinsuffizienz sowie Diabetes Mellitus hin (Werdan, 2009, S. 11 ff.).

2.2.3 Messparameter zur Quantifizierung vagaler Aktivitäten

Ein relativ neues Forschungsfeld, um Trainingseffekte im Forschungsfeld der Sportwissenschaft zu quantifizieren, ist die Untersuchung der vagalen Modulation des autonomen Nervensystems (ANS). Diese Regulation wird mit Hilfe der Messung und Interpretation der Herzfrequenzvariabilität durchgeführt. Seit dem Jahr 2001 werden in regelmäßigen Abständen Symposien unter Leitung von Prof. Hottenrott zum Thema Herzfrequenzvariabilität (HRV) durchgeführt. Gerade die Thematik der richtige Anwendung der HRV-Analyse unter standardisierten und validierten Bedingungen sowie dem Einsatz in weiteren Bereiche beschäftigt die Forscher stark, so dass man hier von einer Zunahme der forschungsmethodischen Relevanz dieses Themas ausgehen kann.

Trotz dass dieses Forschungsgebiet noch recht jung ist, gibt es schon eine größere Anzahl von Forschungsergebnissen. Um diese Ergebnisse richtig zu interpretieren, bedarf es grundsätzlicher Kenntnisse über die Entwicklung des Einsatzes des Messinstrumentes HRV-Kurzzeit-Analyse mit deren statistischer Aufbereitung.

Anfangs wurde angenommen, dass HRV-Signale nur quasiperiodische Anteile beinhalten. Erst im Laufe der Jahre kam die Erkenntnis, dass es sich auch um nichtlinear-dynamische Anteile handelt. Demnach weisen die für die HRV-Entstehung beteiligten In- und Output-Systeme Rückkopplungen auf (Esperer, 2006, S. 64 f.). Esperer (2006, S. 65) beschreibt es so: „Derzeit besteht lediglich der Konsens darüber, dass sich das HRV-Signal unter physiologischen Bedingungen zum größten Teil aus quasiperiodischen Oszillationen zusammensetzt, aber auch Zufallsschwankungen und fraktale Strukturen aufweist."

Der Vorteil bei dieser Betrachtung liegt darin, dass neben den traditionellen linearen HRV-Methoden (Zeit- und Frequenzbereich) auch Informationen über die Dynamik (nicht-linear) der HRV-Reihe aller hintereinander gereihten einzelnen Herzschläge hervorgebracht werden. Und gerade im Sport, wo häufig nichtstationäre Versuchsreihen stattfinden, können mit nicht-linearen HRV-Methoden die Artefakten- und Extrasystolenproblematiken besser beherrscht werden (Esperer, 2006, S. 65; Hoos, 2011, S. 55 ff.).

Diese Entwicklung ist für eine bessere Standardisierung und Validierung der HRV-Methodik positiv anzusehen. Ältere Forschungsergebnisse, welche damals nur die lineare Sichtweise berücksichtigen konnten, sollten daraufhin teils kritisch betrachtet werden. Beispielsweise ist es vorteilhaft (ältere) Ergebnisse unter Beachtung dieser Entwicklung angemessen und vorsichtig neu zu interpretieren. Das Gleiche gilt für Forschungsergebnisse neueren Datums, welche nur die traditionellen linearen Methoden einsetzen. Diese aktuelle Entwicklung wird in dieser Arbeit berücksichtigt.

Entsprechend der Fragestellungen dieser Arbeit wird die Betrachtung der Aktivierung des parasympathischen Nervensystems in den Mittelpunkt gesetzt. Hierbei werden die Outcome-Parameter der Zeitbereichsanalyse rMSSD sowie pNN50 benutzt. Neben diesen wird die nicht-lineare Analyse mittels des zweidimensionalen Poincaré Plots (hier: ausschließlich SD1-Wert) zur

Auswertung und Ergebnisdiskussion hinzugezogen. Alle drei Parameter werden der vagalen Aktivität des ANS zugeordnet (Hoos, 2009; Horn, 2003, S. 29; Hottenrott & Hoos, 2012; Kamen, Krum & Tonkin, 1996; Werdan et al., 2009, S. 14).

Da die o. g. Parameter in verschiedenen Quellen anders bezeichnet werden, werden diese zur Vollständigkeit und zur besseren Nachvollziehbarkeit der Ergebnisse für die Wissenschaftsgemeinschaft genannt:

- RMSSD, rMSSD, r-MSSD in Millisekunden ms ist die „Quadratwurzel des quadrierten Mittelwertes der Summe aller Differenzen sukzessiver RR[23]-Intervalle",
- pNN50, NN50 in Prozent % ist der „Prozentsatz (Anzahl) aufeinanderfolgender RR-Intervalle, die mehr als 50 ms voneinander abweichen",
- SD1, stdb, SO$_Q$, SD-quer in Millisekunden ms ist die „Standardabweichung der orthogonalen Abstände der RR$_i$/RR$_{i+1}$-Punkte zum Querdurchmesser der Ellipse" (Hottenrott, 2002, S. 15).

Hoos (2012) erklärte während eines HRV-Workshops am 12.05.2012 in Kassel mit Nachdruck, dass die HRV-Messung eine ‚Kompromissmessung' zur Betrachtung der Aktivierung des Sympathikus bzw. des Parasympathikus ist. Es wird keine Organfunktion gemessen, sondern sie dient der Operationalisierung des Aktivitätsniveaus übergeordneter Systeme. D. h. man kann die Anpassungsfähigkeit des ANS auf endogene und exogene Belastungen quantifizieren.

Neben dem Anwendungsfeld der o. g. pathogenetischen Betrachtung der HRV gibt es im Bereich Sport folgende Anwendungsfelder (Hottenrott & Hoos, 2009a, S. 35):

---

[23] RR-Intervall: Hierbei handelt es sich um den Abstand zwischen zwei Herzschlagspitzen (QRS-Komplex des Elektrokardiogramms) zueinander. Da es häufig zu einer Verwechselung mit der Begrifflichkeit RR für Riva Rocci beim Blutdruck kommt, wird auch die Bezeichnung NN in der Literatur verwendet.

- Betrachtung der HF- bzw. HRV-Modulation unter akuter körperlicher Belastung,
- Betrachtung des Verhaltens von HF bzw. HRV in der Erholungsphase,
- Betrachtung der Anpassungen der HF bzw. HRV durch kurz-, mittel- und langfristiges Training,
- Einsatz und Betrachtung von HRV-Kenngrößen zur Leistungsstratifizierung,
- Hinzunahme von HRV-Kenngrößen während der Leistungsdiagnostik und Belastungssteuerung,
- Betrachtung von HRV-Kenngrößen zur Diagnose von Übertrainingszuständen.

Finkenzeller & Amesberger (2009, S. 207) fassen diese so zusammen:

„Herzfrequenzvariabilität wird im Sport unter zwei zentralen Perspektiven genutzt: Einerseits dient sie zur Trainingssteuerung, andererseits scheint die HRV auch sensible Parameter für die Psychoregulation zu liefern."

In dieser Arbeit erfolgt die Anwendung der HRV-Analyse unter dem Aspekt der Betrachtung der Anpassungen der HF bzw. HRV durch kurz-, mittel- und langfristiges Training. Die HRV-Analyse dient dazu, eine veränderte Anpassungsfähigkeit des ANS festzustellen, welche eine kardioprotektive Wirkung hat.

2.2.4 Trainingsmethodischer Einfluss auf die vagale Modulation

In diesem Kapitel werden zusammengefasst Belastungsschemata dargestellt, welche die Beeinflussung auf eine erhöhte, kardioprotektive Aktivität des vagalen Nervensystems widerspiegeln. Dabei wird diese Verschiebung der sympathiko-vagalen Balance, in Ruhe sowie unter Belastung, in Bezug auf trainingsmethodische Aspekte (Belastungsbereiche, Belastungskomponente, Trainingsmethoden) gesetzt, welche dem zuvor definierten gesundheitsfördernden, körperlichen Training zugeordnet werden können.

Die meisten Daten wurden mittels einer Längsschnittanalyse erhoben. Dabei zeigt sich in der Tendenz folgendes Bild des Belastungsschemas, welche eine Erhöhung der vagalen Aktivitäten bewirkt: Belastungsbereiche REKOM, GA 1, GA 1-2, GA2 (Intensitäten 55 bis 85 % HF_{max} bzw. 80 % $HF_{Reserve}$), Trainingshäufigkeit 2 bis 3x pro Woche, Trainingsdauer 30 bis 60 bzw. 90 min und Übungs- bzw. Bewegungsausführung Gehen, Laufen, Walking, Rad fahren (Al-Ani, Munir, White, Townend & Coote, 1996; De Marresman, 1992; Esperer, Schädlich & Hottenrott, 2009, S. 187 ff.; Fromme, Geschwinde, Mooren, Thorwesten & Völker, 2002, S. 89 ff.; Hottenrott, Lauenroth & Schwesig, 2004, S. 191 ff.; Melanson & Freedson, 2001). Bei der Analyse dieses Belastungsschemas kann man eine grundlegende Übereinstimmung mit den trainingsmethodischen Aspekten zur Steigerung der kardioprotektiven submaximalen, aeroben Ausdauerleistungsfähigkeit erkennen (s. S. 37 ff.).

Ein Garant dafür, dass so ein gesundheitsförderndes, körperliches Trainings auch zu einer Erhöhung der vagalen Aktivitäten führt, existiert nicht. Das gleiche Belastungsschema führt in einigen Publikationen zu keiner Verschiebung der sympathiko-vagalen Balance - weder in die vagale noch in die sympathische Richtung (Davy, Willis & Seal, 1997; Hoos, Künkel, Betz & Sommer, 2006, S. 197 ff.; Loimaala, Huikuri, Oja, Pasanen & Vuori, 2000; Stein, Ehsani, Domitrovich, Kleiger & Rottman, 1999). So kann vermutet werden, dass individuelle Voraussetzungen, inkl. des Verlaufes des Trainiertheits- und Belastbarkeitszustands, zu den jeweiligen Ergebnissen führen kann (Esperer & Hottenrott, 2011, S. 46 ff.). Möglicherweise dominieren andere endogene sowie exogene Faktoren, welche die Modulation der sympathiko-vagalen Aktivitäten beeinflussen und bestimmte Adaptationen hervorrufen (s. S. 72 ff.).

Forschungen, welche sich mit dem trainingsinduzierten Funktionszustand des autonomen Nervenssytems beschäftigen, findet man auch in Bezug auf Reduzierungen des (Nor-) Adrenalinspiegels sowie renaler Katecholaminausschüttungen. Hollmann & Strüder (2009, S. 382) geben in diesem Zusammenhang an, dass ein aerobes, dynamisches Ausdauertraining (mindestens 6 bis 12 Wochen, >30 min wöchentlicher Umfang) eine geringere sympathische Aktivität auf definierten submaximalen Belastungsstufen hervorruft. Der Grund liegt primär in der Verringerung des Noradrenalin- und sekundär des Adrenalinspiegels. Insgesamt kommt es zur Vergrößerung der körperlichen Leistungsfähigkeit. Zudem weisen sie darauf hin, dass sich diese vegetative Umstellung auch an folgenden Charakteristiken ableiten lässt:

- Ruhe-Bradykardie,
- Arbeits-Bradykardie,
- größeres Schlagvolumen des Herzens,
- geringerer Blutdruckanstieg,
- verminderte Blutlaktatbildung auf definierten Belastungsstufen.

Die Untersuchungen von Winder et al. (1978) zeigten ebenfalls eine Reduzierung der Katecholamine im Blutplama, welche eine verringerte Herzfrequenz (HF) zur Folge hatte. Entgegen den Ausführungen in Hollmann & Strüder (2009, S. 382) beinhaltete das Belastungsschema ein 7-wöchiges hochintensives Intervalltraining mit sechs Trainingseinheiten pro Woche (Rad bzw. Lauf). Als Probanden dienten sechs untrainierte Männer mit einem mittleren Alter von 30 ± 1 Jahren.

3 Belastungs-Beanspruchung-Konzept zur Gestaltung und Zielerreichung eines gesundheitsfördernden, körperlichen Trainings

Damit ein gesundheitsförderndes körperliches Training auch die gewünschten Adaptationen hervorruft, bedarf es der Beachtung von Grundsätzen der Trainingsmethodik. Sollte es zu einer Missachtung dieser Aspekte kommen, so besteht die Gefahr einer Unter- bzw. Überbelastung des menschlichen Organismus (Berger & Minow, 1997a, S. 192 ff.). Zu beachten sei dabei besonders, dass einerseits Grundsätze der Trainingsmethodik Einzelwirkungen aufweisen können, andererseits die gegenseitige Beeinflussung dieser Grundsätze zu regulatorischen und interaktionalen Adaptationen führt. Daher ist es unabdingbar, dass nachfolgend ein ganzheitliches Konzept mit dessen Einzelaspekten beschrieben wird. Die klare Benennung und Abgrenzung dieser Aspekte ist, gerade im Hinblick auf die Vielzahl von sportmethodischen Terminologien notwendig. Zudem weißen die nachfolgenden Ausführungen den Vorteil auf, dass ein klarer inhaltlicher Bezug in den späteren Kapiteln möglich ist.

Begonnen wird mit der übersichtsartigen Beschreibung des Belastungs-Beanspruchungs-Konzepts (mod. nach Gronwald, 2012, S. 28; Hottenrott & Neumann, 2010a, S. 75 ff.) im Kapitel 3.1, gefolgt von der intensiven Darstellung der Aspekte dieses Konzepts. Dabei wird besonderer Wert auf die wissenschaftlich-inhaltliche Auseinandersetzung dieser Aspekte in den Kapiteln 3.2 bis 3.4 gelegt, um so eine ergebnisorientierte Diskussions- und Interpretationsgrundlage zu schaffen.

3.1 Konzeptbeschreibung

Wie im Kapitel 2 (S. 22) niedergeschrieben, versteht man unter einem Training eine planmäßige und zielgerichtete Handlung (Berger, 2008a, S. 203 ff.; Berger & Minow, 1997, S. 192; Hottenrott & Hoos, 2013, S. 440; Weineck, 2004, S.

18). Dieser Planungs- und Zielsetzungsprozess erfolgt, in Bezug auf trainingsmethodische Aspekte, mittels Determinanten des Belastung-Beanspruchungs-Konzepts.

Um die in den vorherigen Kapiteln niedergeschriebenen salutogenetischen Aspekte der Zielsetzung durch ein gesundheitsfördernden körperliches Training zu erreichen, bedarf es der Beachtung des Belastungs-Beanspruchungs-Konzepts.

Unter der Belastung werden die Anforderungen verstanden, die an den Sportler herangetragen werden (Berger & Minow, 1997, S. 192). Dagegen versteht man unter der Beanspruchung die durch die Belastungsanforderung hervorgerufene Inanspruchnahme von spezifischen Funktionssystemen (Hottenrott & Neumann, 2010a, S. 64). Der Inhalt der Abbildung 6 (S. 83) zeigt die einzelnen Faktoren der Belastung und der Beanspruchung. Die Höhe der Belastung kann mittels der Belastungskomponenten[24] Umfang, Dauer, Intensität, Häufigkeit, Dichte, Bewegungsausführung/-frequenz gesteuert werden. Damit diese Belastungskomponente im Trainingsprozess praktikabel und zielorientiert eingesetzt werden, sind sie in Trainingsprogramme integriert. Diese Trainingsprogramme mit den unterschiedlichen Ausprägungen der Belastungskomponente stehen im direkten Zusammenhang mit der Art der Integration und Umsetzung der allgemeinen Trainingsprinzipien.

Die Untersuchung verschiedener Funktionssysteme lässt es zu, dass man die Höhe der Beanspruchung des Organismus einschätzen kann und gegebenenfalls die Ausprägung der Belastungskomponenten modifiziert. Hottenrott & Neumann (2010a, S. 74 f.) bezeichnen diesen Prozess als die *Belastungs-Beanspruchungs-Regulation*. Dieser ganze Regulationsprozess mit dessen Rückrückkopplungssystem wird von sogenannten Modulatoren (= einwirkende Variablen) beeinflusst. Diese stehen in Interaktion mit den Teilsystemen Belastung und Beanspruchung, indem sie die individuelle Leistungsfähigkeit

---

[24] Berger (1997, S. 192) bezeichnet die Belastungskomponente als Belastungsfaktoren bzw. –kenngrößen.

und die aktuelle Belastbarkeit hervorrufen (Gronwald, 2012, S. 28; Hottenrott & Neumann, 2010a, S. 76). Dass die Beachtung des Belastung-Beanspruchungs-Konzepts nicht nur auf das Erreichen von sportlichen Leistungen abzielt, wie es bei den Ausführungen von Berger & Minow (1997a, S. 192) den Anschein hat, beschreiben Hottenrott & Neumann (2010a, S. 77) so: „Je mehr einwirkende Variablen in ihrer Wirkung bekannt sind, desto umfangreicher und präziser kann die Reaktion auf die Belastung vorhergesagt sowie Ableitungen für Interventionen im Fitness-, Gesundheits- und Leistungssport getroffen werden."

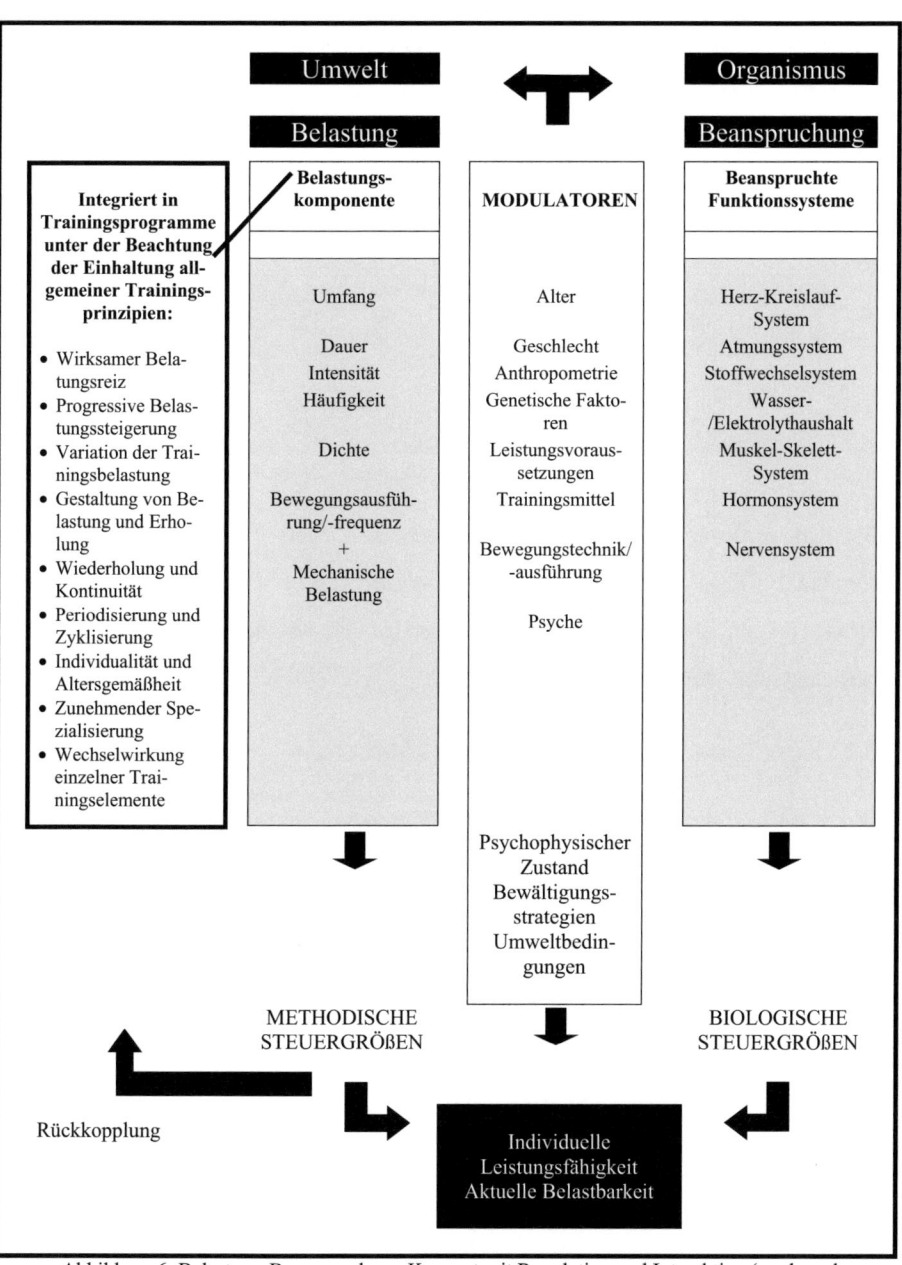

Abbildung 6: Belastung-Beanspruchung-Konzept mit Regulation und Interaktion (mod. nach Gronwald, 2012, S. 28 und Hottenrott & Neumann, 2010a, S. 75 ff.)

Wenn der Inhalt des Belastungs-Beanspruchungs-Konzepts mit dessen Teilsystemen nicht beachtet werden sollte, so Berger & Minow (1997a, S. 192 ff.), kann es ungewünschten Leistungsentwicklungen kommen (siehe Abbildung 7).

Belastung	Beanspruchung	Leistungsentwicklung
Keine / niedrig →	Unterforderung →	Rückgang / Stagnation
Mittel / hoch →	Optimal →	Leistungssteigerung
Extrem hoch →	Überforderung →	Stagnation / Rückgang (Verletzung)

Abbildung 7: Modellvorstellung zum Zusammenhang Belastung-Beanspruchung-Leistungsentwicklung (Berger & Minow, 1997a, S. 193)

Bezogen auf die Ausführungen von Joch & Ückert (1999, S. 216) ist es elementar, dass die Adaptationsgeschwindigkeiten der unterschiedlichen beanspruchten Funktionssysteme immer im Sinne des Heterochronismus berücksichtigt werden müssen.

3.2 Kondition und konditionelle Fähigkeiten

Die im Belastungs-Beanspruchungs-Konzept dargestellte *Individuelle Leistungsfähigkeit* und *Aktuelle Belastbarkeit* spiegelt sich aus sportmedizinischer und –wissenschaftlicher Sicht in der Höhe der Kondition und der konditionellen Fähigkeiten wider. Nach Grosser, Starischka & Zimmermann (2008, S. 7) wird der Konditionsbegriff folgendermaßen definiert: „Unter Kondition im Sport verstehen wir allgemein die gewichtete Summe der physischen (körperlichen) Fähigkeiten Ausdauer, Kraft, Schnelligkeit, Beweglichkeit und ihre Realisierung durch Bewegungsfertigkeiten/-techniken und durch Persönlichkeits-Eigenschaften (z. B. Wille, Motivation)." Sie fügen noch hinzu, dass meist unter der Summe aller Fähigkeiten auch der Trainingszustand gemeint ist.

Was die Beschreibung des Begriffes Kondition und die Nennung der konditionellen Fähigkeiten betrifft, so deckt sich die Meinung mit denen von Martin, Carl & Lehnertz (2001, S. 89).

Wie stark die qualitativen und quantitativen Ausprägungen dieses Trainingszustandes sind, ist abhängig von:

- der altersgemäßen Entwicklung,
- den genetischen Bedingungen der Organe und der Muskulatur,
- den koordinativen Steuerungsmechanismen des Zentralnervensystems (ZNS) und der Muskulatur,
- den psychischen Fähigkeiten (Persönlichkeitsmerkmale) und
- vom Zeitpunkt des Trainingsbeginns bzw. Trainingsalters (Grosser, Starischka & Zimmermann, 2008, S. 7 f.).

Schnabel (1997a, S. 18; 1997b, S. 39, 46) definiert den Begriff der Kondition differenzierter. Der Trainingszustand bzw. die Leistungsfähigkeit wird demnach durch die „(…) vier relativ komplexen Leistungsfaktoren (…)":

- Konstitution der Person (körperbauliche Eigenschaften und mechanische Belastbarkeit),
- Kondition = energetische Faktoren (mit den konditionellen Fähigkeiten Kraft-, Ausdauer-, Schnelligkeitsfähigkeit),
- Koordination – Technik (sporttechnische Fertigkeiten und koordinative Fähigkeiten) sowie
- Handlungskompetenz (Persönlichkeitsmerkmale inkl. des Leistungsfaktors Taktik) hervorgerufen.

Er beschränkt den Inhalt des Begriffs *Kondition* auf den energetischen Faktor und ordnet die Beweglichkeit, nicht wie Grosser, Starischka & Zimmermann sowie Martin, Carl & Lehnertz, innerhalb sondern außerhalb der konditionellen Gruppe ein. Die Begründung scheint in der Ansicht zu liegen, dass die

Beweglichkeit zu allen anderen Leistungsfaktoren zuordenbar wäre (Schnabel, 1997d, S. 123 f.).

Harre (1997b, S. 130 ff.) greift die Ansicht von Schnabel (1997b, S. 46) in seinen Ausführungen zu den konditionellen Fähigkeiten auf. Er weist ausdrücklich darauf hin, dass alle diese konditionellen Fähigkeiten (Basis sind die energetischen Prozesse/Faktoren) eng mit der koordinativen Fähigkeit in Beziehung stehen. Zudem sollten diese konditionellen Fähigkeiten nicht isoliert betrachtet werden. Sie stehen unmittelbar in Verbindung. Mit der Abbildung 8 zeigt Harre diesen Zusammenhang.

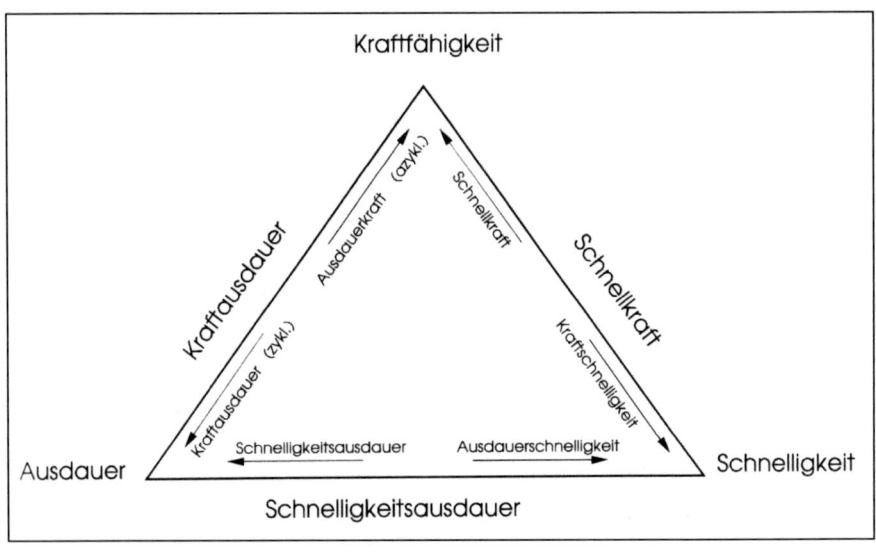

Abbildung 8: Beziehungen zwischen den konditionellen Fähigkeiten; außen: gültige Oberbegriffe für kombinierte Fähigkeiten; innen: differenzierte Bezeichnungen nach der dominanten Fähigkeit (Harre, 1997b, S. 131)

Harre (1997b, S. 131) stellt klar, dass im „Schul-, Freizeit- und Rehabilitationssport"[25] die Erhöhung der körperlichen Leistungsfähigkeit das oberste Ziel ist, welches unabhängig vom Wettkampfsport ist. Hierbei favorisiert er das Training der konditionellen Fähigkeiten Ausdauer und Kraft. Mittels des Ausdauertrainings sollen die Leistungen des HKL-Systems, der

---

[25] Der Verfasser dieser Arbeit sieht unter dieser Bezeichnung auch den Bereich des Fitness-, Prävention- und Freizeitsport.

Atmung und der aeroben Funktionen verbessert werden. Mit Hilfe des Krafttrainings soll sich auf die harmonische, gesunde und leistungsfähige Entwicklung der Muskulatur und der Kraft konzentriert werden.

In Bezug auf diese Ausführungen heißt eines der obersten Entscheidungsprinzipien, welche die Planung und Zielsetzung des Trainings festlegen, im *Prinzip der Entwicklungs- und Gesundheitsförderung* (Schnabel, 1997c, S. 208):

> *Das gesamte sportliche Training ist so zu gestalten, dass es bei allen Ausrichtungen auf die Selbstverwirklichung in höchsten – oder hohen – Leistungen die gesamte physische, psychische bzw. motorische Entwicklung zu keinem Zeitpunkt hemmt, sondern fördert und unter verantwortungsbewusster Vermeidung oder weitestgehender Reduzierung von Risiken, die Gesundheit allseitig fördert. (...) Grundlage dieses Prinzips ist die humanistische Ethik des Sports.*

3.3 Belastungskomponente als methodische Steuergröße der Planung und Zielsetzung des Trainingsprogramms

Die im vorherigen Kapitel niedergeschriebene *Individuelle Leistungsfähigkeit* und *Aktuelle Belastbarkeit* kann durch methodische Steuergrößen so beeinflusst werden (siehe Abbildung 6, Seite 83), dass das von Schnabel (1997c, S. 208) proklamierte Prinzip der Entwicklung- und Gesundheitsförderung umgesetzt werden kann. Diese methodischen Steuergrößen gehören zu den Belastungskomponenten und werden im Zusammenhang mit den allgemeinen Trainingsprinzipien um- und eingesetzt (Gronwald, 2012, S. 28; Hottenrott & Neumann, 2010a, S. 75 ff.)

„Die Belastungsanforderung ist eine trainingsmethodische Beschreibungsgröße für Arbeitsleistungen im Training. Ihre Komponenten zur Steuerung des Trainings sind

- die Art der Übungsausführung,
- der Belastungsumfang,
- die Belastungsintensität,
- die Belastungsdauer und
- die Belastungsdichte." (Martin, Carl & Lehnertz, 2001, S. 91)

Boeckh-Behrens & Buskies (2003, S. 31 ff.) sowie Hottenrott & Neumann (2010a, S. 68) führen zusätzlich die Komponente Trainingshäufigkeit auf. Als weitere Belastungskomponente werden in der Literatur die Bewegungsfrequenz (Hottenrott & Neumann, 2010a, S. 68) als Teil der Bewegungs-/ Übungsausführung (Neumann, Pfützner & Hottenrott, 2003, S. 13), Art der Körperübung und Güte der Bewegungsausführung (Berger & Minow, 1997a, S. 193; Harre, 1979, S. 74) genannt.

Die Beachtung des angemessenen Einsatzes der Belastungskomponente beeinflusst die Qualität und Quantität der Reize und demnach die Ausprägung der Beanspruchung (Martin, Carl & Lehnertz, 2001, S. 92).

Art der Übungsausführung inkl. Bewegungsfrequenz

Im Zusammenhang mit dem Begriff der Übungsausführung nach Martin, Carl & Lehnertz (2001, S. 91) steht der Begriff der Bewegungsausführung. Diesen Begriff setzen Neumann, Pfützner & Hottenrott (1993, S. 12) ein. Sie beschreiben dabei differenzierte methodische bewegungsspezifische Steuergrößen im Ausdauertraining, wie die Zugfrequenz im Schwimmen, die Tretfrequenz[26] im Radfahren sowie die Schrittfrequenz im Laufen und Skilanglauf.

Belastungsumfang

Berger & Minow (1997a, S. 194) charakterisieren die Komponente Umfang als „(…) die Summe der Einwirkungen auf den Sportler, die angegeben wird u. a. in m, km, kg, t bzw. mit der Anzahl der Wiederholungen. Auch Stunden oder

---

[26] Eine übliche Bezeichnung ist auch Trittfrequenz.

Minuten werden zuweilen zur Kennzeichnung des Belastungsumfanges genutzt." Belastungsumfänge können sich zudem auch auf den Energieverbrauch (z. B. kcal pro Woche, kcal pro Tag) beziehen (Neumann, Pfützner & Berbalk, 2005, S. 29).

Grosser, Starischka & Zimmermann (2008, S. 15) weisen darauf hin, dass sich der Belastungsumfang auf eine Trainingseinheit sowohl auch auf längere Trainingsabschnitte (Mikro- und Mesozyklen) beziehen kann.

Einen Schritt weiter gehen Neumann, Pfützner & Hottenrott (1993, S. 12). Hierbei kann sich der Belastungsumfang auf die Trainingseinheit, den Mikro-, Meso- und Makrozyklus, auf die einzelnen Perioden oder auf das Trainingsjahr beziehen.

Belastungsintensität
Der Anstrengungsgrad einer Übung bestimmt die Intensität. Dies können Größen wie die Last in Kilogramm oder subjektive Belastungsempfindungen (RPE) sein (Boeckh-Behrens & Buskies, 2003, S. 31 f.). Berger & Minow (1997a, S. 193) bezeichnen die Belastungsintensität als „(…) die Stärke der Einwirkung, die durch die Übung verursacht wird und die Anzahl an Wiederholungen pro Zeiteinheit bei intermittierender Belastung." Weitere Belastungsintensitäten beziehen sich auf Herzfrequenzen, Prozentangaben der maximalen Sauerstoffaufnahme und die Konzentrationshöhe an Laktat im arteriellen Blut (Hottenrott & Neumann, 2010a, S. 111). Hierbei muss aber darauf geachtet werden, dass diese Intensitäten Beanspruchungsgrößen (biologische Messgrößen) darstellen (Hottenrott & Neumann, 2010a, S. 68; Neumann, Pfützner & Hottenrott, 1993, S. 12).

Beispielhaft ist die Tabelle 6 von Zintl & Eisenhut (2009, S. 16)[27]. Hier erkennt man deutlich die unterschiedlichen konditionsabhängigen Belastungs- bzw. Beanspruchungsparameter, welche sich auf die Prozentangaben beziehen.

---

[27] Eine ähnliche Version befindet sich in Grosser, Starischka & Zimmermann (2008, S. 15).

Tabelle 6: Rangskala für Belastungsintensitäten abhängig von der konditionellen Fähigkeit (Zintl & Eisenhut, 2009, S. 16)

	Kraft Prozent der Maximalkraft	Schnellkraft Prozent des maximalen Impulses	Schnelligkeit Prozent der maximalen Bewegungs- schnelligkeit	Ausdauer	
				Prozent der maximalen Sauerstoff- aufnahme	Prozent der maximalen Herzfrequenz
maximal	100–90	100–90	100–95	100–95	100–90
submaximal	90–80	unter 90	95–85	95–85	90–80
mittel	80–70	–	–	85–70	80–70
leicht	70–50	–	–	70–55	70–50
gering	50–30	–	–	< 55	< 50

Belastungsintensität nach dem subjektiven Belastungsempfinden nach BORG

Speziell die Intensitätsgestaltung über die Empfindung der eigenen Belastung (RPE – Ratings of perceived exertion) ist eine Form, welche im deutschsprachigen Raum, trotz ihrer einfachen und aussagekräftigen Anwendung, noch zu wenig angewandt wird (Löllgen, 2004). Dabei kann diese Form bei gesunden Personen sowie bei Patienten eingesetzt werden, um die Beanspruchungsintensität einzuschätzen. Gerade im gesundheitspräventiven und rehabilitativen Sektor kann so die angemessene Beanspruchung herausgefunden werden, ohne dabei zwingend andere leistungsphysiologische Parameter messen zu müssen. Denn die RPE-Skala korreliert mit den Werten der Herzfrequenz, der Blutlaktatwerte, der Sauerstoffaufnahme sowie der Atmung während der Belastungen (Löllgen, 2004). Eine der gängigsten RPE-Skalen ist die nach Borg (2004). Er schreibt, dass es sich hierbei um eine linear verlaufende Skalierung zwischen 6 und 20 handelt. Diese wird hauptsächlich eingesetzt, um das Leistungsempfinden und demnach die Beanspruchung abschätzen zu können. Ähnliche Skalierungen (0 bis 10) können zur Schmerzwahrnehmung eingesetzt werden. Die Ziffern 6 bis 20 sollen zudem mit dem Faktor 10 multipliziert werden, um bei Personen im mittleren Alter die zirka Herzfrequenz zu erfassen.

Der physiologische Wert Herzfrequenz wird zumeist im ausdauerorientierten Training als Intensitätswert eingesetzt. In der Publikation von Buskies, Liesner & Zieschang (1993) ist zu erkennen, dass die Übertragung der Ziffer auf genau diese Herzfrequenz nicht möglich ist. Für 16 ältere Freizeitläufer (Alter 53,5 ± 5.6 Jahre; Größe 178 ± 7 cm; Gewicht 77,7 ± 7,3 kg) wurden verschiedene Belastungsdosierungen vorgegeben. Diese sollten während der 30 min Dauerläufe eingehalten werden. Einer dieser Vorgaben ist der Belastungswert 11 nach der RPE-Skala von Borg. Die Herzfrequenzwerte (in S./min) während der 30-minütigen Belastungsphase belaufen sich als MW ± SD auf: nach 7 min = 144 ± 12, nach 14 min = 147 ± 13, nach 21 min = 148 ± 13, nach 28-30 min = 152 ± 13. Diese Werte ergeben selbst einen Mittelwert von 147,7 ± 3,03 S./min bei der Vorgabe von RPE 11 „leicht". Eine vereinfachte Übertragung des RPE-Wertes 11 auf die Herzfrequenz von 110 S./min ist nicht gegeben. Diese Aussage erkennt man auch in der Abbildung 9 von Borg (2004).

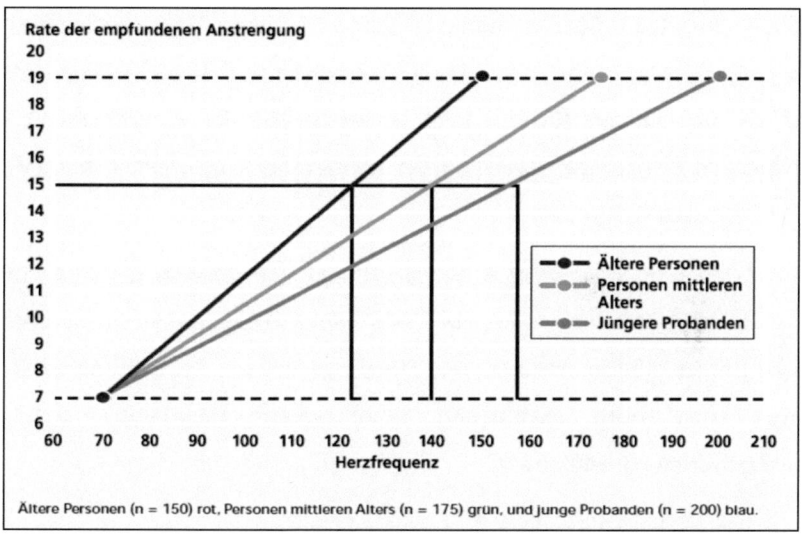

Abbildung 9: Einflussfaktor Lebensalter auf die Herzfrequenz bei gegebenen RPE-Werten (Borg, 2004)

Die RPE-Skala nach Borg bietet neben dieser Ausrichtung noch jene an, welche die Intensitätsgestaltung beim Krafttraining betrifft. Dabei sollten die

Trainierenden mit dem Empfinden der „(…) ‚mäßigen' bis ‚eben schwerer' Intensität (…)" beginnen und mit „(…) ‚ziemlich schweren' bis ‚sehr schweren' Belastung (…)" fortfahren. Maximale Anstrengungen sind für Sportler ebenfalls möglich. Borg (2004) beschreibt es mit Hilfe der Ziffern seiner Skala so: „Beginnen sollte man mit der Intensität 12 bis 13, das Ende des intensiven Trainingsprogramms liegt bei etwa 15 bis 17." Diese Werte betreffen gesunde Personen. Patienten wird empfohlen, Intensitäten zu trainieren, welchen den Werten zwischen 9 und 14 entsprechen.

Borg (2004) hebt aber hervor, dass es eine Reihe von Faktoren gibt, welche das subjektive Leistungsempfinden beeinflussen. Neben solchen Aspekten, wie die Umgebungstemperatur, die Luftfeuchtigkeit, Musik, Lärm, Medikamenteneinnahme, Ernährung, können unterschiedliche psychologische Menschentypen die Belastung bzw. Beanspruchung anders empfinden. Grundsätzlich liefert diese Art der Belastungseinschätzung eine zuverlässige Messgröße, um bei niedrig dosierten Ausdauertrainingseinheiten sowie bei hochintensiven Belastungen die Gesamtbeanspruchung angemessen zu dosieren. Löllgen (2004) sieht als Begründung für die gute Einsetzbarkeit der RPE-Skala an den individuellen Erfahrungen, welche jeder Mensch bei körperlichen Belastungen (z. B. Treppensteigen) macht.

In der Publikation von Scherr et al. (2013) sind 1796 Männer und 764 Frauen (Alter: 28 Jahre [Median], min-max 17-44 Jahre) daraufhin untersucht worden, welche Blutlaktatkonzentrations- und Herzfrequenzwerte bei bestimmten RPE-Werten nach Borg (Skalierung 6-20) sowie Herzfrequenzwerte zu Blutlaktatwerten vorhanden sind.

Die Ergebnisse weisen folgende Korrelationen auf:
- RPE und Blutlaktat (quadratische Regression, Spearman's rho, $\rho=0{,}84$; $p<0{,}001$),
- HF und Blutlaktat ($\rho=0{,}79$; $p<0{,}001$),
- RPE und HF (lineare Regression, $\rho=0{,}74$; $p<0{,}001$).

Daraufhin verfassten die Autoren folgende Rechenformel, welche in der Tabelle 7 ausgerechnet sind:

- HF (S./min) = 69,34 + 6,23 x RPE (Quadrat des Korrelationskoeffizienten r^2=0,55; p<0,001),
- Blutlaktat (mmol/l) = 5,503 + (-1,025) x RPE + 0,064 x RPE^2 (r^2=0,71, p<0,001).

Diese Formeln gelten für beide Geschlechter (p=0,074) sowie für Freizeit- und Leistungssportler (p=0,48).

Tabelle 7: Werte der HF und Blutlaktatkonzentration bezogen auf den RPE-Wert nach der Formel nach Scherr et al. (2013) (eigene Berechnung)

RPE-Werte	HF-Werte (S./min)	Laktat (mmol/l)
6	107	1,66
7	113	1,46
8	119	1,40
9	125	1,46
10	132	1,65
11	138	1,97
12	144	2,42
13	150	2,99
14	157	3,70
15	163	4,53
16	169	5,49
17	175	6,57
18	181	7,79
19	188	9,13
20	194	10,60

Bezogen auf die gesamte Kohorte (n=2560) geben Scherr et al. folgende RPE-Werte in Bezug auf verschiedene Blutlaktatschwellen während eines Ergometer-Stufentests an:

- LT1[28] (Basislaktat): 10,8 ± SD 1,8 (SEM[29]=0,04),
- LT2[30] (Basislaktat + 1,5 mmol/l): 13,6 ± SD 1,8 (SEM=0,04),

---

[28] LT1 = erste Lakatschwelle nach Davis, Vodak, Wilmore, Vodak & Kurtz (1976) bei der die Intensität so hoch ist, dass hier die Laktatanhäufung beginnt
[29] SEM=Standardfehler des Mittelwertes (SEM=SD/√n)

- fixe Blutlaktatschwelle von 3 mmol/l: 12,8 ± SD 2,1 (SEM=0,06) und
- fixe Blutlaktatschwelle von 4 mmol/l: 14,1 ± SD 2,0 (SEM=0,06).

Bezogen auf die Differenzierung nach den Geschlechtern werden folgende Werte angegeben:

- männlich (n=1796) (SEM, als Vergleich selbst errechnet)
- LT1 (Basislaktat): 10,9 ± SD 1,7 (SEM=0,04),
- LT2 (Basislaktat + 1,5 mmol/l): 13,7 ± SD 1,7 (SEM=0,04),
- fixe Blutlaktatschwelle von 3 mmol/l: 12,8 ± SD 2,2 (SEM=0,05) und
- fixe Blutlaktatschwelle von 4 mmol/l: 14,1 ± SD 1,9 (SEM=0,04),
- weiblich (n=764) (SEM, als Vergleich selbst errechnet)
- LT1 (Basislaktat): 10,7 ± SD 1,8 (SEM=0,07),
- LT2 (Basislaktat + 1,5 mmol/l): 13,5 ± SD 1,8 (SEM=0,07),
- fixe Blutlaktatschwelle von 3 mmol/l: 12,9 ± SD 1,9 (SEM=0,07) und
- fixe Blutlaktatschwelle von 4 mmol/l: 14,0 ± SD 2,0 (SEM=0,07).

Aufgrund dieser Daten geben Scherr et al. (2013) folgende Trainingsempfehlungen ab, welche sich auf die Bereiche Primär- und Sekundärprävention beziehen:

- RPE 11 bis 12 = moderat-intensives Belastung,
- RPE 13 bis 14 = Training an der individuellen anaeroben Schwelle (IAS bzw. MLSS)
- RPE >14 = Wirkung auf den anaeroben Stoffwechsel.

---

[30] LT2 = individuelle anaerobe Schwelle (IAS) nach Dickhuth et al. (1992, S. 173 ff.)

Scherr et al. (2013) heben zudem hervor, dass diese Empfehlungen der Belastungsbereiche mit denen der ACSM (RPE 11 bis 14) bzw. der ESC (RPE 12 bis 14) übereinstimmen.

Buskies, Liesner & Zieschang (1993) veröffentlichten folgende Werte: Bei älteren Läufern ergab sich, während einer 30-minütigen Belastungsphase, eine Blutlaktatkonzentration von MW 3,18 ± 0,28 mmol/l. Dies entspricht, nach ihren Aussagen, einem RPE-Wert von 11. Sie favorisieren in dieser Publikation eine Blutlaktatkonzentration von 2,5 bis 4 mmol/l, um als gesundheitssportlichorientierter Trainierende die Ausdauerleistungsfähigkeit zu erhöhen.

Die nachfolgende Tabelle 8 beinhaltet eine Gegenüberstellung der Angaben von Borg (2004), Löllgen (2004) sowie Scherr et al. (2013).

Tabelle 8: Zusammenfassung der Angaben verschiedener Werte (Bezug: RPE-Skala nach Borg)

Borg (2004)		Löllgen (2004)		Scheer et al. (2013)
	Skala des Anstrengungsempfinden	Skala des Anstrengungsempfindens	Skala des Dyspnoe-Empfinden	Korrelationen zwischen RPE und Blutlaktatkonzentration (mmol/l)
6	nicht anstrengend			1,66
7	extrem leicht	sehr, sehr leicht	sehr, sehr gering	1,46
8				1,40
9	sehr leicht	sehr leicht	sehr gering	1,46
10				1,65
11	leicht	recht leicht	gering	1,97
12				2,42
13	etwas anstrengend	etwas anstrengend	ziemlich stark	2,99
14				3,70
15	anstrengend bzw. schwer	anstrengend	stark	4,53
16				5,49
17	sehr anstrengend	sehr anstrengend	sehr stark	6,57
18				7,79
19	extrem anstrengend	sehr, sehr anstrengend	sehr, sehr stark	9,13
20	maximale Anstrengung		zu stark, geht nicht mehr	10,60

Weitere Skalen zur subjektiven Belastungsbestimmung

Boeckh-Behrens & Buskies (2003, S. 31 f.) veröffentlichten eine 7-stufige RPE-Skala, welche sich an Borg anlehnt. Auch diese kann für das Training der konditionellen Fähigkeiten Kraft und Ausdauer verwendet werden. Die Autoren empfehlen im ‚nicht-leistungssportlichen Bereich' den Bereich zwischen 4 = mittel und 6 = schwer (Abbildung 10).

7-stufige Skala zur Abschätzung der subjektiven Belastung (Anstrengung)
1 = sehr leicht
2 = leicht
3 = leicht bis mittel
4 = mittel
5 = mittel bis schwer
6 = schwer
7 = sehr schwer

Abbildung 10: Siebenstufige RPE-Skala nach Boeckh-Behrens & Buskies (2003, S. 32)

Borg (2004) entwickelte zudem eine nichtlinear-verlaufende zehnstufige Skala – CR.10-Skala. Diese ist eine niveauverankerte mit verbalen Begriffen versehene Skala.

Eine andere, im deutschsprachigen Raum verbreitete, Skalierung zur subjektiven Belastungsempfindung ist die sogenannte Wanner-Skala. Diese hat fünf Stufen: sehr klein (1), klein (2), mittel (3), groß (4), sehr groß (5). Im Bereich Prävention und Gesundheitsförderung wird die Belastung ‚mittel' empfohlen (Wanner, 1985).

Erklärungsmodell zur subjektiven Belastungsbestimmung

Hoos, Reim & Gerhard (2010) veröffentlichten ein modifiziertes globales Erklärungsmodell von Noble & Robertson (1996)[31], welches Einflussfaktoren aufzeigt, die ein undifferenziertes Gesamtempfinden hervorruft. Dieses Gesamtempfinden kann mittels der RPE-Skala nach Borg operationalisiert

---

[31] Noble, B. J. & Robertson, R. J. (2006): Perceived Exertion. Human Kinetics. Champaign, Windsor, Stanningley, Mitcham.

werden. Die einzelnen Aspekte des Stimulus sind die weiteren in Kapitel 3.1 beschriebenen Belastungskomponenten.

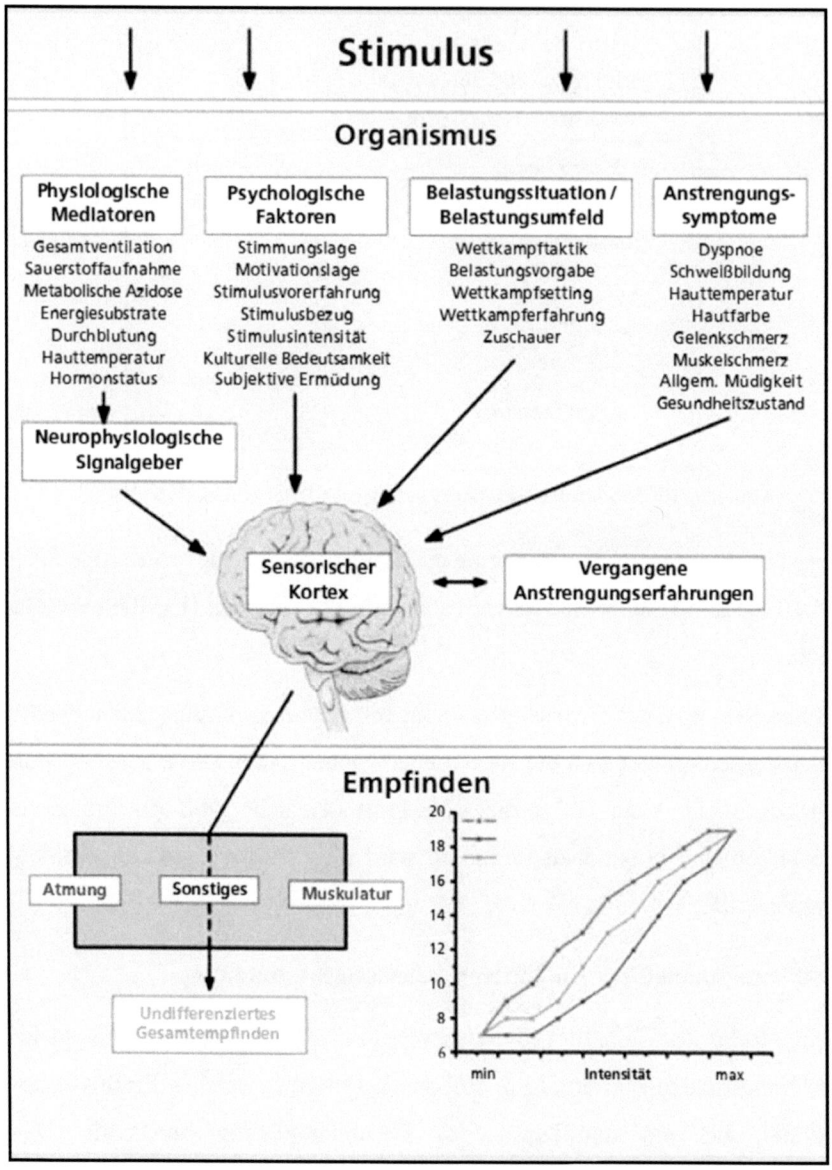

Abbildung 11: Globales Erklärungsmodell der subjektiven Belastungsempfindung (Hoos, Reim & Gerhard, 2010)

Belastungsdauer

Die Belastungsdauer wird auch als Reizdauer benannt und bezeichnet die Zeitdauer einzelner Reize oder ganzer Serien. Dies kann mittels Zeitangaben oder auch durch Wiederholungszahlen geschehen (Grosser, Starischka & Zimmermann, 2008, S. 15). Sie kann auch mittels der Streckenlänge angegeben werden (Neumann, Pfützner & Hottenrott, 1993, S. 12). Ehlenz et al. (1995, S. 132) unterscheiden zwischen Reiz- und Trainingsdauer. Dabei ist die Reizdauer die auf die Muskulatur ausgeübte Belastungszeit einer Übung. Die Trainingsdauer ist die Summe aller wiederholenden Reizdauerperioden inkl. Pausenzeiten.

Belastungsdichte

Sie kennzeichnet, ausgehend vom Verhältnis von Belastung und Erholung, die Intensität einer Belastung (Neumann, Pfützner & Hottenrott, 1993, S. 12). Berger & Minow (1997a, S. 194) weisen explizit darauf hin, dass die Dichte zur Komponente Intensität gehört. Auch sie sehen die Belastungsdichte als eine Größe an, welche das Verhältnis zwischen Belastung und Erholung innerhalb intermittierender Trainingseinheiten widerspiegelt. Grosser, Starischka & Zimmermann (2008, S. 92) geben als Einheiten folgendes an: „Zeitintervalle, Pausen zwischen den Einzelbelastungen in Sekunden, Minuten." Ehlenz et al. (1995, S. 131) bezeichnen die Belastungsdichte als Reizdichte.

Belastungshäufigkeit

Die Belastungshäufigkeit (auch Trainingshäufigkeit) stellt die Summe aller Trainingseinheiten pro Woche dar. Sie ist abhängig von der Zielsetzung und den individuellen Leistungsfähigkeiten des Trainierenden (Boeckh-Behrens & Buskies, 2003, S. 34). Sehr häufig bezieht sich die Belastungshäufigkeit auf einen Mikrozyklus (Grosser, Starischka & Zimmermann, 2008, S. 15). Zintl & Eisenhut (2009, S. 16) nutzen den Begriff Trainingsfrequenz.

3.4 Allgemeine Trainingsprinzipien

Wie im Kapitel 3.3 angemerkt, werden die Belastungskomponente unter Anwendung der allgemeinen Trainingsprinzipien zielführend eingesetzt, um so die Kondition und die Leistungsfähigkeiten konditioneller Fähigkeiten, im Sinne von Grosser, Starischka & Zimmermann oder auch Harre (siehe Kapitel 3.2, Seite 84 ff.), zu fördern. Die allgemeinen Trainingsprinzipien übernehmen dabei die Steuerung der Trainingsbelastung.

Trainingsprinzipien oder auch –grundsätze, -maxime, sind nach Zintl & Eisenhut (2009, S. 16) „übergeordnete Handlungsanweisungen für den Trainingsprozess mit einem hohen Grad an Allgemeingültigkeit" und „(…) stellen daher eher eine Orientierungsgrundlage als eine konkrete Handlungsrichtlinie (für die Trainer und Athleten, d. V.) dar (…)".

Schnabel (1997c, S. 205) beschreibt auf der Grundlage einer metawissenschaftlichen Betrachtung, dass es „(…) eine verwirrende Vielzahl von Trainingsprinzipien" gibt. Dabei machen sie deutlich, dass selbst der Begriff *Trainingsprinzip* inhaltlich unklar und schwer abzugrenzen ist. So werden verschiedene Schwerpunkte von unterschiedlichen Autoren in deren Trainingsprinzipien hervorgehoben. So findet man, nach Aussage von Schnabel (1997c, S. 206) Trainingsprinzipien, welche sich auf pädagogisch-didaktische Aspekte beziehen, aber auch Prinzipien, jene sich aus der „(…) Theorie und Praxis der sportlichen bzw. motorischen Leistungsentwicklung ergeben."

Im Handbuch Trainingslehre von Martin, Carl & Lehnertz (2001, S. 38 ff.) sind 25 Trainingsprinzipien aufgeschlüsselt, welche sich in drei Hauptbereiche untergliedern: Pädagogik, Aufbau und Organisation des Trainings, Inhalt und Methodik.

Nach dem Studium dieses Fachwissens durch den Verfasser dieser Arbeit, wird zur weiteren Betrachtung der Trainingsprinzipien die Sichtweise von Grosser, Starischka & Zimmermann (2008, S. 19) bzw. Zintl & Eisenhut (2009, S. 17 ff.)

dargestellt, welche die biologischen Einflussfaktoren berücksichtigt. Die Autoren unterscheiden in drei „Bedeutungen für das Geschehen": (1) Auslösung der Anpassung, (2) Sicherung der Anpassung und (3) spezifische Steuerung der Anpassung.

Es erfolgt keinerlei Beachtung von pädagogisch-didaktischen sowie erziehungsmethodischen[32] sondern die ausschließlich Berücksichtigung psycho-physiologischer Trainingsprinzipien, sofern diese Trennung überhaupt machbar ist. Es wurde zudem die Beobachtung gemacht, dass eine Reihe von Trainings-prinzipien auf die Veröffentlichung von Jakowlew (1977) zurückzuführen ist. Die Beachtung und der angemessene Einsatz von Belastungskomponenten[33] (siehe Kapitel 3.1, S. 80) gibt die Möglichkeit diese „richtungsweisenden, praktisch orientierten Grundsätze" (Boeckh-Behrens & Buskies, 2003, S. 25) zur Leistungsentwicklung einzusetzen (Berger, Harre & Ritter, 1979, S. 107).

Auslösung der Anpassung

Grosser, Starischka & Zimmermann (2009, S. 18) und Zintl & Eisenhut (2009, S. 17 ff.) differenzieren hierbei in abermals drei Prinzipien: (1) Prinzip des wirksamen Belastungsreizes, (2) Prinzip der progressiven Belastungssteigerung (allmählich, sprunghaft), (3) Prinzip der Variation der Trainingsbelastung.

Prinzip des wirksamen Belastungsreizes

Um Anpassungen im menschlichen Organismus auszulösen, bedarf es einer Trainingsbelastung. Hervorgehoben wird hierbei die Beachtung einer angemessenen Trainingsintensität, welche eine Störung des biologischen Gleichgewichts (Homöostasestörung) zur Folge hat (Zintl & Eisenhut, 2009, S. 14, 17 f.). Es können aber auch andere Belastungskomponente sein, welche den

---

[32] Erziehungsmethodische Prinzipien sind sehr stark vom Zeitgeist bzw. von den gesellschaftspolitischen Rahmenbedingungen abhängig und werden aufgrund dessen nicht beachtet (*wertungsfreies* Beispiel: Schwidtmann, Kogel & Barsch, 1979, S. 118 ff.).
[33] In der Literatur werden auch die Synonyme wie Belastungsnormative (Boeckh-Behrens & Buskies, 2003), -größen (Berger, Harre & Ritter, 1979, S. 107), -faktoren (Berger, 1997, S. 192; Harre, 1979, S. 75) sowie Steuerungsgrößen (Hottenrott & Neumann, 2010a, S. 68) verwendet.

angemessenen trainingswirksamen Reiz steuern. So kann auch die Dauer einer Trainingseinheit oder die Bewegungsfrequenz die morphologischen Adaptationen auslösen. Als Grundlage eines wirksamen Belastungsreizes dient das Schultz-Arndt-Gesetz bzw. die Schultz-Arndt'sche Regel (Rost & Brusis, 1995, S. 179).

Wie hoch die Intensität sein muss, um bestimmte Anpassungen auszulösen, ist abhängig vom Leistungsstand, von der Bewegungs-/Sportform, vom anvisierten Ziel, dem Trainingsalter, dem Geschlecht, dem Beanspruchungskriterium, der sportmotorischen Fähigkeit u. a. Eine einheitliche Kenngröße, welche alle und weiter Faktoren gleichermaßen berücksichtigen ist daher nicht möglich (Berger & Minow, 1997a, S. 193 ff.; Hottenrott & Neumann, 2010a, S. 174; Müller, 2005, S. 30; Neumann, Pfützner & Berbalk, 2005, S. 29; Zintl & Eisenhut, 2009, S. 18). Nach den Worten von Nikolai Alexandrowitsch Bernstein[34] (1988, S. 204) ist eine Homöostasestörung lebensnotwendig: „Kein einziges System, sei es belebt oder unbelebt (…), könnte sich bewegen, sich verändern und gar in einer angepassten Weise verändern (worin ja der gesamte Lebensprozess der lebenden Systeme besteht), wenn nicht ständig eine Störung des Gleichgewichtszustandes stattfinden würde, die das lebende System des Organismus ununterbrochen aktiv zu minimieren trachtet, ohne jedoch diese Störung bei Lebzeiten bis auf null bringen zu können."

Im Krafttraining werden häufig Prozente von 100, bezogen auf die (isometrische) Maximalkraft, als Kenngröße zur Intensitätsbestimmung genutzt (Harre, 1997f, S. 242 ff.; Müller, 2005, S. 30; Zimmermann, 2002, S. 195 ff.). Besonders im gesundheitsorientierten Krafttraining nutzt man die Möglichkeit einer Intensitätssteuerung über das subjektive Belastungsempfinden - RPE (Boeckh-Behrens & Buskies, 2006, S. 260). Im Bereich des Trainings der Ausdauerfähigkeit werden beispielsweise Prozente der maximalen Herzfrequenz, der maximalen Sauerstoffaufnahme VO_{2max} zur Intensitäts-

---

[34] Bernstein, N. A. (geb. 1896, gest. 1966)

steuerung, der Bewegungsgeschwindigkeit und der Blutlaktatkonzentration genutzt (Hottenrott, 1993, S. 221; Hottenrott, 2000, S. 46; Hottenrott & Neumann, 2010a, S. 167; Neumann, Pfützner & Berbalk, 2005, S. 29). Auch hier nutzt man die Möglichkeit der subjektiven Belastung sowie der Beobachtung der Atemfrequenz (Bös & Banzer, 2006, S. 248 f.).

Prinzip der progressiven Belastungssteigerung

Aufgrund der Tatsache, dass sich der Organismus an vorherige trainingswirksame Belastungsreize anpasst, sollte die Belastung allmählich oder sprunghaft gesteigert werden. Wenn dies nicht beachtet wird, so kommt es in Folge dessen zu einer Leistungsstagnation[35]. Man spricht hierbei auch von einer trainingsunwirksamen Belastung, unterschwelligem Trainingsreiz (Berger & Minow, 1997a, S. 201; Zintl & Eisenhut, 2009, S. 18). Schnabel (1997c, S. 210) nennt dieses Prinzip: Steigerung der Trainingsbelastung. Neumann, Pfützner & Hottenrott (1993, S. 37) bezeichnen diesen Zusammenhang als die Beachtung einer „dynamischen Belastungssteigerung" bzw. „der Steigerung der Belastungswirkung durch Reizwechsel". Wobei diese Prinzipien mit anderen in dieser Arbeit genannter korrelieren. In dem Zusammenhang, wenn die Anpassungen weitestgehend abgeschlossen sind, legen Hottenrott & Zülch (1995, S. 8, 11) die Anpassungszeiten auf drei bis sechs Wochen fest. Hottenrott & Neumann (2010a, S. 51 ff.), Neumann, Pfützner & Berbalk (2005, S. 33, 43) sowie Berger & Minow (1997a, S. 201) schreiben von vier bis sechs Wochen. Zur angemessenen Betrachtung dieser Zeiten muss hervorgehoben werden, dass jenes Zeiten sind, welche sich nicht auf alle Organe und Organsysteme der Menschen übertragen lassen. Hottenrott & Zülch (1995, S. 11) nennen die Adaptationen der Organe bzw. Organsysteme: Vergrößerung des Herzmuskels,

---

[35] Der Verfasser dieser Arbeit verbindet das Wort Leistungsstagnation nicht ausschließlich mit einer fehlenden Erhöhung des Leistungsniveaus. Insbesondere bei älteren Menschen ist es schon ein Trainingserfolg, wenn das aktuelle Leistungsniveau gehalten bzw. dessen Verringerung reduziert wird. Somit wird der Begriff Leistungsstagnation in Verbindung mit einer fehlenden Erhöhung der Leistung *sowie auch* mit einem beschleunigten Leistungsabfall aufgrund gerontologischer Gegebenheiten angesehen. Diese Sichtweise bezieht sich auf die Darstellung der VO_{2max} und des maximalen Adaptationspotenzials in Abhängigkeit vom Lebensalter (Hottenrott & Neumann, 2010a, S. S. 49 f.).

Verbesserung der Kapillarisierung, Erhöhung der Mitochondrienzahl, verbesserte Glykogenspeicherung in der Muskulatur und der Leber sowie die Zunahme der Menge an Strukureiweißen. Weiterführende Aspekte werden auf der Seite 108 dargestellt.

Die Progressivität dieses Trainingsprinzips sei hervorzuheben. Diese progressive Steigerung kann und sollte so lange ‚allmählich'[36] (kleinschrittig) erfolgen, wie sich Leistungsverbesserungen einstellen. Erst dann wäre eine ‚sprunghafte' Erhöhung der Belastungen angemessen. Ein damit verbundenes Ziel ist die Beachtung eines möglichen Schädigungsrisikos und einer eintretenden Leistungsinstabilität. Egal ob es sich um kleinschrittige oder sprunghafte Belastungserhöhungen handelt, so muss die gesamte Belastungskurve eine nicht-lineare Form aufweisen. Je höher der Leistungsstand des Organismus ist, desto geringer fallen entsprechende Anpassungsprozesse aus. Dies hat zur Folge, dass man diese geringer werdenden Leistungsniveauerhöhungen mit mehr Trainingsbelastungen, zumindestens in Teilen, ausgleichen will (Boeckh-Behrens & Buskies, 2003, S. 28; Zintl & Eisenhut, 2009, S. 18). Die Abbildung 12 zeigt schematisch den Zusammenhang der Diskrepanz zwischen Trainingsbelastung und Leistungsverbesserung auf.

---

[36] Boeckh-Behrens & Buskies (2003, S. 28) schreiben auch von ‚kontinuierlich'.

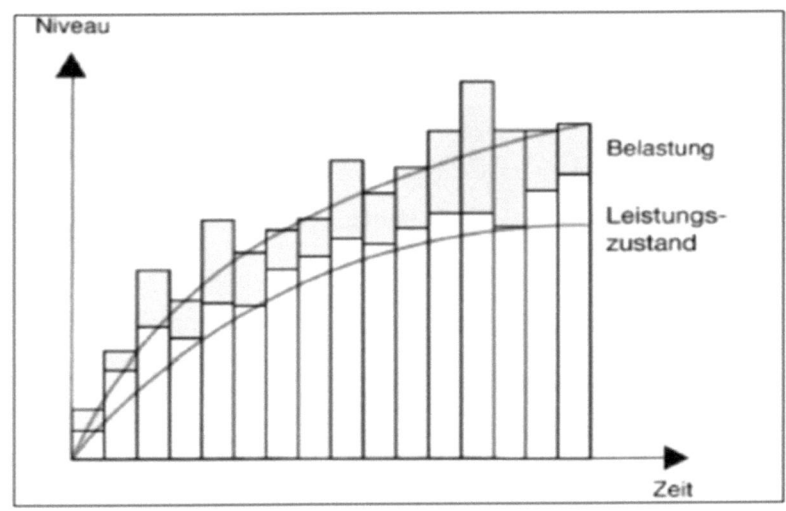

Abbildung 12: Zunehmende Divergenz zwischen Trainingsbelastung und Leistungsniveau (Grosser, Starischka & Zimmermann, 2009, S. 22 und Zintl & Eisenhut, 2009, S. 18)

Die Organisation dieser progressiven Belastungssteigerung erfolgt mittels des Prinzips der Periodisierung und Zyklisierung (Berger & Minow, 1997a, S. 201), siehe Seite 116.

Seit einigen wenigen Jahren ist die Beachtung der Trainingsbelastung, um auch die progressive Steigerung bei der langfristigen Trainingsgestaltung zu berücksichtigen, mittels einfachen Mitteln möglich. So hat die Firma Polar (Finnland) die Trainingsbelastung (training load) in ihrem Internetportal www.polarpersonaltrainer.com integriert. Das Unternehmen Firstbeat Technologies Oy (Finnland), mit dessen Software *Firstbeat ATHLETE*, benutzt zur Berechnung der Trainingsbelastung, neben anderen Faktoren, die Herzfrequenzvariabilität (HRV). Weitere Firmen, welche dies anbieten, sind: Zone Five Software (USA) mit der Software SportTrack inkl. Zusatzmodulen und Peaksware LLC (USA) mit dem Angebot TrainingPeaks.

Insgesamt erfolgte in den vergangenen Jahren eine verstärkte Beachtung der akuten und akkumulierten (chronischen) Trainingsbelastungsreize. Ein Beispiel, dass im Bereich des Fitness- und Präventionssport eine große Akzeptanz erfährt, ist die sogenannte „Fitness-Treppe", welche in Stemper & Wastl (1994, S. 26) veröffentlich wurde. Es handelt sich hier um eine endliche Belastungssteigerung. Der Aufbau der „Fitness-Treppe" (Abbildung 13) bezieht sich vornehmlich auf die Organisationsform des Kreistrainings und zeigt den grundlegenden Inhalt des Prinzips der (progressiven) Belastungssteigerung.

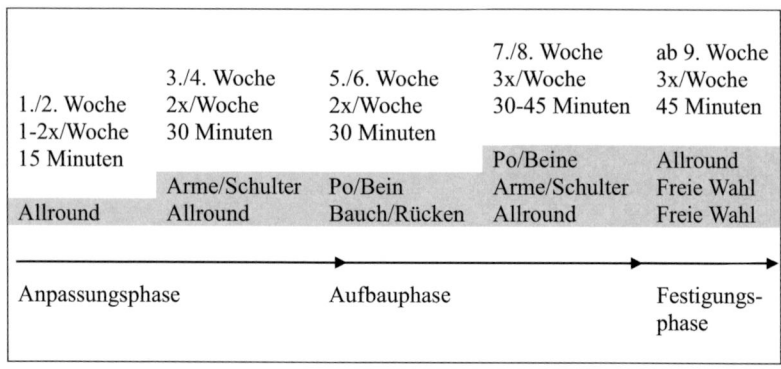

Abbildung 13: Prinzip der (progressiven) Belastungssteigerung am Beispiel der "Fitness-Treppe" im Kreistraining (Stemper & Wastl, 1994, S. 26)

Prinzip der Variation der Trainingsbelastung

Die Variation von Trainingsbelastungen kann mittels des unterschiedlichen Einsatzes der Belastungskomponenten erfolgen. Aber auch eine unterschiedliche Übungsauswahl kann Belastungsmonotonie durchbrechen (Boeckh-Behrens & Buskies, 2003, S. 29; Zintl & Eisenhut, 2009, S. 19). Berger & Minow (1997a, S. 192) nennen zusätzlich noch die Faktoren: Höhenlage, Klima, Geländeprofil, Umfang der eingesetzten Muskulatur und koordinative Anforderungen. Bezug nehmend auf das Prinzip der Periodisierung und Zyklisierung (s. S. 116 ff.) weisen Boeckh-Behrens & Buskies (2003, S. 29) auf eine grundlegende Variierung hin, welche spätestens aller drei Monate erfolgen soll. Dies hat nicht nur eine positive Auswirkung auf die morphologischen Veränderungen sondern auch auf eine bejahende Trainingsmotivation. Neumann, Pfützner & Hottenrott

(1993, S. 37) greifen diese Aspekt auf und weisen auf eine „Steigerung der Belastungswirkung durch Reizwechsel hin".

Zintl & Eisenhut (2009, S. 19 f.) unterstreichen die Beachtung von Trainingsvariationen mit folgender Begründung: Um eine wirksame Trainingsbelastung bewältigen zu können, bedarf es des Zustandes einer hohen Leistungsbereitschaft. Diese erfolgt durch die Aktivierung des Sympathikus des ANS[37]. Wenn diese Aktivierung nicht einsetzt, so könnten ergotrope Effekte nicht einsetzen. Physiologisch kann man das erhöhte Aktivierungsniveau beispielsweise an einer beschleunigten Herzfrequenz, der höheren Herzkontraktionskraft[38] und des erhöhten Sauerstoffverbrauchs erkennen.

Zatsiorsky & Kraemer (2008, S. 208) weisen mit ihren Ausführungen ausdrücklich auf die Einhaltung von Variationen hin: Um die Maximalkraft F_{max} zu erhöhen „Kombinieren Sie hochintensives Training (um die neuromuskuläre Koordination zu entwickeln) und die Methoden wiederholter oder submaximaler Krafteinsätze, um die Muskelhypertrophie zu entwickeln. Wechseln Sie die Trainingsübungen regelmäßig ab und variieren Sie die Trainingsbelastung."

Sicherung der Anpassung

Im nachfolgenden Kapitel werden Prinzipien der Trainingslehre beschrieben, welche die Anpassungsvorgänge so beeinflussen, dass sich diese gut entwickeln und erhalten bleiben. Diese Prinzipien lauten nach Grosser, Starischka & Zimmermann (2009, S. 18) sowie Zintl & Eisenhut (2009, S. 17 ff.): (1) Prinzip der optimalen Gestaltung von Belastung und Erholung, (2) Prinzip der Wiederholung und Kontinuität, (3) Prinzip der Periodisierung und Zyklisierung.

---

[37] In dieser Arbeit wird der Begriff ‚autonomes Nervensystem' verwendet. In anderen Quellen werden auch die Synonyme ‚vegetatives Nervensystem' (VNS), ‚viszerales Nervensystem' (VNS) sowie der Begriff ‚Vegetativum' eingesetzt.
[38] Kindermann (2007, S. 5) weist darauf hin, dass die maximale Kontraktionskraft nicht erhöht werden kann, sondern die Kontraktilitätreserve.

Prinzip der optimalen Gestaltung von Belastung und Erholung

Bezogen auf dieses Prinzip wird in der Literatur zumeist das Prinzip der Superkompensation von Jakowlew (1977, S. 89) aufgeführt. Dieses Modell steht seit einigen Jahren in der Kritik, da es verschiedene Einflussfaktoren, wie das Trainingsalter, das biologische Alter, den Trainingszustand u. a. nicht berücksichtigt (Friedrich & Moeller, 1999). Ebenso findet man in der unkritischen Betrachtung des Superkompensationsmodell von Jakowlew keine Berücksichtigung von verschiedenen ATP-Resyntheseraten in menschlichen Organismen (Friedrich, 2007, S. 62; Hottenrott & Neumann, 2010a, S. 46). Mairbäurl (2006) unterscheidet dabei in zeitlich schnelle Anpassungen, welche insbesondere durch Enzymaktivitäten aufgrund der vorherigen veränderten Enzymkinetik (nach dem Abstieg bzw. Abfall von Substrat- und Produktkonzentrationen) sowie durch Hormonschwankungen, auftreten. Dagegen werden zeitlich langfristige Anpassungen den Adaptionen auf der Strukturebene zugeordnet. Diese Veränderungen auf der Strukturebene erfolgen aufgrund von Genexpressionen durch den Aufbau und die funktionelle Anpassung von Proteinen.

Hottenrott & Neumann (2010a, S. 59) wie Neumann, Pfützner & Berbalk (2005, S. 40) geben die Anpassungsstufen mit folgenden Zeiten an:

(1) Veränderung des motorischen Steuerprogramms – 7. bis 10. Tag,

(2) Vergrößerung der Energiespeicher – 10. bis 20. Tag,

(3) Optimierung geregelter Systeme und Strukturen – 20. bis 30. Tag,

(4) Koordination der Hierarchie der Systeme – 30. bis 40. Tag.

In der nachfolgenden Abbildung wird dieser Inhalt auf einer höheren Detailebene widergespiegelt.

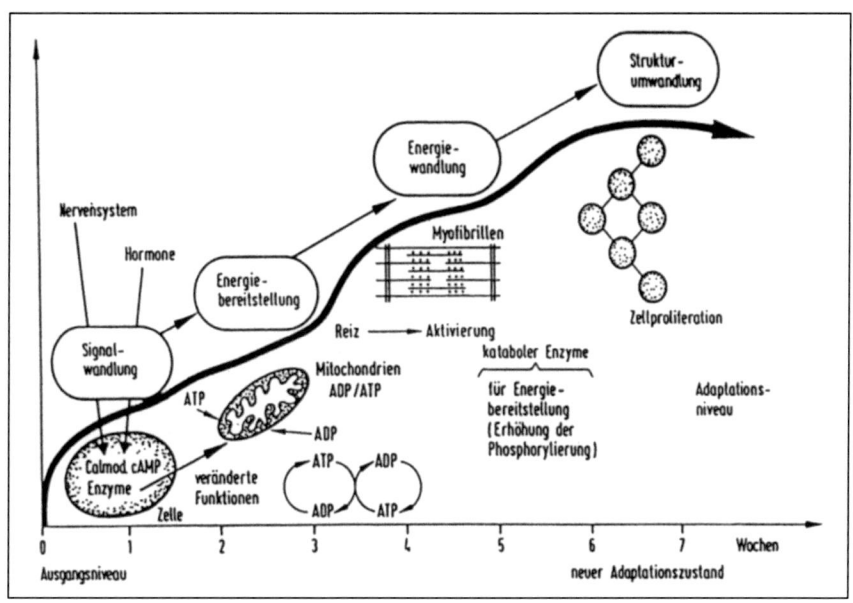

Abbildung 14: Zeitlicher Ablauf der Adaptationen auf muskelzellulärer Ebene beim Ausdauertraining (Neumann, 1993; Neumann, Pfützner & Berbalk, 2005, S. 43)

Verschiedene Trainingsformen haben ebenso einen Einfluss auf die Wiederherstellungszeit. Berger & Minow (1997a, S. 198) beziehen sich mit ihren Ausführungen auf Grosser & Neumaier (1982, S. 19). Die nachfolgende Tabelle 9 zeigt Mindestregenerationszeiten der funktionellen Systeme bei verschiedenen Trainingsformen:

Tabelle 9: Wiederherstellungszeiten bei verschiedenen Trainingsformen (Berger & Minow, 1997a, S. 198 in Anlehnung an Grosser & Neumaier, 1982, S. 19)

Trainingsform	Grundlagen-ausdauer-training I	Grundlagen-ausdauer-training II	Schnellkraft-training	Muskelhyper-trophietraining	Schnellig-keits- und Technik-training
Funktionssystem	Aerobe Energiebereit-stellung	Anaerobe Energiebereit-stellung	Anaerob-alaktazide und laktazide Energiebereit-stellung	Eiweißstoff-wechsel	Neuro-muskuläres System
Unvollständige Wiederherstel-lung		Etwa 1,5 – 2 h	Etwa 2 - 3 h	Etwa 2 - 3 h	Etwa 2 -3 h
Fast vollständige Wiederherstel-lung (90-95 %)	etwa 12 h	etwa 12 h	etwa 12 – 18 h	etwa 18 h	etwa 18 h
Vollständige Wiederherstel-lung	etwa 24 - 36 h	etwa 24 - 28 h	etwa 48 - 72 h	etwa 72 - 84 h	etwa 72 h

Martin, Carl & Lehnertz (2001, S. 146) empfehlen folgende Regenerationszeiten bei der Planung der Mikrostruktur: (1) umfangreiches Krafttraining = 48 bis 72 h, (2) weniger umfangreich = ~48 h, (3) nach einer Hochbelastung des Nerv-Muskel-Systems = 72 bis 84 h.

Detaillierte Angaben geben Stemper & Wastl (1994, S. 25). Die in der Tabelle aufgeschlüsselten Erholungszeiten stehen dabei im Zusammenhang mit der Art des Trainings und einer ersten Leistungsstandeinteilung.

Tabelle 10: Belastungserholungszeiten (modifiziert nach Stemper & Wastl, 1994, S. 25)

Art des Trainings	Könnenstufe	
	Einsteiger	Könner
Leichte Gymnastik	24 Stunden	12 Stunden
Leichtes Ausdauertraining	36 Stunden	18 Stunden
Intensives Ausdauertraining	48 Stunden	24 Stunden
Kreistraining (Kraft, Ausdauer)	60 Stunden	36 Stunden
Intensives, maximales Krafttraining	72-96 Stunden	48-60 Stunden

Heterochronismus

Hottenrott & Neumann (2010a, S. 46) kritisieren das Superkompensationsmodell mit den Worten: „Die unterschiedlichsten Grafiken zur Superkompensation in Trainingsbüchern und Fachzeitschriften suggerieren Trainern und Sportlern eine zeitlich exakte Trainingsplanung sowie einen linearen Formanstieg (…). Das Modell der Superkompensation suggeriert unendlich fortsetzbare Anpassungsmöglichkeiten, die es faktisch nicht gibt." Sie zeigen tabellarisch diesen Heterochronismus am Beispiel eines absolvierten Marathonlaufes auf und verweisen zusätzlich auf Teile des psychischen Erholungsprozesses:

Tabelle 11: Zeitlicher Ablauf der Regeneration nach Ausdauerbelastungen - zeitliche Durchschnittsangaben mit intraindividuellen Schwankungen (Hottenrott & Neumann, 2010a, S .52)

4 – 6 Minuten	Vollständige Auffüllung der entleerten muskulären Creatinphosphatspeicher
20 Minuten	Rückkehr von Herzfrequenz und Blutdruck zum Ausgangswert
20 – 30 Minuten	Normalisierung der Hypoglykämie; Kohlenhydrataufnahme nach Belastung bewirkt Hyperglykämie
30 Minuten	Erreichen des Gleichgewichtszustandes im Säure-Basen-Haushalt, Blutlaktatkonzentrationabfalls auf unter 3 mmol/l
60 Minuten	Nachlassen der starken Hemmung der Proteinsynthese beanspruchter Muskulatur
90 Minuten	Umschlag von einer katabolen in eine überwiegend anabole Stoffwechsellage; verstärkter Proteinumsatz zur Einleitung der Regeneration.
2 Stunden	Erste Wiederherstellung in ermüdeter Muskulatur (Regeneration in gestörten neuromuskulären und sensomotorischen Funktionen)
6 Stunden – 1 Tag	Ausgleich im Flüssigkeitshaushalt; Normalisierung des Verhältnisses fester und flüssiger Blutbestandteile (Hämatokrit). Rückbildung der Blutverdickung, Abnahme des Hämatokrits.
1 Tag	Wiederauffüllung des Leberglykogens.
2 – 7 Tage	Auffüllung des Muskelglykogens in stark beanspruchter oder zerstörter Muskulatur.
3 – 4 Tage	Wiederherstellung der verminderten Immunabwehr.
3 – 5 Tage	Auffüllung der muskulären Fettspeicher (Triglyzeride).
3 – 10 Tage	Regeneration in belastungsgeschädigten Kontraktionsproteinen und Stützstrukturen in überbeanspruchten Muskelfasern.
7 – 14 Tage	Reorganisation funktionsgestörter Mitochondrien. Regeneration wichtiger Funktionsenzyme im aeroben Energiestoffwechsel, Normalisierung verminderter Ausdauer- und Kraftausdauerfähigkeit und damit auch der VO_{2max}.
1 – 3 Wochen	Psychische Erholung vom Belastungsstress. Startfähigkeit zu Wettkämpfen im Bereich der Kurz-, Mittel- und Langzeitausdauer (LZA) I bis II
4 – 6 Wochen	Abschluss der Regeneration nach anstrengenden LZA III und IV Belastungen. Erneute Startfähigkeit für Langzeitbelastungen.

Auch Joch & Ückert (1999, S. 216) weisen grundlegend auf den Heterochronismus der Regeneration einzelner Funktionsgrößen hin, siehe Abbildung 15.

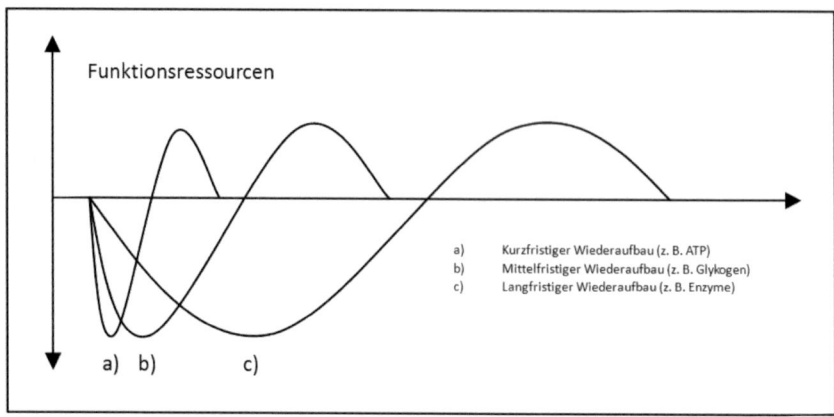

Abbildung 15: Heterochronismus der Regeneration einzelner Funktionsgrößen (Joch & Ückert, 1999, S. 216)

Trotz aller Kritik an dem Modell von der Superkompensation, wurde es, besonders in den Anfangsjahren nach dessen Publikation im Jahre 1977, als „willkommene Stütze" (Hottenrott & Neumann, 2010a, S. 45) angesehen, um trainingswissenschaftliche Erscheinungen interpretieren zu können. Dies, so scheint es, hat selbst Jakowlew im Jahre der Erscheinung 1977 (S. 97) selbst beachtet, denn er trennte ganz klar zwischen „dem Prinzip" und der „praktischen Realisierung": „Das Prinzip besteht darin, dass man die nächste Belastung dann ausführen soll, wenn sich der Organismus nach der vorangegangenen Belastung im günstigsten Zustand befindet. Das bedeutet jedoch nicht, dass jede folgende Belastung (…) unbedingt in der Superkompensationsphase ausgeführt werden muss."

Zwei relativ neue Modelle werden in den Publikationen aufgezeigt und diskutiert. Eines davon ist jenes von Mader (1990). Bezug nehmend auf den Zusammenhang zwischen der Belastungsintensität und der Proteinsynthese stellt Mader dar, dass es mit zunehmender Belastungsintensität zu einem gesteigerten

Anabolismus der Strukturproteine der Muskulatur kommt. Sollte aber die Intensität so hoch sein, dass das individuelle Adaptationspotenzial überschritten wird, so dominiert der katabole Stoffwechsel. Dies gilt für einmalige aber auch für kumulierte Trainingsbelastungen.

Das zweite ist ein sogenanntes Zwei-Faktoren-Modell (Leistungszuwachs-Ermüdungs-Theorie), welches Zatsiorsky (1996, S. 28 ff.) veröffentlichte. Hierbei wird davon ausgegangen, dass es direkt nach der Absolvierung der Trainingseinheit nicht nur zu einer Ermüdung des Organismus kommt, sondern auch zu einem Leistungszuwachs. Beide Prozesse laufen parallel ab und die aktuelle Leistungsfähigkeit resultiert aus der Kombination beider.

Der von Zatsiorsky (1996, S. 28 ff.) veröffentlichte Zwei-Faktoren-Ansatz trifft derzeit, so die Erfahrung des Verfassers dieser Arbeit, im ‚leistungsorientierten Breitensport' auf ein reges Interesse. Mit Hilfe von verschiedenen computergesteuerten Trainingsprogrammen (z. B. Zone Five Software (USA) mit der Software SportTrack inkl. Zusatzmodulen und Peaksware LLC (USA) mit dem Angebot TrainingPeaks und WKO+) erfolgt die Betrachtung der aktuellen und der chronischen Trainingsbelastung (ATL/CTL) über das TRIMP-Modell von Banister. Dabei wird die resultierende Leistungsfähigkeit als TSB – TrainingsStessBalance bezeichnet (Allen & Coggan, 2012, S. 143 ff.). Diese und weitere methodische Ansätze wie TSS (TrainingStessScore) werden in dieser Arbeit nicht näher erläutert.

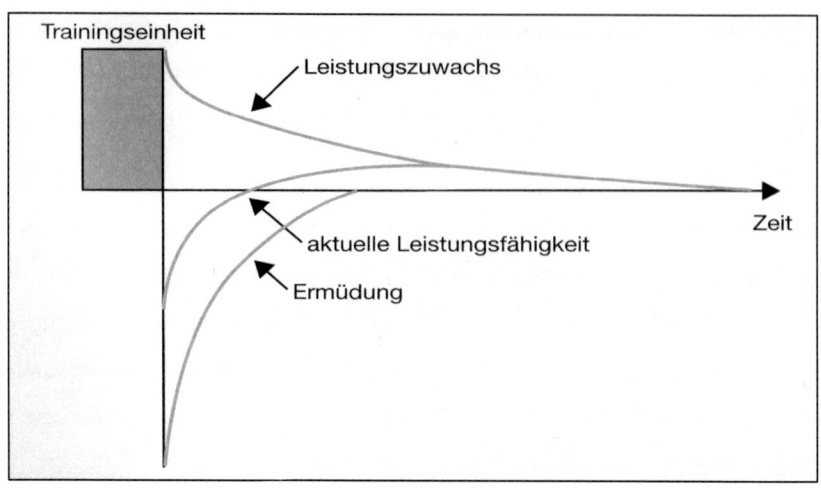

Abbildung 16: Leistungszuwachs-Ermüdungs-Theorie (Zatsiorsky & Kraemer, 2008, S. 28)

Unabhängig aller beschriebener Modelle, lässt sich aber sagen, dass keines eine exakte Regenerationszeit angibt und angeben kann. Dies ist auch nicht verwunderlich, denn der Heterochronismus der Wiederherstellung verschiedener Organe und Organsysteme bei verschiedenen Trainingsbelastungen und inter- und intraindividuellen Unterschieden der Trainierenden, lässt eine Pauschalaussage nicht zu. Mentale und soziale Ressourcen werden zudem nicht mit berücksichtigt.

Hottenrott & Neumann (2010a, S. 76 ff.) stellen diese Komplexität als eine „Modulation der Belastungs-Beanspruchungs-Interaktion" dar.

Um zu wissen, ob das Prinzip der optimalen Belastung und Erholung umgesetzt werden kann, bedarf es einer langfristigen Betreuung des Sportlers. Nach trainingswissenschaftlicher Ansicht des Verfassers dieser Arbeit sollte dies unabhängig vom Leistungsniveau bzw. der Zielausrichtung (Gesundheits-, Fitness- oder (Hoch)Leistungssport.) sein. Neumann, Pfützner & Berbalk (2005, S. 150) nennen, als Voraussetzung für eine optimale Trainingsgestaltung, dies ein „Prinzip der permanenten Trainingssteuerung".

Ein Beispiel für diese permanente Trainingssteuerung mit deren Elementen veröffentlichten Hottenrott & Neumann (2010a, S. 84)[39].

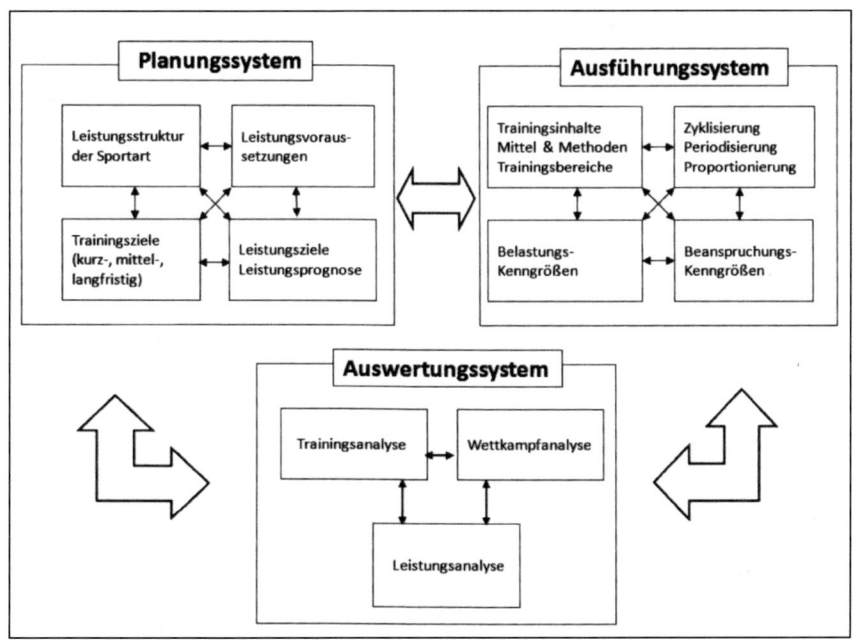

Abbildung 17: Elemente der Trainingssteuerung (Hottenrott & Neumann, 2010a, S. 84)

Prinzip der Wiederholung und Kontinuität

„Zum Erreichen einer optimalen Anpassung ist es notwendig, mehrfach die Belastung zu wiederholen, da für eine stabile Anpassung der Organismus zunächst eine Reihe von akuten Umstellungen einzelner Funktionssysteme durchlaufen muss." (Grosser, Starischka & Zimmermann, 2009, S. 18; Zintl & Eisenhut, 2009, S. 25)

Bezug nehmend auf die auf den Seiten 108 ff. beschriebenen zeitlichen Anpassungsphasen auf enzymatischer, wie auch auf struktureller Ebene, ist eine Adaptation erst abgeschlossen, wenn der gesamte Prozess durchlaufen ist. Dies bedeutet aber auch, um die Trainingseffekte zu sichern, eine weitere

---

[39] Der Verfasser dieser Arbeit sieht eine permanente Trainingsbetreuung nicht ausschließlich mit Wettkampfleistungen in Verbindung. Auch in den Bereichen Gesundheits-, Fitness- und Rehasport hat eine professionelle Trainingsbetreuung seine Berechtigung.

Durchführung des angemessenen Trainings. Auf einem hohen Leistungsniveau kommt es sogar zu einem mehrmaligen Durchlaufen der ‚gleichen' Belastung bzw. Beanspruchung (Zintl & Eisenhut, 2009, S. 25 f.).

Prinzip der Periodisierung und Zyklisierung

Um eine Vielzahl der hier dargestellten allgemeinen Trainingsprinzipien umsetzen zu können, nutzt man das Prinzip der Periodisierung und Zyklisierung. Harre (1979, S. 62 f.) schreibt: „Die sportliche Leistungsfähigkeit und einzelne Leistungskomponenten entwickeln sich nicht linear, sondern sprunghaft. (…) Phasen der raschen Entwicklung wechseln mit solchen verringerten Entwicklungstempos [sic], in denen sich offenbar verstärkt Stabilisierungsprozesse vollziehen. Diesen rhythmischen Verlauf der Herausbildung der sportlichen Leistung und einzelner Leistungsfaktoren kann man durch trainingsmethodische Maßnahmen regeln."[40]

Die Periodisierung der Belastung erfolgt zumeist im (Hoch)Leistungssport. Denn bestimmte zeitliche Höhepunkte (z. B. Wettkämpfe) geben die Grobstruktur für den Aufbau der Periodisierung vor. Hierzu seien die Vorbereitungs-, Wettkampf- und Übergangsperioden genannt, welche sich auf mindestens einen zeitlichen Höhepunkt konzentrieren (Berger & Minow, 1997b, S. 323; Hottenrott & Neumann, 2010a, S. 96 ff.; Zintl & Eisenhut, 2009, S. 26 f.). Auf die Periodisierung wird in dieser Arbeit nicht weiter eingegangen.

Hervorzuheben sei aber die Zyklisierung des Gesamttrainings. Berger & Minow (1997b, S. 316) definieren einen Trainingszyklus als einen „Abschnitt des Trainingsprozesses, der in seiner inhaltlichen und belastungsdynamischen Grundstruktur und damit in seiner Hauptwirkungsrichtung im Trainingsprozess wiederkehrt und dabei dem veränderten Leistungszustand der Sportler entspricht."

---

[40] Auch wenn Harre diese Worte in Bezug zur sportlichen Leistungsfähigkeit veröffentlich hat, so kann dieser Inhalt – nach Ansicht des Verfassers dieser Arbeit – auch für gesundheitsorientierte Betrachtungen gelten, da es sich hierbei um zumeist physiologische Anpassungsprozesse handelt.

Eine der Grundlagen, um verschiedene Trainingszyklen ein- und umzusetzen, besteht in der Tatsache, dass alle Trainierenden die auf den Seiten 108 ff. beschriebenen Adaptationsprozesse bewusst und unbewusst erfahren. Berger & Minow (1997b, S. 316) führen weitere Aspekte auf, welche die Notwenigkeit einer Trainingszyklisierung aufzeigen:

(1) Das optimale Beanspruchungs-Wiederherstellungsverhältnis muss über verschiedene Zeiteinheiten immer wieder aufrechterhalten werden, damit der Trainierende optimale psychophysische Voraussetzungen hat, um Trainingsbelastungen zu bewältigen.

(2) Ein systematischer Wechsel schafft die Voraussetzung, dass der Organismus auf Trainingsreize überhaupt, besser und schneller mit Adaptationen reagiert; was bei relativ gleichbleibenden Belastungen ausbleiben kann.

(3) Heterochronistische Adaptationsprozesse bedürfen der Berücksichtigung einer Zyklisierung, damit alle Systeme sich optimal entwickeln können.

(4) Da Adaptationsprozesse mit nachfolgenden Leistungsverbesserungen[41] sich nicht kurzfristig entwickeln, bedarf es einer Zyklisierung, insbesondere wenn andere Anpassungsprozesse immer wieder als Voraussetzung für die Leistungsentwicklung trainiert werden müssen.

(5) Besonders bei Zeiten von Wettkampfserien bedarf es der zeitlichen Planung von Belastung und Erholung, um diese Anforderungen bewältigen zu können.

Dem Verfasser dieser Arbeit wird häufig mitgeteilt, dass eine Zyklisierung zu aufwendig, „keinen Sinn" hätte und nur für den (Hoch)Leistungssport angemessen wäre.

Dem kann damit widersprochen werden, dass selbst in der Prävention und der physiologischen Rehabilitation eine Zyklisierung eingesetzt wird. Froböse & Lagerström (1991) stellen dazu ein Stufenmodell vor. Dieser Ansicht sind auch

---

[41] Ansicht des Verfassers dieser Arbeit: Inkl. des Aufhaltens von gerontologischen Leistungsverminderungen

Boeckh-Behrens & Buskies (2003. S. 48) und beziehen sich dabei auf das gesundheitsorientierte „sanfte Krafttraining": „Unveränderte Trainingsbelastungen über längere Zeit dienen zwar noch der Krafterhaltung, führen aber zu keiner weiteren Leistungsverbesserung."

Eine einheitliche Zyklusmodifikation ist nicht vorhanden. Neumann, Pfützner & Berbalk (2005, S. 189) beschreiben Makrozyklen mit einer Zeitspanne von einem Jahr, 2 bis 3 Zeitabschnitte in einem Jahr sowie 80 Tage. Mesozyklen haben eine Länge von 2 bis 4 Wochen und Mikrozyklen eine Woche. Zintl & Eisenhut (2009, S. 26, 196 ff.) haben Makrozyklen von einem Jahr bis zu einer Kombination aus Vorbereitungs- und Wettkampfperiode angegeben. Mesozyklen haben ein Zeitfenster von 4 bis 8 Wochen bzw. 4 bis 16 Wochen. Die Zeit des Mikrozyklus wird auch hier mit einer Länge von einer Woche genannt. Hottenrott & Neumann (2009, S. 95) und Neumann, Pfützner & Hottenrott (1993, S. 32) differenzieren die Zyklen zueinander anders und erweitern die Zyklenanzahl:

(1) Ein- und Mehrjahreszyklus mit Ein-, Zwei- und Vierjahreszyklus,

(2)   Makrozyklus mit 1 bis 3 Monaten entsprechend der Periodisierung,

(3)   Mesozyklus 2 bis 4 Wochen,

(4)   Mikrozyklus mit 1 Woche,

(5)   Tageszyklus mit 1 bis 4 Trainingseinheiten.

Insbesondere der Mesozyklus mit durchschnittlich 4 bis 6 Wochen zeigt eine Parallele zu den auf den Seiten 108 ff. beschriebenen zeitlichen Adaptationsprozessen.

Schnabel (1997c, S. 208) betont die Notwendigkeit der Beachtung des Prinzips der Zyklisierung in der „(…) nachlassenden Wirkung von längere Zeit gleichbleibende Trainingsinhalten, -formen und -methoden." Neumann, Pfützner & Hottenrott (1993, S. 37) greifen diesen Aspekt ebenfalls auf und bezeichnen dies als das ‚Prinzip von standardisierten Belastungszyklen'.

Die Zyklen selbst haben z. T. unterschiedliche Phasen. So schreibt Matwejew (1981), dass der Mikrozyklus eine Stimulationsphase (mit einem Ermüdungsgrad) und eine Wiederherstellungsphase hat (S. 211). Der Mesozyklus kann wiederum verschiedene Varianten haben, z. B. die Basis-, Kontroll-, Vorwettkampf-, Wettkampf- und Wiederherstellungsmesozyklen (S. 216 ff.). Der Makrozyklus korreliert häufig mit der zeitlichen Periodisierung des Trainingsprozesses. Demnach hat ein Makrozyklus drei Perioden: „die Vorbereitungsperiode (…), die Wettkampfperiode (…) und die Übergangsperiode." (S. 220) Bezug nehmend auf diese Differenzierungen innerhalb eines Zyklus veröffentlichen Berger, Harre & Ritter (1979, S. 105 ff.) 18 verschiedene Arten von Mesozyklen(abschnitten).

Spezifische Steuerung der Anpassung

Bei den Trainierenden handelt es sich immer um menschliche Individuen. Auch wenn die o. g. Trainingsprinzipien eine gewisse Allgemeingültigkeit besitzen, so ist eine Umsetzung dieser Prinzipien für jede Einzelperson nicht immer angemessen. Dies gilt ebenso für Gruppen oder Kohorten mit bestimmten (vereinzelten) Übereinstimmungen. Aufgrund dessen müssen spezifische Steuerungselemente eingesetzt werden, um diese individuellen Gegebenheiten zu berücksichtigen. Grosser, Starischka & Zimmermann (2009, S. 18) und Zintl & Eisenhut (2009, S. 17 ff.) geben die nachfolgenden Prinzipien an, um die o. g. Gegebenheiten zu berücksichtigen: (1) Prinzip der Individualität und Altersgemäßheit, (2) Prinzip der zunehmenden Spezialisierung, (3) Prinzip der regulierenden Wechselwirkung einzelner Trainingselemente.

Prinzip der Individualität und Altersgemäßheit

Individuelle Persönlichkeitsmerkmale, wie der Körperbau, konditionelle und koordinative Fähigkeiten, Temperament, Motivation, beeinflussen die Adaptabilität jedes einzelnen Trainierenden, auch wenn die Belastungsreize bei mehreren Sportlern die gleichen sind. Genexpressionen sowie umweltbeeinflussende Merkmale, aber auch zeitliche Lebensphasen (biologische Alter), bilden die Trainierbarkeit jedes Einzelnen (Zintl & Eisenhut, 2009, S. 27). Dass diese einzelnen Lebensphasen verschiede physiologische und auch psychosoziale Entwicklungen haben (Ontogenese) und diese berücksichtigt werden müssen, heben Meinel & Schnabel (2007, S. 16 ff.) mit Nachdruck hervor.

Um diesem gerecht zu werden, wird in der Literatur immer wieder der Begriff des langfristigen Leistungsaufbaus mit Trainingsstufen genannt. Dieser erfolgt vom Kindes- bis zum Seniorenalter (Borde, 1997, S. 300; Zintl & Eisenhut, 2009, S. 29). Schnabel (1997c, S. 211) weist aber ausdrücklich darauf hin, dass diese Trainingsstufen dem biogenetischen Grundgesetz, dem Reiz-Anpassungs-Gesetz und auch dem didaktischen Prinzip der Fasslichkeit entspricht. Sie sprechen hierbei vom Trainingsprinzip der Fasslichkeit und Entwicklungsgemäßheit.

Prinzip der zunehmenden Spezialisierung

Grosser, Starischka & Zimmermann (2008, S. 30 f.) und Zintl & Eisenhut (2009, S. 27 f.) nehmen auf die zuvor beschriebene Beachtung der Individualität und Altersgemäßheit Bezug. Demnach sollten sich Trainingsziele auf spezifische und unspezifische Anpassungen des Organismus ausrichten. Dabei sind spezifische Adaptationen örtlich beschränkte Bereiche von unmittelbar beanspruchten Organsystemen. Diese Bereiche stehen in einem unmittelbaren Zusammenhang mit der ausgeführten sportlichen Bewegung. Diese Organsysteme können die Skelettmuskulatur mit den zugehörigen Versorgungs- und Steuersystemen sein. Als unspezifischen Adaptationen sehen Grosser, Starischka & Zimmermann und Zintl & Eisenhut physiologische Anpassungen, welche die Voraussetzung schaffen, dass eine spezifische Adaptation möglich ist. In diesem Zusammenhang wird das Grundlagentraining im Ausdauersport genannt. Insbesondere (hoch)leistungssportliche Ziele bedürfen des Weges von der unspezifischen zur spezifischen Adaptation.

Schnabel (1997c, S. 208) benennt die o. g. Aspekte als das „Prinzip der rechtzeitigen und zunehmenden Spezialisierung". Hierbei betont er, dass die Ontogenese beachtet werden muss.

Prinzip der regulierenden Wechselwirkung einzelner Trainingselemente

Spezifische und unspezifische Adaptationen bedürfen verschiedener Trainingselemente. Diese Trainingselemente, welche durch die anderen genannten allgemeinen Trainingsprinzipien determiniert werden, haben verschiedene Anpassungen zur Folge. Diese Folgen beeinflussen sich gegenseitig. Dies kann in die positive Richtung (Leistungserhöhung) aber ebenso in die negative Richtung (Leistungsabfall bzw. –stagnation) erfolgen. Diese Wechselwirkungen beeinflussen zumeist (…) vegetativ-nerval und hormonell gesteuerte Organe und deren Regulationszentren (Herzkreislauf, Atmung, Stoffwechsel) (…). Insbesondere haben spezifische Adaptationen negative Auswirkungen auf die übergreifenden unspezifischen. Dies alles hat zur Folge, dass kein Adaptationsbereich vernachlässig werden darf und diese wechselhaft trainiert werden sollten (Zintl & Eisenhut, 2009, S. 28 f.). Als Beispiel sei die Erhöhung der submaximalen aeroben Leistung zu nennen, welche eine der Voraussetzungen ist, damit die maximale Sauerstoffaufnahme VO_{2max} gesteigert werden kann (Neumann, Pfützner & Berbalk, 2005, S. 72).

4 Gesundheitsfördernde, körperliche Trainingsprogramme

4.1 Erforderliche Wirkung und notwendiger trainingsmethodischer Aufbau

Um die im Kapitel 1 (S. 15) dargestellte Problemkennzeichnung zu lösen, kann ein gesundheitsförderndes, körperliches Trainingsprogramm (kurz: Trainingsprogramm) eingesetzt werden. Das Belastungsschema dieses Trainingsprogramms wird mit der als Steuergrößen agierenden Belastungskomponenten (S. 87 ff.) unter Einbehaltung der allgemeinen Trainingsprinzipien (S. 100 ff.) entwickelt und im Trainingsprozess umgesetzt. Dabei liegt das grundlegende Ziel in der Verbesserung der kardiorespiratorischen und autonomen Fitness (S. 22 ff.). In den folgenden Kapiteln wird zusammenfassend die erforderliche Wirkung des Trainingsprogramms beschrieben. Anschließend erfolgt die Darstellung des sich daraufhin abgeleiteten trainingsmethodischen Aufbaus, damit diese Wirkungen auch erreicht werden können.

4.1.1 Wirkung

Die Erhöhung der kardiorespiratorischen Fitness, welche sich u. a. in der submaximalen aeroben Ausdauerleistungsfähigkeit widerspiegelt, kann quantifiziert werden, indem es zu einer Ökonomisierung des kardiopulmonalen Funktionssystems kommt. Das gesundheitsfördernde, körperliche Trainingsprogramm muss demnach einen verbesserten Wirkungsgrad dieses Funktionssystems bzw. dessen Teilsysteme erreichen. Somit müssen morphologische Adaptationen erreicht werden, welche sich in einer Reduzierung der Ruhe-Herzfrequenz und unter definierten submaximalen Belastungen sowie in einer verringerten arteriellen Blutlaktatkonzentration widerspiegeln. Zusätzlich muss es zu einer Erhöhung der relativen physikalisch-physiologischen Leistung kommen. Alle diese drei Anpassungserscheinungen weisen auf die Erhöhung der kardioprotektiven aeroben Ausdauerleistungsfähigkeit hin (Birbaumer & Schmidt, 1991, S. 71 ff.; Hollmann & Hettinger,

2000, S. 322, S. 412; Israel, 1982, S. 37; Neumann, Pfützner & Berbalk, 2005, S. 47 ff., S. 75; Neumann, Pfützner & Hottenrott, 1993, S. 48, S. 53; Rost & Brusis, 1995, S. 167; Stegemann & Heinrich, 1966, S. 53; Tomasits & Haber, 2008, S. 93; 2011, S. 123). Weitere Ausführungen sind im Kapitel 2.1.3 (S. 46 ff.) dargestellt.

Ebenso kardioprotektiv wirkend ist die verbesserte autonome Fitness. Dies geschieht u. a. durch die Verschiebung der sympathiko-vagalen Balance des autonomen Nervensystems. Um dies zu erreichen, muss das Trainingsprogramm eine Erhöhung der vagalen Aktivitäten in Ruhe sowie unter standardisierten Belastungsstufen bewirken, welche sich in einer Steigerung der Messwerte der vagal-dominierenden Kurzzeit-Herzfrequenzvariabilitäts-Parameter RMSSD, pNN50 und SD1 zeigt (Brehm & Bös, 2006, S. 21; Esperer, 2010; Esperer & Hottenrott, 2011, S. 46 ff.; Hottenrott, 2010; Hottenrott, Hoos & Esperer, 2006; Mück-Weymann, 2005; Silbernagl & Despopoulos, 2003, S. 78 f.). Weitere Erläuterungensind im Kapitel 2.2.3 (S. 74 ff.) nachzulesen.

4.1.2 Methodischer Aufbau

Das Belastungsschema dieses gesundheitsfördernden, körperlichen Trainingsprogramms muss so aufgebaut und umgesetzt werden, dass es die Forderungen der allgemeinen Trainingsprinzipien berücksichtigt:

- Prinzip des wirksamen Belastungsreizes,
- Prinzip der progressiven Belastungssteigerung,
- Prinzip der Variation der Trainingsbelastung,
- Prinzip der optimalen Gestaltung von Belastung und Erholung,
- Prinzip der Wiederholung und Kontinuität,
- Prinzip der Periodisierung und Zyklisierung,
- Prinzip der Individualität und Altersgemäßheit,
- Prinzip der zunehmenden Spezialisierung sowie

- Prinzip der regulierenden Wechselwirkung einzelner Trainingselemente (Kapitel 3.4, S. 100 ff.).

Konkret sollten die Belastungskomponenten folgende Ausprägungen aufweisen, welche sich aufgrund des in den Kapiteln 2 und 3 dargestellten Wissensstandes herausbildeten:

Art der Übungsausführung inkl. Bewegungsfrequenz
Grundsätzlich sollte es sich um Übungsausführungen handeln, welche mind. 1/7 bis 1/6 der gesamten Körperskelettmuskulatur beanspruchen (Hollmann & Hettinger, 2000, S. 262). Dies wären u. a. die klassischen Bewegungsformen des Laufens, Radfahrens, Walkings bzw. Gehens, Schwimmens sowie deren Mischformen (Al-Ani, Munir, White, Townend & Coote, 1996; De Marresman, 1992; Esperer, Schädlich & Hottenrott, 2009, S. 187 ff.; Fromme, Geschwinde, Mooren, Thorwesten & Völker, 2002, S. 89 ff., Hottenrott, Lauenroth & Schwesig, 2004, S. 191 ff.). Da es sich bei dem Programm um kein sportartspezifisches Training handelt, ist ein Wechsel zwischen verschiedenen Bewegungsformen sowie deren Ausführungen möglich (Prinzip der Variation der Trainingsbelastung). Grundsätzlich ist die Einhaltung einer angemessene körperlichen Beanspruchung entscheidend (u. a. Prinzip des wirksamen Belastungsreizes, Prinzip der Individualität und Altersgemäßheit).

Belastungsumfang
Der Belastungsumfang, welcher sich hierbei auf den Zeitraum einer Woche bezieht, ist abhängig vom Leistungsniveau des Sportlers. Für untrainierte Sportler ist ein Umfang von ca. 60 min (verteilt auf mehrere Trainingseinheiten) angemessen. Eine mittelfristig angelegte Erhöhung des Umfang auf 150/200 min sowie eine langfristige Steigerung auf bis zu 300 min würde den Empfehlungen aus dem Positionspapier des ACSM entsprechen (Donnelly et al., 2009; Garber et al., 2011). Unter der Berücksichtigung dieser Aspekte ist u. a. das Prinzip der progressiven Belastungssteigerung umsetz- und einhaltbar.

Belastungsintensität

Grundsätzlich sollten ausschließlich die Belastungsbereiche zur Erhöhung der submaximalen aeroben Ausdauerleistungsfähigkeit (GA 1, untere Intensität des GA 1-2, KA 1 unter Umständen REKOM) in Anspruch genommen werden, da, wie in Neumann, Pfützner & Berbalk (2005, S. 71 ff.) dargestellt, die Belastungsbereiche der maximalen aeroben Ausdauerleistungsfähigkeit (obere Intensität des GA 1-2, GA 2, KA 2, WSA) primär dem Leistungs- und Hochleistungssport vorbehalten sein sollten. Somit können die Anforderungen des Prinzips der Individualität und Altersgemäßheit berücksichtigt werden.

Um langfristig nicht nur die submaximale aerobe Ausdauerleistungsfähigkeit zu verbessern, sondern den gesamten Beanspruchungsbereich der aeroben Ausdauerleistungsfähigkeit, bedarf es der Beanspruchung in aeroben *und* aerob-anaeroben Stoffwechselsituationen (Neumann, Pfützner & Berbalk, 2005, S. 73, 75, 77).

Aufgrund dessen lässt sich die Trainingsintensität folgendermaßen festlegen. Dabei sollten Beginner bzw. untrainierte Personen die folgenden Intensitäten nicht überschreiten, sie entsprechen den Belastungsbreichen GA 1, unterer Bereich vom GA 1-2, KA 1:

- RPE - Anstrengungsempfinden (20er Skala nach Borg, 2004): 11 bis 13, leicht bis etwas anstrengend bzw. mittel,
- RPE - Dyspnoeempfinden (20er Skala nach Löllgen, 2004): 11 bis 13, gering bis ziemlich stark,
- Herzfrequenz (Hottenrott & Hoos, 2013, S. 465): ca. 55 bis 70 % HF_{max},
- arterielle Blutlaktatkonzentration (Hottenrott & Hoos, 2013, S. 465; Neumann, Pfützner & Berbalk, 2011, S. 140): <2 bis ca. 2,5 mmol/l.

Sehr fortgeschrittene bzw. gut trainierte Sportler können neben den Belastungsbereichen zur Erhöhung der submaximalen aeroben

Ausdauerleistungsfähigkeit Elemente der anderen Bereiche (obere Intensität vom GA 1-2, KA 2, GA 2) in das Belastungsschema einfügen. Der Belastungsbereich WSA mit entsprechenden Trainingsmethoden bleibt weiterhin unberücksichtigt. In Bezug auf die Angaben in Neumann, Pfützner & Berbalk (2011, S. 78, S. 144) und angepasst an eine nicht-sportartspezifische, gesundheitsfördernde Leistung auf der primärpräventiven Ebene, wird das Verhältnis zwischen den Elementen der Erhöhung der submaximalen zur maximalen aeroben Ausdauerleistungsfähigkeit mit 75 zu 25 % angegeben. Die Spannen der Trainingsintensitäten für diese Leistungsgruppe lauten:

- RPE - Anstrengungsempfinden (20er Skala nach Borg, 2004): 11 bis 15, leicht bis anstrengend bzw. schwer,
- RPE - Dyspnoeempfinden (20er Skala nach Löllgen, 2004): 11 bis 13 gering bis stark,
- Herzfrequenz (Hottenrott & Hoos, 2013, S. 465): ca. 65 bis 90 % HF_{max},
- arterielle Blutlaktatkonzentration (Hottenrott & Hoos, 2013, S. 465; Neumann, Pfützner & Berbalk, 2011, S. 140): ca. 1 bis max. 4-6 mmol/l.

Wenn die aufgeführten Belastungsintensitäten in der Trainingsplanung und Trainingsdurchführung berücksichtigt sowie zielorientiert eingesetzt werden, besteht zugleich die Möglichkeit die Anforderungen der allgemeine Trainingsprinzipien umsetzen zu können. Diese lauten: Wirksamer Belastungsreiz, progressive Belastungssteigerung, Variation der Trainingsbelastung, Berücksichtigung der Individualität und Altersgemäßheit, einer zunehmenden Spezialisierung (z. B. langfristigen Ausübung einer spezifischen Sportart im Verein, um so die Bindung an körperliche Aktivitäten zu erhöhen [Pahmeier, 2006, S. 222 ff.]), regulierende Wechselwirkung einzelner Trainingselemente.

Belastungsdauer

Eine anfängliche Belastungsdauer von 30 min pro Trainingseinheit entspricht dem als *Minimal-Trainingsprogramm* bezeichneten Trainingsprogramms, welches ein "(...) Maximum an gesundheitlich wertvoller Adaptationen (...)" hervorruft (Hollmann & Strüder, 2009, S. 410 f.). Selbst eine tägliche Belastung, welche über 10 min geht, zeigt erste kardiopulmonale Adaptationen (Hollmann, Rost, Dufaux & Liesen, 1983, S. 85). Eine mittel- bis langfristig angelegte Steigerung auf 60 min und länger pro Trainingseinheit ist möglich und steht in Abhängigkeit von der Belastbarkeit des Sportlers sowie in Verbindung zum Gesamtbelastungsschema des Trainingsprogramms (Bös, 1994, S. 117; Bös, Mommert-Jauch & Opper, 2004, S. 73). Zudem besteht auch die Möglichkeit, die minimale Trainingsdauer von 30 min zu belassen, aber über eine Erhöhung der Belastungshäufigkeiten den Belastungsumfang bzw. die Gesamtbelastung zu steigern (Donnelly et al., 2009; Garber et al., 2011). Neben des Prinzips der progressiven Belastungssteigerung können u. a. somit die Anforderungen des Prinzips der Individualität und Altersgemäßheit erfüllt werden. So kann z. B. die persönliche Zeitverfügbarkeit berücksichtigt werden und somit gleichzeitig zur Einhaltung des Prinzips der Wiederholung und Kontinuität beitragen.

Belastungsdichte

Aufgrund der Trainingsmethoden, welche in den jeweiligen Belastungsbereichen GA 1, GA 1-2, GA 2, KA 1 und KA 2 der submaximalen und maximalen aeroben Ausdauerleistungsfähigkeit eingesetzt werden, besteht prinzipiell die Möglichkeit kontinuierliche (Dauermethoden) sowie pausen-induzierte Belastungen zu integrieren (Intervallmethode). Der Einsatz von kurzen (lohnenden) Pausen, welche mit den auf Seite 37 ff. genannten Trainingsmethoden in Verbindung stehen, ergeben verschiedene Möglichkeiten. So können u. a. die Prinzipien der Individualiät und Altersgemäßheit sowie der Wiederholung und Kontinuität gesondert berücksichtigt werden. Kurze Pausen ermöglichen es dem Sportler planmäßig und zielgerichtet Trainingsmittel, -übungen sogar -inhalte und -methoden innerhalb einer Trainingseinheit zu wechseln. Ein großer Vorteil liegt darin, dass individuelle Vorlieben von Seiten des Sportlers berücksichtigt werden können, ohne dass die allgemeinen Trainingsprinipien missachtet werden. Die Wahrscheinlichkeit einer sich verstärkenden Bindung an körperliche Aktivitäten und die Reduzierung von Dropout-Situationen kann u. a. somit erhöht werden (Pahmeier, 2006, S. 222 ff.).

Belastungshäufigkeit
Abhängig vom Leistungsvermögen der Sportler sind Belastungshäufigkeiten von 2 - 5 mal pro Woche möglich. Diese Zahl ergibt sich einerseits aus den Anforderungen des in Hollmann & Strüder (2009, S. 410 f.) beschrieben Minimal-Trainingsprogramms, um kardioprotektive Anpassungen zu erreichen, und andererseits ist die Häufigkeit abhängig von der jeweilig möglichen Belastungsdauer und dem wöchentlichen Belastungsumfang (Donnelly et al., 2009; Garber et al., 2011.). Ein entscheidender Faktor zur Häufigkeitswahl ist die individuelle Regenerationsfähigkeit (Prinzip der optimalen Gestaltung von Belastung und Erholung). In Bezug auf Berger & Minow (1997a, S. 198), Martin, Carl & Lehnertz (2001, S. 146) und Stemper & Wastl (1994, S. 25) wird für untrainierte Personen, welche ein Training zur Steigerung der kardiorespiratorischen und autonomen Fitness durchführen, eine Mindestregenerationszeit von 36 bis 48 h empfohlen. Unter der Berücksichtigung der Empfehlungen der ACSM (Donnelly et al., 2009; Garber et al., 2011), welche mittelfristig ein (fast) tägliches Training bzw. tägliche körperliche Aktivität vorsehen, muss die Belastungsdauer bzw. Gesamtbelastung des jeweiligen Tages reduziert werden.

Spezifischer Hinweis zur Umsetzung des Prinzip der regulierenden Wechselwirkung einzelner Trainingselemente

Nicht nur die Belastungsbereiche des Ausdauertrainings bzw. deren Trainingsmethoden beeinflussen die kardiorespiratorische sowie die autonome Fitness. Auch Trainingsinhalte, -mittel, -übungen und -methoden (Berger, 2011, S. 211) sowie Adaptationen, welche primär dem Krafttraining bzw. der konditionellen Fähigkeit Kraft zugeordnet werden, können unter Umständen kardioprotektiv morphologische Adaptationen hervorrufen.

Die Höhe der muskulären Leistungsfähigkeit hat Auswirkungen auf die Haltearbeit des Bewegungsapparates. Ein Mangel an Haltearbeit kann zu Bewegungsmangel führen und zur Atrophie der Muskulatur. Eine Mangelkapillarisierung mit Hypoxie ist nur eine negative Folge. Die Leistungsfähigkeit des Herzens, speziell des Myokards, sinkt und es kommt zu einer unökonomischen Herztätigkeit mit einem hohen Sauerstoffverbrauch. Die Gefahr einer koronaren Insuffizienz steigt. Negative Auswirkungen auf weitere Organe und Organsysteme sind zudem die Folge. So erfolgt auch ein Wechsel der vegetativen *trophotrop-cholinergischen* hin zur *ergotrop-adrenergischen* Regulation (Martin, Carl & Lehnertz, 2001, S. 320 ff.). Sie (2001, S. 101 f.) weisen deutlich darauf hin, dass eine alleinige Betrachtung der Kraftfähigkeit aus Sicht der Trainingslehre zu eingeengt geschieht, da die muskuläre Kraft in „(…) allen menschlichen Bewegungen und Körperhaltungen (…)" erforderlich ist. Somit ist die muskuläre Kraft auch die Voraussetzung für alle Trainingsformen.

Ein sportliches Training zur Erhöhung der konditionellen Fähigkeit Kraft[42] kann je nach Trainingsprogramm folgende kardioprotektive Wirkungen zur Folge haben: HF_{Ruhe} fällt, RR-Werte in Ruhe und unter Belastung fallen, $HF_{Belastung}$ fällt, Herzschlagvolumen in Ruhe und unter Belastung steigt, Reduzierung des

---

[42] Laut Definition: „Kraftfähigkeit ist die konditionelle Basis für Muskelleistungen mit Krafteinsätzen, deren Werte über ca. 30 % der jeweils individuell realisierbaren Maxima liegen." (Martin, Carl & Lehnertz, 2001, S. 102).

Blutfettspiegels, die aerobe und auch die anaerobe Leistungsfähigkeit steigen (Boeckh-Behrens & Buskies, 2006, S. 256; Brehm & Bös, 2006, S. 21; Hollmann & Hettinger, 2000, S. 199, S. 382; Martin, Carl & Lehnertz, 2001, S. 320 ff.; Neumann, Pfützner & Berbalk, 2005, S. 26 ff., 73 ff., Weineck, 2010, S. 702). Ob es zu diesen kardioprotektiven Wirkungen kommt, ist abhängig von den Ausprägungen der Belastungskomponente.

Neben der konditionellen Fähigkeit Kraft beeinflussen weitere Fähigkeiten, insbesondere die Koordination, das Leistungsniveau der Ausdauerfähigkeit (Harre, 1997b, S. 130 ff.; Schnabel, 1997b, S. 46).

4.2 Klassischer Ansatz der Kreistrainingsprogramme

In Bezug auf die zuvor beschriebenen trainingsmethodischen Grundlagen eines gesundheitsfördernden, körperlichen Trainingsprogramms stehen jene Trainingsprogramme, welche die Organisationsform eines Kreis- bzw. Circuit-Trainings[43] (Martin, Carl & Lehnertz, 2001, S. 135 f.) aufweisen. Nachfolgend werden die Trainingsprogramme von Morgan & Adamson (1961), Scholich (1989) sowie weiterer Autoren vorgestellt, welche zusammengefasst als *der klassische Ansatz des Kreistrainings* bezeichnet werden kann. Der Grund liegt in dem häufigen Autoren-Bezug, welcher in den Publikationen der Trainingslehre wiederzufinden ist. Anschließend erfolgt die Ableitung eines zusammenfassenden gesundheitsförderlichen, körperlichen Trainingsprogramms mit der Organisationsform eines Kreistrainings. Es folgt ein Vergleich zwischen diesem abgeleiteten klassischen Kreistrainingsprogramm (kKTP) und den methodischen Anforderungen an ein gesundheitsförderlichen, körperlichen Trainingsprogramm, welches eine kardioprotektive Wirkung (Erhöhung der kardiorespiratorischen und autonomen Fitness) hervorruft (siehe Kapitel 4.1, S. 122 ff.). In dieser Arbeit besteht der Begriff *Kreistraining* primär für Trainingsprogramme, welche die kreisförmige Organisationsform aufweisen. Es

---

[43] Im Sprachgebrauch wird häufig das Synonym Zirkeltraining verwendet.

beinhaltet *nicht automatisch* bestimmte Ausprägungen der Belastungskomponente bzw. die Berücksichtigung spezieller konditioneller Fähigkeiten.

4.2.1 Morgan & Adamson

Morgan, R. E. & Adamson, G. T. veröffentlichten im Jahre 1957 eine erste Publikation über das Kreistraining. In der Aussage von 1961 (Second Edition) führten sie explizit auf, dass das Kreistraining in den Bereichen des sportartspezifisches Trainings bis hin zur Rehabilitation eingesetzt werden kann und auch wird (S. 7 ff.). Sie beschreiben ihr Kreistraining folgendermaßen:

„1. It aims at the development of muscular and circulo-respiratory fitness. 2. It applies the principle progressive loading. 3. It enables large numbers of performers to train at one and the same time by employing a circuit of consecutively numbered exercises round which each performer progresses, doing a prescribed allocation of work at each exercise, an checking his progress against the clock." *(Morgan & Adamson, 1961, S. 31)*

Interessant ist, dass schon Morgan & Adamson das Trainingsprinzip der progressiven Belastungssteigerung hervorheben und nicht nur die konditionelle Fähigkeit Kraft, sondern auch Bereiche der Ausdauer fordern und fördern wollen. Mit dem gezielten Einsatz von unterschiedlichen Ausprägungen der Belastungskomponente werden verschiedene konditionelle Fähigkeiten inkl. deren Mischformen trainiert. Auch wurden Übungen ausgeführt, welche aus heutiger Sicht ‚unkonventionell' aussehen (siehe Morgan & Adamson, 1961, S. 31 ff.).

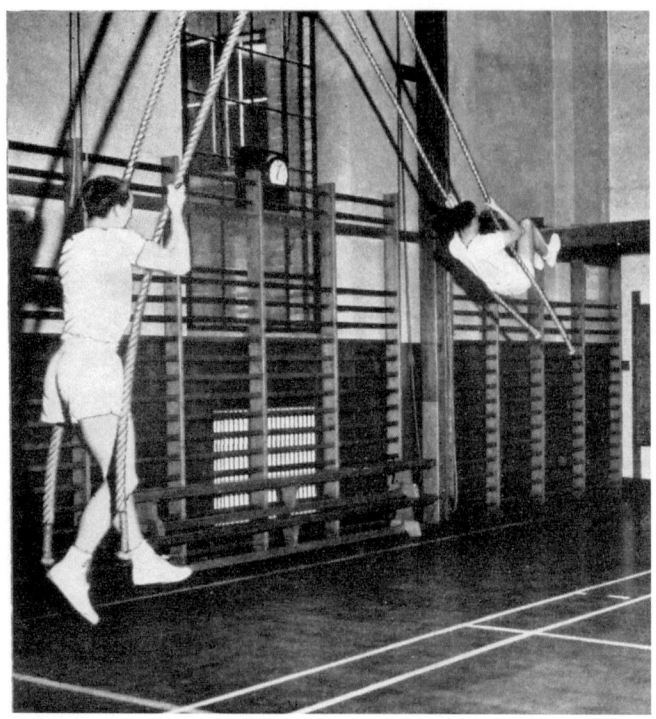

Abbildung 18: Rope Swings - Übung für Circuit Training (Morgan & Adamson, 1961, S. 49)

4.2.2 Scholich

Scholich bezieht sich im Vorwort zuerst auf die Ausführungen von Morgan & Adamson und bezeichnet dieses Circuit Training als „(…) ein sehr wirkungsvolles methodisches Verfahren." (Scholich, 1989, S. 7)

Im nachfolgenden Kapitel wird der grundlegende Aufbau des Kreistrainings nach Scholich beschrieben. Hierbei erfolgt die Beschreibung der Ziele sowie des trainingsmethodischen Aufbaus und der Inhalte. Diese werden in Bezug zu den allgemeinen Trainingsprinzipien (siehe Kapitel 3.4, S. 100 ff.) strukturiert dargestellt.

Hinweis: Alle nachfolgenden Inhalte beziehen sich auf die Publikation von Scholich aus dem Jahre 1989. Hierbei handelt es sich, laut Katalog der

Deutschen Nationalbibliothek Leipzig/Frankfurt, um die letzte bearbeitete Auflage der unter dem Titel *Kreistraining* veröffentlichten Monografie.

Definition

„Unter Kreistraining und seinen Varianten verstehen wir wirkungsvolle organisationsmethodische Formen des Konditionstrainings zur Entwicklung und Vervollkommnung der konditionellen Fähigkeiten Kraft, Schnelligkeit und Ausdauer. Zu diesen gehören besonders deren komplexe Formen wie Kraftausdauer, Schnelligkeitsausdauer und Schnellkraft je nach Akzentuierung von Wirkungsgrad und Wirkungsrichtung der Trainingsbelastung." (Scholich, 1989, S. 8)

Ziele

Physiologische Anpassungen, welche sich in den konditionellen Fähigkeiten Maximalkraft, Schnellkraft, Kraftausdauer, Ausdauer widerspiegeln, werden durch verschiedene Kombinationen der Ausprägungen der Belastungskomponente hervorgerufen (ebd., S. 112 f.). Um diese Ziele zu erreichen, so Scholich (1989, S. 44), muss die Abhängigkeit von bestimmten Aspekten beachtet werden: „Der beabsichtigte Trainingseffekt ist (...) insgesamt abhängig von

- der Auswahl der Übungen,
- der Anordnung und Reihenfolge der Übungen in dem Übungsprogramm,
- dem allgemein- oder speziell entwickelnden Charakter der Übungen,
- dem Anstrengungs- und Schwierigkeitsgrad der Übungen, hauptsächlich aber von
- der methodischen Gestaltung des Übens nach einer definierten Belastungsmethode."

Neben diesen eher physiologischen Aspekten hebt Scholich noch pädagogische Ziel hervor: „Kreistraining erzieht die Sportler zur

- Ehrlichkeit
- Selbständigkeit
- Beharrlichkeit
- Zielstrebigkeit
- psychophysische Mobilitätsfähigkeit und fördert dadurch die Herausbildung von Willensqualitäten und das Selbstvertrauen." (ebd., S. 9)

Zur Vervollständigung wird erwähnt, dass sich Scholich häufig auf die Altersgruppen *spätes Kindesalter, Pubeszenz und Adoleszenz*[44] bezieht. Ein alleiniger Bezug auf diese Altersgruppen besteht aber nicht.

Trainingsmethodischer Aufbau und Inhalte des Kreistrainings

In diesem Kapitel werden die Ausführungen zum Aufbau und der Inhalte des Kreistrainings nach Scholich in Bezug zu den allgemeinen Trainingsprinzipien gesetzt.

Prinzip des wirksamen Belastungsreizes

Der Anstrengungs- und Schwierigkeitsgrad der Übungen steht im direkten Zusammenhang mit den anvisierten physiologischen Wirkungen. Die Übungen müssen so ausgewählt sein, dass die Trainierenden die angegebenen Wiederholungen innerhalb eines Satzes an einer Station garantiert ausführen können. Sollten die Wiederholungszahlen unterschritten werden, so muss eine Übungsmodifikation erfolgen. Wenn die Wiederholungszahlen überschritten werden, so können auch Zusatzbelastungen den Anstrengungsgrad der Übung erhöhen. Scholich hält generell fest:

- Kraft-Schnellkraft-orientierte Entwicklung - Anstrengungsgrad der Übung lässt bis 10 Wiederholungen pro Satz zu,

---

[44] nach Meinel & Schnabel (1998, S. 288 ff.)

- Kraftausdauerorientierte Entwicklung – Anstrengungsgrad der Übung lässt mehr als 10 und weniger als 30 Wiederholungen pro Satz zu,
- Ausdauerorientierte Entwicklung – Anstrengungsgrad der Übung lässt mehr als 30 Wiederholungen pro Satz zu (ebd., S. 43 f.).

Nach der intensiven Auseinandersetzung mit der Publikation von Scholich (1989) kommt man zu dem Schluss, dass die o. g. Wiederholungszahlen pro Satz und Übung die Werte sind, welche während der Maximaltests[45] (nicht: Maximalkrafttest!) sowie des Trainings ausgeführt werden sollen. Dies bedeutet nicht, dass es sich um gleiche Gesamtbelastungen (Test und Training) handelt. So sollte der Trainierende beim Maximaltest eine maximale Wiederholungszahl pro Satz erreichen, welche z. B. bei einem kraftausdauerorientierten Übungsprogramm zwischen 10 und 30 liegt. Als Abbruchkriterium wird hierbei auf die unkorrekte Bewegungsausführung hingewiesen. Während des Trainings erfolgt NICHT die Ausführung dieser maximalen erreichbaren Wiederholungszahl, sondern einer Teilmenge davon. Scholich (1989, S. 63) gibt beispielsweise den Wert „maximaler Wiederholungswert des Test (MW) dividiert durch 2 multipiziert mit 1 (für ein Durchgang)" an. Auch wenn es den ersten Anschein haben könnte, dass die Gesamtbelastung niedrig ist, so muss bedacht werden, dass während des Training mehrere Durchgänge absolviert werden könnten. Wie auf Seite 113 von Scholich (1989) aufgeführt, sollte die Intensität während der Übungsausführung (innerhalb eines Satzes) folgende subjektive Belastungsempfindungen erreichen.

---

[45] Abläufe sind in Scholich, 1989, S. 113 beschrieben

Tabelle 12: Korrelation zwischen anvisiertem Trainingseffekt und subjektivem Belastungsempfinden beim Kreistraining; F_{max} - Maximalkraft, SK - Schnellkraft, KA - Kraftausdauer (modifiziert nach Scholich, 1989, S. 112)

Trainingseffekt			subjektives Belastungsempfinden (bezogen auf die Bestleistung)
primär	sekundär	tertiär	
Fmax	SK	KA	maximal bis submaximal
SK	KA	Fmax	submaximal bis hoch
KA	Ausdauer		hoch bis mittel
Ausdauer	KA		mittel bis niedrig

Unabhängig vom anvisierten Trainingseffekt sollten die Trainierenden die nachfolgend aufgeführten Gesamtbelastungen nach dem Gesamttraining subjektiv wahrnehmen:

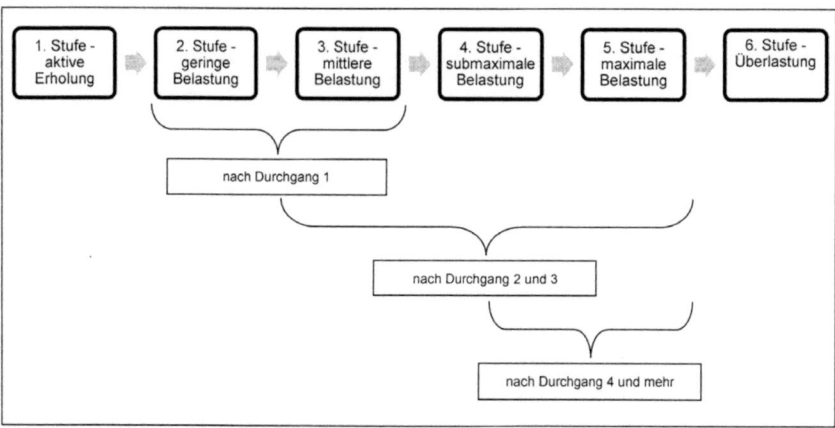

Abbildung 19: Subjektive Belastungsempfindung in Abhängigkeit von der Durchgangsanzahl (modifiziert nach Scholich, 1989, S. 54 f.)

Wenn eine Person jeden Tag trainiert, so sollten max. 2 bis 3x pro Woche Belastungsspitzen der 4. und 5. Stufe erreicht werden (ebd., S. 54 f.).

Prinzip der progressiven Belastungssteigerung

In der gesamten Publikation von Scholich (1989) hat das Thema der progressiven Belastungssteigerung einen sehr hohen Stellenwert und wird häufig aufgegriffen (ebd., S. 8 f., S. 61). Scholich (1989, S. 61) hebt hervor, dass folgende Prinzipien bei der Belastungssteigerung beachtet werden sollten: „Regelmäßigkeit der Anwendung, allmähliche, progressive Steigerung der Belastung, dynamische und zyklische Entwicklung der Belastung, Beibehaltung der Übungsreihenfolge im Standardprogramm."

Eine der Grundlagen zur Gestaltung der Belastungssteigerung sind die Ergebnisse der Maximaltests:

- Maximalkrafttest
- Schnellkrafttest
- Schnelligkeitstest
- Kraftausdauertest
- Schnelligkeitsausdauertest
- Ausdauertest (ebd., S. 58 f.).

Mit Hilfe der Maximaltestergebnisse kann eine systematische Belastungssteigerung erfolgen. Dazu werden verschiedene Ausprägungen der Belastungskomponente

- Umfang (Wiederholungen pro Station, Anzahl der Durchgänge, Anzahl der Übungsstationen),
- Intensität (durch Erhöhung Bewegungsfrequenz, Zusatzlasten, anstrengendere Übungsvarianten),
- Dichte (Verkürzung der Pausen zwischen den Stationen bzw. Durchgängen),
- Häufigkeit,
- Wechsel der Übungsprogramme eingesetzt (ebd., S. 63 ff.).

Diese Steigerung kann in angemessen dosierten Schritten von Trainingstag zu Trainingstag aber auch wöchentlich erfolgen. Folgende Beispiele stehen dafür exemplarisch:

- Trainingstag zu Trainingstag (z. B. Erhöhung der Übungsdauer pro Station),
- Trainingswoche zu Trainingswoche (z. B. Erhöhung der Durchgänge) (ebd., S. 63 f.).

Scholich (1989, S. 9): „Die gleichzeitige progressive Steigerung mehrerer Belastungskomponente über längere Zeiträume ist nicht zweckmäßig." Um diese Aussage zu berücksichtigen, kann man Belastungsmethoden nutzen um – aus trainingsmethodischer Sicht – eine länger angelegte progressive Belastungssteigerung zu konzipieren. Jene Belastungsmethoden beinhalten verschiedene Ausprägungen und Kombinationen der Belastungskomponente, welche auf bestimmte physiologische, pädagogisch-psychologische Wirkungen und Trainingseffekte ausgerichtet sind: Wiederholungsmethode, intensive Intervallmethode, extensive Intervallmethode sowie Dauerleistungsmethode wieder (ebd., S. 31 ff., S. 112 f.).

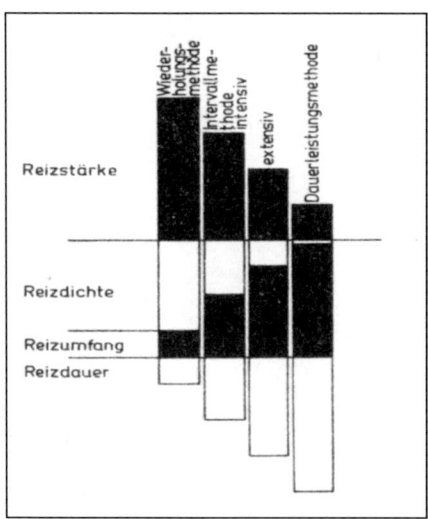

Abbildung 20: Zusammenhang zwischen Stärke, Dichte, Umfang, Dauer (Originalgrafik: Scholich, 1989, S. 32)

Prinzip der Variation der Trainingsbelastung

Scholich (1989, S. 40) gibt dem Thema der Variation ein Extrakapitel. Als grundlegende Ziele aller Varianten von Übungsprogrammen des Kreistrainings nennt Scholich

- die wechselhafte Beanspruchung der Hauptmuskelgruppen,
- die dauerhafte Beanspruchung des HKL- und Atmungssystems sowie des Stoffwechsels sowie,
- je nach eingesetzter Methode[46], kommt es zur differenzierten Entwicklung der konditionellen Fähigkeiten (Kraftausdauer, Schnellkraft, Schnelligkeitsausdauer).

Insgesamt, so Scholich, soll mittels Kreistraining die Muskelkraft in Verbindung mit der Organkraft entwickelt werden (ebd., S. 40). Es sei zudem zu beachten, dass die Gesundheit der Trainierenden prinzipiell gefördert werden muss (ebd., S. 53).

Scholich (1989) hebt aber immer wieder hervor, dass Variationen immer in Bezug zum beabsichtigten Trainingseffekt stehen müssen. So können bzw. sollten „(...) neben allgemeinentwickelnden Programmen auch speziellentwickelnde (sportartspezifische) Programme – unter dem Aspekt zielgerichteter Vielseitigkeit – angewandt werden." (ebd., S. 56)

Um verschiedene Variationen hervorzurufen, setzt Scholich verschiedene Belastungsmethoden (nennt sie auch Grundmethoden), Übungszusammenstellungen (gleiche, ähnliche, unähnliche Bewegungsabläufe [ebd., S. 44], mit und ohne Zusatzlast [ebd., S. 113]), Übungsanordnungen (ebd., S. 45) u. a. ein.

Die Auswahl, die Anordnung und Reihenfolge sowie der Charakter der Übungen dürfen nicht zufällig erfolgen. Sie müssen in Korrelation mit den

---

[46] Scholich bezeichnet die Methoden einerseits als Grundmethoden und andererseits als Belastungsmethoden (1989, S. 27 ff.)

Wechselwirkungen von „Förderung von Gesundheit" und „Die Anwendbarkeit der Übungen und Übungsformen!" stehen. Einfache und unkomplizierte Übungsabläufe sollten primär eingesetzt werden. Aber auch spezifische Übungen können ihren Einsatz finden. Insgesamt muss der zielsetzungsadäquate Einsatz beachtet werden, welcher auch von den Leistungsvoraussetzungen der Trainierenden abhängt (ebd., S. 57 f., 69 f.).

Prinzip der optimalen Gestaltung von Belastung und Erholung

In den von Scholich beschriebenen Belastungsmethoden wird die Pausengestaltung (Dichte) genau beschrieben. Je höher die Intensität ist, desto länger ist die Pause nach der Übungsdurchführung an dem Gerät/Station. Die Pausengestaltung nach einem Durchgang (Kreis, Rundgang) ist bei allen Belastungsmethoden (außer der Dauerleistungsmethode) gleich und wird mit einer Zeitspanne von 1 bis 5 min angegeben. Die genaue Pausengestaltung richtet sich nach den anvisierten Trainingseffekten und besonders nach den individuellen Voraussetzungen von Seiten der Trainierenden (siehe auch Prinzip der Individualität und Altersgemäßheit).

In diesem Zusammenhang sind die von Scholich (1989, S. 69 f.) hervorgehobenen Anmerkungen zu den alters- und trainingszustandsbedingten Voraussetzungen von Seiten der Trainierenden zu beachten.

Prinzip der Wiederholung und Kontinuität

Insbesondere intensive Trainingsbelastungen führen schnell zu einem höheren Leistungsniveau der entsprechenden konditionellen Fähigkeiten. Nach Trainingsunterbrechungen erfolgt aber wiederum ein schneller Rückgang der physiologischen Anpassungen und damit des Leistungsniveaus. Aufgrund dessen ist eine langfristige Gestaltung des Trainingsprozesses notwendig. Dies kann mit einer systematischen Belastungssteigerung erfolgen (ebd., S. 60 f., S. 68 f.). Es kann aber auch durch den wechselhaften Einsatz von Belastungsmethoden geschehen. „So kann beispielsweise nach der Zuordnung der Methode der Dauerleistung zum Kreistraining die extensive und intensive Intervallmethode den Wandel in der methodischen Gestaltung hervorrufen." (ebd., S. 69) Damit die (neu)erworbenen Fähigkeiten nicht wieder verloren gehen, ist es notwendig, dass die Trainierenden von einer kontinuierlichen und systematischen Anwendung „überzeugt" (ebd., S. 69) werden und diese auch einsetzen.

Prinzip der Periodisierung und Zyklisierung

Das Prinzip der Periodisierung und Zyklisierung zeigt sich bei Scholich in den Angaben, dass ein Übungsprogramm 4 bis 6 Wochen durchgeführt werden sollte. Eine zu kurze Zeit führt nicht zu den anvisierten physiologischen Anpassungen (Trainingseffekte). Eine zu lange Zeit kann zur Leistungsstagnation führen. Aufgrund dessen sollte ein Übungsprogramm über den o. g. Zeitraum beibehalten werden (ebd., S. 60 f.). Dies bedeutet aber nicht zugleich, dass es zu keiner progressiven Belastungssteigerung innerhalb der 4 bis 6 Wochen kommen darf. Dies zu beachten ist eher wünschenswert (ebd., S. 63 ff.).

Zusammengefasst, so Scholich, sollte eine zyklische Aneinanderreihung der Belastungsmethoden erfolgen, um angemessene Trainingseffekte zu erzielen (ebd., S. 69).

Prinzip der Individualität und Altersgemäßheit

Scholich (1989, S. 69 f.) hebt, bezugnehmend auf die Altersgruppe von Schülern, hervor: „Es ist bewiesen, dass Kinder und Jugendliche auf relativ gleiche Belastungsreize (je kg Körpermasse) zwar mit relativ gleicher Erholung- und Anpassungsvorgängen reagieren wie die Erwachsenen, dass aber die Gesamtbelastung – resultierend aus der Summe der Belastungsfaktoren (Reizstärke, Reizdichte, Reizumfang, Reizdauer) – absolut geringer sei muss als beim Erwachsenen." In Abhängigkeit vom gewünschten Trainingseffekt muss, so Scholich, das Verhältnis zwischen Belastung und Erholung altersgemäß sein.

Das oberste Ziel sei es, gesundheitsfördernd und vielseitig zu trainieren. Es darf kein Missverhältnis zwischen altersgemäßem Belastungsgrad und altersbedingtem Trainingszustand entstehen.

Scholich (1989, S. 135) gibt den Hinweis: „Bei häufiger Anwendung und unsachgemäßer Ausführung von bestimmten Kraftübungen kann es besonders durch das Üben in Serien (auf Zeit!) zu Schädigungen des Binde- und Stützgewebes kommen (Kniegelenke, Lendenwirbelsäule). Deshalb sind aus orthopädischen Gründen bestimmte Übungen entweder ganz zu vermeiden (Schule!), oder bei ihrer Anwendung (Training) sollten folgende Hinweise beachtet werden (…)." Dabei nennt Scholich übungsspezifische Ausführungskriterien, welche entweder gesundheitsfördernd bzw. gesundheitsschädlich sein können.

Prinzip der zunehmenden Spezialisierung

Neben dem gezielten Einsatz von verschiedenen Belastungsmethoden (Wiederholung-, Intervall- und Dauerleistungsmethode) wird bei Scholich (1989, S. 112 f., S. 195 ff.) zwischen allgemeinen und spezifischen Übungen unterschieden. Auch wenn sich die spezifischen Übungen auf spezielle Sportarten beziehen, so müssen diese grundsätzlich gesundheitsfördernd sein (siehe Prinzip der Individualität und Altersgemäßheit, s. S. 119).

In Bezug auf leistungssportliche Aspekte sollten allgemeine Übungen zu Beginn des Trainingsjahres eingesetzt werden und im Laufe der Zeit durch spezielle Übungen ersetzt bzw. ergänzt werden. Dabei muss beachtet werden, dass die eingesetzten Übungen die Wettkampfleistung beeinflussen und auf diese ausgerichtet sein sollten (1989, S. 67 f.).

Scholich (1989, S. 68) gibt die Möglichkeit, dass bei nachlassender bzw. fehlender Wirkung von vielseitig ausgerichteten Übungen speziell entwickelte Übungen in Verbindung mit entsprechenden Belastungsmethoden eingesetzt werden sollten. Dieser Effekt kann auch andersherum erfolgen: nach speziell entwickelten Übungen folgen wieder vielseitig ausgerichtete. In Anlehnung an Verchosanskij nennt Scholich dies den Zickzackeffekt.

Prinzip der regulierenden Wechselwirkung einzelner Trainingselemente

In Anlehnung an das allgemeine Trainingsprinzip der Periodisierung und Zyklisierung führt Scholich (1989, S. 68 f.) aus, dass es zu keiner Vermischung von Übungsprogrammen innerhalb der physiologischen Adaptationszeit von 4 bis 6 Wochen kommen sollte. Wenn dies nicht beachtet wird, besteht die Gefahr, dass die Reize (ebd., S. 16 ff.) physiologische Anpassungsprozesse behindern. Die nachfolgende Tabelle 13 beinhaltet die detaillierten Angaben von Scholich (1989, S. 31 ff.).

Tabelle 13: Zusammenfassende Angaben der Ausprägungen der Belastungskomponente des Kreistrainingsprogramms inkl. Trainingsmethoden (modifiziert nach Scholich, 1989, S. 71 ff., S. 112 f.)

		Wiederholungsmethode	intensive Intervallmethode	extensive Intervallmethode	Dauerleistungsmethode
Intensität (Stärke) – bezogen auf die Bestleistung [47]	subjektives Belastungsempfinden während der Ausführung der einzelnen Wiederholungen	maximal bis submaximal	submaximal bis hoch	hoch bis mittel	mittel bis niedrig
	Prozentsatz der maximalen Leistung	80 bis 95 (100) %	ca. 75 %	50 bis 60 %	ca. 50 % der max. Leistung bei Übungen mit Scheibenhanteln; ca. 25 bis 75 % der maximalen Wiederholungsmöglichkeiten bei allgemeinen Kraftübungen
Dichte	Pause nach Übung/Station	1 bis 5 min	30 bis 45 sek.	30 sek.	keine Pause
	Pause nach Durchgang/Kreis/Rundgang	2 bis 5 min	90 bis 180 sek. (bis 5 min) (individuell, dabei HF von 120 S./min erreichen „lohnende Pause")	30 bis 90 sek. (bis 5 min) (individuell, dabei HF von 120 S./min erreichen „lohnende Pause")	keine Pause
Dauer	Übung/Station	kurze Einzelübungen kurz: je höher der zu überwindende Widerstand, um so länger die Reizdauer;	10 bis 20 sek.	15 bis 30 sek.	3 bis 5 min;
	Durchgang/Kreis/Rundgang	5 bis 30 sek. pro Serie als kurze Einzelübungen;	abhängig von Anzahl der Übungen/Stationen (ca. 1 bis 3 min)	abhängig von Anzahl der Übungen/Stationen (ca. Durchgänge)	abhängig von Anzahl der Übungen/Stationen (ca. 1 bis 3 Durchgänge)
	Gesamtzeit	90 bis 120 min	10 bis 60 min	10 bis 40 min	10 bis 30 min
Umfang pro Woche		Scholich gibt Häufigkeiten pro Woche mit 1 x wöchentlich bis tägliches Training an. Eine genauere Umfangsangabe ist aufgrund dessen nicht möglich.			
Physiologische Wirkung	Primär	Muskelquerschnitt	sensomotorische Koordination	Herz-Kreislauf-Regulation	Herz-Kreislauf-Regulation

---

[47] Die Angaben der subjektiven Belastungsempfindung beziehen sich auch auf die Anstrengungsempfindung während der Ausführung der Übung, nicht am Ende des Übungssatzes/-serie.

		sensomotorische Koordination	Energiepotential	Stoffwechsel	Aerobe Kapazität
	Sekundär	Energiepotential	Stoffwechsel	Stoffwechsel	Stoffwechsel
	Tertiär	Stoffwechsel	Pufferkapazität	Pufferkapazität	
Pädagogisch-psychologische Wirkung	nachfolgend				
	Primär	Willensstoßkraft	Willensstoßkraft	Willensstoßkraft	Willensspannkraft
	Sekundär	psychophysische Mobilisationsfähigkeit	Psychophysische Mobilisationsfähigkeit	Ermüdungswiderstandsfähigkeit	Durchhaltevermögen
	Tertiär				Ermüdungswiderstands-fähigkeit
Trainingseffekt (in Abhängigkeit des variierenden Einsatzes der Belastungs-komponente)	Primär	Maximalkraft	Schnellkraft	Kraftausdauer	Ausdauer
	Sekundär	Schnellkraft	Kraftausdauer	Ausdauer	Kraftausdauer
	Tertiär	Kraftausdauer	Maximalkraft		
Charakter der Übungen (6 bis 18 Übungen (S. 8))		Allgemeine und spezifische Übungen mit Zusatzlast	Allgemeine und spezifische Übungen mit/ohne Zusatzlast	Allgemeine und spezifische Übungen ohne/mit Zusatzlast	Allgemeine und spezifische Übungen ohne (mit) Zusatzlast
Varianten (Ablaufe, allg. und spezif. Übungen; siehe Schollich, 1989, 119 ff., S. 135 ff, S. 163 ff.)		Stationstraining = Einzelübung oder Serien; Satztraining in Serien;	Stations- und Satztraining; Kreistraining Intensiv	Kreistraining extensiv	Kreistraining
Maximaltest		Ermittlung der maximalen Leistungsfähigkeit bei jeder Übung ohne Zeitbegrenzung	Übung mit Zusatzlast = Maximaltest ohne Zeitbegrenzung; Übung mit/ohne Zusatzlast = 30 s üben mit 30 pausieren zwischen den Übungen (Stationen), dabei die maximale Wiederholungszahl erfassen	30 s üben mit 30 pausieren zwischen den Übungen (Stationen), dabei die maximale Wiederholungszahl erfassen	30 s üben mit 30 pausieren zwischen den Übungen (Stationen), dabei die maximale Wiederholungszahl erfassen
Anwendungsbereich (entsprechend der Belastung bzw. Beanspruchung)		Leistungstraining; Allgemeine und spezifische Konditionierung für Kraft- und Schnellkraftsportarten; Freizeit- und Erholungssport (kraftorientiert); Schulsport nicht anwendbar	Leistungstraining; Allgemeine und spezifische Konditionierung für Kraft-, Schnellkraft- und Ausdauersportarten; Freizeit- und Erholungssport (kraft- und ausdauerorientiert); Schulsport ab 7. Klasse	Leistungstraining; Allgemeine und spezifische Konditionierung für Ausdauersportarten; Freizeit- und Erholungssport (kraft- und ausdauerorientiert); Schulsport ab 5. Klasse	Allgemeine und spezifische Konditionierung für Ausdauersportarten; Allgemeine Konditionierung für Kraft- und Schnellkraftsportarten; Freizeit- und Erholungssport (ausdauerorientiert); Schulsport ab 5. Klasse

4.2.3 Weiterer Autoren

Weineck (2007, S. 477 f.) beschreibt in seiner Monografie das Kreistraining im Kapitel Krafttraining. Dabei bezieht er sich auf eine größere Anzahl von Quellen und meint daraufhin, dass das Kreistraining selbst vielseitig und variabel aufgebaut und eingesetzt werden kann. Entsprechend

- des Trainingszieles,
- des Alters und
- des Leistungsstandes des Sportlers

erfolgt

- die Wahl der Übungsanzahl (6 bis 12),
- die Belastungsdauer (15 bis 40 Sekunden, abhängig von der zu trainierenden Kraftart; über 40 Sekunden, wenn die Ausdauerleistungsfähigkeit dominierend trainiert werden soll),
- sowie die Belastungsdichte, welche vom Leistungsstand der Sportler abhängig ist („Die Pause zwischen den einzelnen Stationen verhält sich im Vergleich zur Arbeitszeit bei leistungsstarken Gruppen wie 1:1, bei leistungsschwachen wie 1:2.").

Weineck (2007, S. 478 f.) weist explizit durch ein Ausrufezeichen darauf hin, dass zwischen den Stationen eine aktive Pause stattfinden sollte. Um die aktuelle Beanspruchungshöhe zu erkennen, schlägt Weineck vor, dies mit Hilfe der Herzfrequenz vor, während sowie nach dem Training zu operationalisieren. Zudem führt er aus, dass „bei den Maximalkraft- und Schnellkraftzirkeln (…) nach der Methode der hohen bzw. höchsten Intensität, bei den Kraftausdauerzirkeln nach der Methode der maximalen Wiederholung gearbeitet" wird. Die Tabelle 14 zeigt übersichtlich die Angaben zu den Belastungskomponenten aus Weineck (2007, S. 477 ff.), welche verschiedene Kreistrainingsprogramme mit unterschiedlichen Trainingseffekten widerspiegelt.

Tabelle 14: Kreistrainingsprogramme in Abhängigkeit des anvisierten Trainingseffekts (Weineck, 2007, S. 477 ff.)

	Anvisierte dominierende Stoffwechsellage	Intensität	Wiederholung	Dichte	Hinweis:
Maximalkraftzirkel	alaktazid-anaerob	80 – 95 % F_{max}	2 – 4	2 min zwischen den Stationen; 3 – 5 min zwischen den Durchgängen	
Muskelaufbauzirkel		60 – 70 % F_{max}	10		dient als Vorbereitung für F_{max}-Zirkel
Schnellkraftzirkel	alaktazid-anaerob	So hoch, um zwei bis vier explosive Wiederholungen innerhalb von 15 Sekunden zu absolvieren.		Bei 15 Sekunden Belastung und 15 Sekunden Pausen = Verhältnis 1:1; 2 – 4 min zwischen den Durchgängen	
Schnellkraftausdauerzirkel	laktazid-anaerob	So hoch, um 10 bis 15 explosive Wiederholungen zu absolvieren. Als Dauer wird keine Zeit angegeben.		1 min zwischen den Stationen; 2 bis 4 min zwischen den Durchgängen	
Allgemeine Kraftausdauerzirkel	laktazid-anaerob	So hoch, um 15 bis 30 Wiederholungen bei mittlerer Geschwindigkeit innerhalb 30 bis 60 Sekunden zu absolvieren.			Trainingsziel: allgemeine Konditionierung, der lokalen Ermüdungsresistenz bzw. der Verbesserung des Stehvermögens (= allgemeine anaerobe Kapazität)
Ausdauerzirkel	"Ob ein Zirkeltraining neben der lokalen Muskelausdauer- oder –kraftschulung auch noch eine allgemeine Herz-Kreislauf-Wirksamkeit und damit ausdauerschulend wirkt, hängt vom Übungsgut, als den ausgewählten Übungen und den daran beteiligten Muskelgruppen sowie der Belastungsdauer ab." (Weineck, 2007, S. 482)				

Stemper & Wastl (1994, S. 18) nutzen bei ihren Belastungsempfehlungen neben der Angabe der Intensität in Prozent von F_{max} auch die subjektiven Belastungsempfindung-Termini (mittlere, mittel-hohe, hohe Belastung). Diese Intensitätsangaben beziehen sich aber auch auf eine Übungswiederholung. Die Tabelle 15 beinhaltet diese Werte, wobei auch erkennbar ist, dass Stemper & Wastl verschiedene Belastungs-Pause-Verhältnisse favorisierten. In ihrer Monografie weisen sie aber darauf hin, dass diese Verhältnisse entsprechend der Zielsetzung und des Leistungsstandes variierend eingesetzt werden können. Um die angemessene Belastung von seitens des Trainierenden richtig zu wählen, empfehlen Stemper & Wastl (1994, S. 19 f.) die Nutzung des „subjektiven Belastungsempfinden" (s. S. 90 ff.), der Dyspnoe-Kontrolle (siehe Tabelle 8, S. 96, Angaben von Löllgen) sowie der Betrachtung der Herzfrequenz.

Tabelle 15: Belastungsempfehlungen für Kreistraining modifiziert nach Stemper & Wastl (1994, S. 18)

Trainingseffekt	Belastungshöhe bei den Übungen in % von Fmax	Dauer der Übungsbelastung	Dauer der Übungspause	Anzahl der Durchgänge
Allgemeine aerobe Ausdauer	niedrig (ca. 30 Prozent)	lang (30-45 Sekunden)	sehr kurz (15 Sekunden)	2-3
Kraftausdauer	mittel (ca. 40-50 Prozent)	mittel (30 Sekunden)	mittel (30 Sekunden)	1-2
Muskelaufbau / Hypertrophie	mittel-hoch (ca. 60-70 Prozent)	mittel-kurz (20 Sekunden)	lang (60 Sekunden)	1-2
Maximalkraft (intramuskuläre Koordination)	hoch (ca. 80-90 Prozent)	kurz (10 Sekunden)	sehr lang (120 Sekunden)	4-6

Zimmermann (2002, S. 193) stellt eine Belastungsstruktur eines primärpräventiven Krafttrainings vor, welche sich als Grundlage an die Organisationsform Kreistraining anlehnt.

Tabelle 16: Belastungsstruktur des primärpräventiven Krafttrainings (Zimmermann, 2002, S. 193)

Belastungs- und Organisationsmethode Kreistraining	
Zahl der Körperübungen pro Kreis	8-12
Art der Körperübungen	Beanspruchung von mind. 1/6 der Gesamtskelettmuskulatur
Körperübungsreihung	Nacheinander erfolgender Wechsel der beanspruchten Muskelgruppen
Widerstandsintensität	40-60 % der individuellen dynamischen Maximalkraft
Wiederholungszahl je Körperübung	15-25 (3/4 bis 4/5 des individuellen Wiederholungsmaximums)
Übungsdauer je Körperübung	30-60 sek.
Bewegungsausführung u. –tempo	Gleichmäßig und mittelschnell
Pause zwischen den Körperübungen	30 Sekunden und weniger
Anzahl der Kreisdurchgänge	2-3
Trainingshäufigkeit	2-3 Trainingseinheiten pro Woche

Besonders unter der Berücksichtigung der leistungsspezifischen Voraussetzungen von älteren Personen schlägt Zimmermann (2002, S. 209 ff.) vor, die Trainingsbelastung und demnach auch die Beanspruchung mittels drei aufbauenden Phasen zu strukturieren (siehe Tabelle 17).

Tabelle 17: Trainingsaufbau für Einsteiger (vor allem im fortgeschrittenen Lebensalter) ins primärpräventive dynamische kraftausdauerorientierte Kreistraining (Zimmermann, 2002, S. 209 ff.)

	Gewöhnungsphase	Aufbauphase	Festigungsphase
Zielsetzungen	Neuromuskuläre Vorbereitung; Erlernen der Bewegungstechniken; Körperwahrnehmungsschulung	Stabilisierung und Erweiterung der Bewegungstechniken; lokale (Kraft)Ausdauerentwicklung	Erreichung der auf den gesamten Organismus ausgerichteten gesundheitsprotektiven Wirkungsbreite
Zeitdauer	4-6 Wochen	6 Wochen bis 6 Monate	Lebensbegleitend
Trainingshäufigkeit	2 TE/Woche	2-3 TE/Woche	2-3 TE/Woche
Körperübungen	6-8 Fundamenalübungen für Gesamtkörpermuskulatur	8-10 Fundamenalübungen für Gesamtkörpermuskulatur	8-12 Fundamenalübungen für Gesamtkörpermuskulatur
Widerstandsintensität	20-30 % der individuellen dynamische Maximalkraft	30-40 % der individuellen dynamische Maximalkraft	Anfangs 40 später bis 60 % der individuellen dynamische Maximalkraft
Wiederholungszahl pro Übungsserie	10-12	15-20	15-25
Pause zwischen den Übungen	90-60 Sekunden	60-30 Sekunden	Maximal 30 Sekunden
Anzahl der Kreisdurchgänge	bis 2	2-3	2-3

Zatsiorsky & Kraemer (2008, S. 219 f.) verstehen unter einem Kreistraining eine Art des Krafttrainings und heben die Verbesserung der muskulären Ausdauer in den Mittelpunkt Dabei können die Übungen/Stationen mit dem eigenen Körpergewicht, freien Gewichten und Krafttrainingsmaschinen durchgeführt werden. Zwischen den Übungen an den verschiedenen Stationen sollte eine kurze Ruhepause eingebaut sein. Zumeist haben die Belastungskomponenten folgende Ausprägungen: Intensität 50-70 % von 1RM bzw. F_{max}, Umfang 5-15 Wiederholungen pro Station, 1-3 Durchläufe mit jeweils 7-12 Stationen, Dichte 15-30 sek. zwischen den Stationen, Dauer 15-30 Minuten. Um die muskuläre Ausdauer und die F_{max} zu erhöhen, sollte die Intensität zwischen 20 und 80 % von F_{mm} (maximum-maximorum) liegen. Die Übungen sollten bis zur Erschöpfung durchgeführt werden.

Martin, Carl & Lehnertz (2001, S. 135 f.) beschreiben das Kreistraining primär als eine Organisationsform wie das Stationstraining, Reihentraining, Frontaltraining. Beim Kreistraining absolviert der Sportler jeweils alle Übungen nacheinander. Die Reihenfolge der zu absolvierenden Übungen ist irrelevant. Als günstig stufen sie die Durchführung eines Kraftausdauertrainings ein. Entgegen der Meinung von Martin, Carl & Lehnertz, dass die Reihenfolge der Übungsdurchführungen irrelevant ist, schreibt Harre (1997e, S. 270 ff.): „Etwa 8 bis 12 dieser Übungen werden so gereiht, dass in der Übungsfolge unterschiedliche Muskelpartien und Gelenke beansprucht werden. (…) Beanspruchte Muskeln haben dabei zwischenzeitlich die Möglichkeit zur Regeneration." Den Aspekt dieser alternierenden Muskelgruppenbeanspruchung innerhalb der Übungsreihenfolge vertritt auch Weineck (2007, S. 482). Harre (1997e, S. 270 ff.) schreibt, dass die Pausenlängen zwischen den Übungen zwischen 30 und 60 sek. betragen sollten. Je Übung sollte im Kreisdurchgang nur eine Wiederholungsserie beinhaltet sein. Die Belastungsintensität wird mit 40 bis 60 % der F_{max} bzw. 20 bis 50 Wiederholungsmaxima mit dem eigenen Körpergewicht bei mittlerer Geschwindigkeit angegeben.

Schröder, Harre & Bauersfeld (1979, S. 147) heben zudem hervor, dass, um die Maximalkraft und die Ausdauerfähigkeit parallel zu verbessern, die Belastungskomponenten „(…) Seriengrößen, Bewegungsfrequenzen und Gesamtumfang der Belastung des Kreistrainings gut abgestimmt sein" sollten. Die Seriengrößen (Wiederholungsanzahl pro Satz) werden hierbei mit 25 bis 50 beschrieben, um Ausdauerkomponente zu fordern und fördern. Dabei, so Schröder, Harre & Bauersfeld, ist keinerlei maximale Bewegungsfrequenz erforderlich, insbesondere aufgrund des Hintergrundes, dass hohe Bewegungsfrequenzen auch einen hohen anaeroben Stoffwechselanteil haben. Was zu einer leistungslimitierenden Blutlaktatkonzentration führen kann, sofern das primäre Ziel die Erhöhung der Ausdauerleistungsfähigkeit ist. Auch wenn Harre schreibt, dass es keine verbindlichen Gesamtumfänge gibt, so sollte aber auf die effektive Belastungszeit (Trainingszeit abzüglich Pausen) geachtet werden. Bei niedrigen und mittleren Bewegungsfrequenzen und unbedeutenden Blutlaktatanhäufungen sollte der Gesamtumfang 30 bis 50 Minuten sein. Bei intensiveren Belastungen/Beanspruchungen mit hohen Bewegungsfrequenzen und einer lokalen Erschöpfung wäre eine effektive Trainingszeit von 10 bis 15 Minuten angemessen. Auf die Belastungskomponente Bewegungsfrequenz geht Harre (1997e, S. 272 f.) nochmal ein. Er hebt diese Komponente als „(...) ein wesentliches Kriterium für die Dosierung der Belastung im Kreistraining" hervor. Bewegungsfrequenzen, welche nach Harre als ‚hoch' eingestuft werden, können zu hohen Blutlaktatkonzentrationswerten führen. Es handelt sich hierbei um anaerobe Stoffwechsellagen. Bayer & Mahlo (1992), die sich mit dem Rudersport auseinander gesetzt haben, geben an, dass die häufigen anaeroben Beanspruchungen durch die hohen Bewegungsfrequenzen die aerobe Leistungsfähigkeit negativ beeinflussen. Sie schreiben von auftretenden Leistungseinbrüchen, wenn über einen längeren Zeitraum die Blutlaktatkonzentrationen oberhalb 6 mmol/l ist. Mit Bezug darauf, so Harre (1997e, S. 272 ff.), sollte man bei einem kraftausdauerorientiertem Training den aerob-anaeroben Übergangsbereich nicht überschreiten[48], außer bei wettkampfspezifischen Anforderungen, exklusiv im Rudersport (siehe Bayer & Mahlo, 1992), dort kann man mit intensiven intermittierenden Methoden den anaerob-laktazide Bereich fordern (durch z. B. erhöhte Bewegungsfrequenzen). Im nicht-wettkampfspezifischen Bereich, wo der aerob-anaerobe Übergangsbereich nicht überschritten werden sollte, ist es angemessen, wenn die Belastungskomponenten Dauer bzw. Umfang die Werte 30 bis 90 Sekunden bzw. 30 bis 40 Wiederholungen als Orientierung aufweisen. Zwischen den Sätzen sind Erholungsintervalle mit einer Dichte von 20-60 Sekunden zu berücksichtigen. Dabei wird eine maximale Erholungsherzfrequenz von 120-130 S/min von Harre empfohlen. Nach jedem Kreisdurchgang können die Pausen auch länger sein. Zimmermann (2002, S. 200 f.) schreibt in seiner Habilitationsschrift, dass das Bewegungstempo die Ausprägungen *natürlich* und

---

[48] Harre benutzt die Wörter „nicht verlassen". Aufgrund des Kontextes zur Arbeit von Bayer & Mahlo (1992) geht der Verfasser dieser Arbeit davon aus, dass Harre den Inhalt der Wörter „nicht überschreiten" meint, auch wenn „nicht verlassen" eine Nicht-Unterschreitung beinhaltet.

ungezwungen haben sollte. Auf eine betont schnelle bzw. langsame Bewegungsausführung sollte beim primärpräventiven Muskelkrafttraining verzichtet werden, da es bei einem langsamen Tempo zu ähnlichen Beanspruchungen kommen kann, welche bei statischen Ausführungen auftreten: z. B. Blutdruckanstieg, Herzdruckarbeit, Pressatmung. Er führt weiterhin auf, dass unnatürlich schnelle Bewegungen „(…) den Halte- und Bewegungsapparat (hohe Beschleunigungs- und Bremskräfte) gefährden, ungünstige Stoffwechselbeanspruchungen (hohe Blutlaktatwerte) hervorrufen, die allgemeine Muskel- und Kraftentwicklung limitieren sowie zu Kraftgewinnen mit begrenzter Transferabiliät (u. a. auf die Alltags- und Berufsmotorik) führen." Seiner Meinung nach empfiehlt es sich, die Bewegungsfrequenz von durchschnittlich 33 bis 45 Wiederholungen pro Minute anzuwenden. Andere Autoren geben Werte von 12-15 bis max. 25 Wiederholungen in 20 bis 45 Sekunden an (Stemper & Wastl, 1994, S. 15). Tendenziell, nach den Angaben in Zimmermann (2002, S. 201), werden die empfohlenen Bewegungsfrequenzen in leistungs- und im gesundheitssportlich orientiertem Kraftausdauertraining mit der Organisationsform Kreistraining mit ca. 1-1,5 Wiederholungen in zwei Sekunden angegeben.

4.2.4 Ableitung eines gesundheitsfördernden klassischen Kreistrainingsprogramms

Ausgehend von den Angaben in den vorherigen Kapiteln erfolgt die Ableitung eines klassischen Kreistrainingsprogramms (kKTP), welches als gesundheitsfördernd eingestuft werden kann. Während des Ableitungsvorgangs werden die Aussagen von Scholich (1989) als primär wichtig eingestuft. Die Angaben der anderen Autoren als sekundär. Zielführend ist es, größtmögliche Gemeinsamkeiten aller Ausführungen zusammenzutragen, welche den gesundheitsfördernden Charakter des Kreistrainingsprogramms unterstreichen. Strukturell erfolgt die Gliederung der nachfolgenden Angaben auf Basis der

Belastungskomponente und der Beachtung der Einhaltung der allgemeinen Trainingsprinzipien.

Grundlegend ist es notwendig die physiologische Hauptzielrichtung zu beachten. Als primäres Ziel wird die Erhöhung der kardiorespiratorischen Fitness bzw. der submaximalen aeroben Ausdauerleistungsfähigkeit sowie der autonomen Fitness bzw. der Verschiebung der symathiko-vagalen Balance in Richtung verstärkte vagale Aktivitäten, angesehen.

Der Inhalt der Tabelle 18 zeigt zusammengefasst übereinstimmende Ausprägungen von Zielen, Belastungskomponenten etc., welche sich aufgrund der inhaltlichen Auseinandersetzung der Publikation von Scholich (1989) und weiterer Autoren ergeben hat. Diese Strukturarbeit erfolgte unter dem Aspekt der Gesundheitsförderung auf der primärpräventiven Ebene und einer prinzipiellen Trainierbarkeit von gesunden Frauen im mittleren Erwachsenenalter.

Diese abgeleitete Grundstruktur eines gesundheitsfördernden klassischen Kreistrainingsprogramms (kKTP), welches eine Erhöhung der kardiorespiratorischen und autonomen Fitness bewirken soll, muss dem methodischen Aufbau des im Kapitel 4.1.2 (S. 123 ff.) dargestellten gesundheitsfördernden, körperlichen Trainingsprogramms entsprechen (Tabelle 19).

Tabelle 18: Grundstruktur eines gesundheitsfördernden klassischen Kreistrainingsprogramms – kKTP

Belastungsbereich			GA 1-2; KA 1	GA 1
Trainingsmethode			extensive Intervallmethode	extensive Dauermethode
Anvisierte dominierende Energiebereitstellung			Aerob-anaerob	Aerob
physiologische Wirkung	Primär		Herz-Kreislauf-Regulation	Herz-Kreislauf-Regulation
	Sekundär		Stoffwechsel	Aerobe Kapazität
	Tertiär		Pufferkapazität	Stoffwechsel
pädagogisch-psychologische Wirkung	primär		Willensspannkraft	Willensspannkraft
	sekundär		Ermüdungswiderstandsfähigkeit	Durchhaltevermögen
	tertiär			Ermüdungswiderstandsfähigkeit
Trainingseffekt (bezogen auf die konditionellen Fähigkeiten)	primär		Kraftausdauer	Ausdauer
	sekundär		Ausdauer	Ausdauerkraft (Kraftausdauer)
Orientierung			kraft- und ausdauerorientiert	Ausdauerorientiert
Intensität	Individuelle dynamische Maximalkraft F_{max}		40 bis 60 %	bis 30 % (z. T. bis 40 %)
	RPE	BORG	13 bis 15	11 bis 13
		Boeckh-Behrens & Buskies	5 bis 6	3 bis 4
		WANNER	3 bis 4	2 bis 3
		Scholich	hoch bis mittel	mittel bis gering
Dauer	Belastungszeit pro Übung/Station		Untertrainierte: 30 bis 60 sek. (bei niedriger Intensität, mehr ausdauerorientiert) Trainierte: 15 bis 30 sek. (bei höherer Intensität, mehr kraftorientiert)	ganze Durchgänge von 3 bis 5 min
	Durchgänge/Kreise		2 bis 3	3 und mehr
	Gesamtzeit pro Trainingseinheit		10 bis 40 min (abhängig von Anzahl der Durchgänge und der Übungen/Stationen)	10 bis 30 min (abhängig von Anzahl der Durchgänge und der Übungen/Stationen)

Dichte		
Pause nach Übung/Station	30 bis 60 sek.	keine Pause
	Untrainierte oder kraftorientiert: Belastungs-Pausen-Verhältnis 1:2 (z. B. Belastung 30 sek. zu Pause 60 sek.); Trainierte oder ausdauerorientiert: Belastungs-Pausen-Verhältnis 1:2 bis 3:1 (Trainingsprinzip der Individualität und Altersgemäßheit besonders beachten!)	
Pause nach Durchgang/Kreis	30 bis 90 sek. (bis 5 min) (individuell, dabei HF von 120 S./min erreichen „lohnende Pause")	keine Pause
Häufigkeit pro Woche	Untrainierte: 2 (bis 3)	Untrainierte: 2 bis 3
	Trainierte: 3 bis 4	Trainierte: 4 bis 5
Charakter der Übungen (6 bis 18 Übungen)	Allgemeine ohne/mit Zusatzlast; Ganzkörpertraining mit alternierender Übungsabfolge	Allgemeine ohne/mit Zusatzlast; z. T. Ganzkörpertraining mit alternierender Übungsabfolge

Tabelle 19: Vergleich der Belastungskomponente des kKTP mit den Anforderungen eines gesundheitsfördernden, körperlichen Trainings

		Erforderlicher methodischer Aufbau	Aufbau eines klassischen Kreistrainingsprogramm
Art der Übungsausführung inkl. Bewegungsfrequenz		Bewegungsform muss mind. 1/7 - 1/6 der Körperskelett-muskulatur beanspruchen	Da eine freie Wahl der Bewegungsform sowie der Übung (mit sowie ohne Zusatzgewichte) besteht, kann die Umsetzung diese Anforderung erfüllt werden.
Belastungsumfang (wöchentlich)		Mind. 60 min über 150/200 min bis zu 300 min	Entsprechend der Dauer eines Durchgangs und der Anzahl der absolvierten Durchgänge pro Trainingseinheit kann eine Belastungsdauer zwischen 10 und 40 min anhalten. Bei dieser Dauer, multipliziert mit der Trainingshäufigkeit, ergeben sich Umfänge für Untrainiert von ca. 30 min bis 90 min und für Trainierte 50 bis ca. 160 min pro Woche. Die errechnete obere Umfangsgrenze bei beiden Zielgruppen entspricht in der Tendenz den Anforderungen. Eine Erhöhung des Umfangs auf bis zu 300 min sollte in Betracht gezogen werden. Die untere Grenze entspricht den Anforderungen nicht und sollte prinzipiell erhöht werden.
Belastungs-intensität	un-trainiert	RPE (Borg) 11-13; Blutlaktat <2 bis ca. 2,5 mmol/l	Die Intensitätsangaben stimmen in beiden Fällen überein. Mittels des Einsatzes der extensiven Dauermethode kann die erforderliche Intensitätsspanne bei untrainierten Personen hervorgerufen und eingehalten werden (aerobe Energiebereitstellung). Der *zusätzliche* Einsatz der extensiven Intervallmethode bei trainierten Personen ermöglicht die Umsetzung der höheren Intensitäten (aerob-anaerobe Energiebereitstellung) und trägt so zur Erhöhung der gesamten (submaximalen & maximalen) aeroben Ausdauerleistungsfähigkeit bei.
	trainiert	RPE (Borg) 11-15; Blutlaktat 1 bis ca. 4-6 mmol/l	

Belastungsdauer		Anfänglich 30 min pro Trainingseinheit, später 60 min und mehr (unter Berüchsichtigung des Belastungsumfangs, der Häufigkeit und der Gesamtbelastung)	Zwischen dem kKTP und den Anforderungen besteht in der Mindesttrainingsdauer kein konsens. Je nach Anzahl von Durchgängen besteht die Gefahr, dass die Mindesttrainingsdauer unterschritten wird.
Belastungsdichte		Kontinuierlich sowie mit (lohnenden) Pausen (abhängig von den eingesetzten Trainingsmethoden)	Da kontinuierliche sowie pauseninduzierte Belastungen (je nach Leistungsniveau) vorgegeben werden, wird die Anforderung erfüllt.
Belastungs-häufigkeit	un-trainiert	2 bis 3 mal pro Woche	2 bis 3 mal pro Woche	Die angegebenen Häufigkeiten entsprechen den Anforderungen.
	trainiert	3 bis 5 mal pro Woche	3 bis 5 mal pro Woche (z. T. täglich, bei einer geringen Dauer)	

Das kKTP erfüllt, mit Ausnahme der Mindestbelastungsdauer und des wöchentlichen Umfangs, die Anforderungen an ein gesundheitsförderliches, körperliches Training.

Aus trainingsmethodischer Sicht besteht nicht nur die Notwendigkeit, dass das Belastungsschema der anvisierten Wirkung entspricht. Zusätzlich muss das Trainingsprogramm die Möglichkeit bieten, dass die allgemeinen Trainingsprinzipien umgesetzt werden bzw. werden könnten. Nachfolgend wird das Belastungsschema des kKTP in Verbindung mit den Anforderungen der allgemeinen Trainingsprinzipien gebracht.

Prinzip des wirksamen Belastungsreizes
In Bezug auf die Belastungsintensität wird die Anforderung eines trainingswirksamen Reizes erfüllt. Dabei kann die Intensitätskontrolle mittels des subjektiven Belastungsempfindens erfolgen. Der Einsatz eines Maximalkrafttests, außer wenn es sich um einen isometrischen handelt, sollte für ein gesundheitsförderliches Training als weniger wichtig eingestuft werden, um gesundheitliche Risiken zu vermeiden. Zumal hat der Einsatz einer Skalierung, welche sich auf das subjektive Belastungsempfinden bzw. Dyspnoeempfinden bezieht, den Vorteil, dass keine Einschränkungen bezüglich der Auswahl der Bewegungsform sowie der Übung bestehen.

Grundsätzlich sollte auf eine Mindestdauer von 30 min pro Trainingseinheit geachtet werden. Somit soll erreicht werden, dass es auch zu den gewünschten ausdauerinduzierten morphologischen Anpassungen kommt.

Prinzip der progressiven Belastungssteigerung
Die zur Verfügung stehenden Belastungskomponenten Intensität, Dauer, Umfang, Dichte, Häufigkeit sowie Bewegungsausführung der Übungen lassen über den unterschiedlichen Einsatz der verschiedenen Ausprägungsgrade eine progressive Belastungssteigerung kurz-, mittel- und langfristig zu. Der richtige Einsatz obliegt der genauen Planung eines Trainers.

Prinzip der Variation der Trainingsbelastung
Mit Hilfe der Belastungskomponente sind vielfältige Variationen möglich. Außerdem können unterschiedliche – allgemeine – Übungen einsetzt werden, sofern die geforderten mind. 1/7 bis 1/6 der gesamten Skelettmuskulatur beanspruchen. Eine Beschränkung auf spezifische – sportartspezielle – Übungen besteht nicht. Insbesondere für trainierte Personen besteht die Möglichkeit, dass verschiedene Belastungsbereiche (GA 1, GA 1-2, KA 1) eingesetzt werden können.

Prinzip der optimalen Gestaltung von Belastung und Erholung
Bezugnehmend auf die Ausführungen von Stemper & Wastl (1994, S. 18) kann dieses Prinzip über die in der Tabelle 15 (S. 148) dargestellten Belastungs-Pausen-Verhältnisse zielgerichtet eingesetzt werden. Hierbei wird nicht nur dieses allgemeine Trainingsprinzip berücksichtigt, sondern auch des Prinzips der Individualität und Altersgemäßheit.

Die zielgruppen- und trainingseffektspezifische Belastungshäufigkeit ermöglicht es, dass prinzipiell die kurzfristige Überlastung (Overreaching) bzw. das mittel- bis langfristige Übertraining (Overtraining-Syndrom) vermieden werden könnte. Der Einsatz von zusätzlichen belastungssteuernden Elementen, wie das Konzept der individuellen autonomen Fitness (Esperer & Hottenrott, 2011, S. 46 ff.), wird hierbei als vorteilhaft angesehen.

Prinzip der Wiederholung und Kontinuität
Um kurz- und mittelfristig physiologische Anpassungen hervorzurufen und langfristig diese auch aufrechtzuerhalten, bedarf es der permanenten Wiederholung von Trainingsbelastungen. Mit Hilfe der Trainingsmethoden extensive Intervallmethode und extensive Dauermethode stehen dem Trainer und dem Trainierenden zwei trainingsprozessbeeinflussende Werkzeuge zur Verfügung, um einerseits eine abwechslungsreiche Belastungsdauer und andererseits trainingseffektbezogene Reize hervorzurufen. Zudem bietet sich die

Möglichkeit an, da es sich nicht um eine sportartspezifische Leistungserhöhung handelt, freudbetonte Elemente hinzuzufügen. Dies kann zur Verstärkung der Sportbindung dienen.

Prinzip der Periodisierung und Zyklisierung
Dieses Trainingsprinzip kann und wird umgesetzt, indem alle 4 bis 6 Wochen die Trainingsmethodik geändert wird. Beispielsweise kann für Untrainierte ein Mesozyklenverhältnis von 1:1 berücksichtigt werden. So wechseln sich Belastungen der extensiven Dauermethode mit unterschiedlichen Intensitäten sowie Umfängen ab (siehe nachfolgende Variante A). Für Trainierte bzw. sehr trainierte Personen ist ein Wechsel zwischen der extensiven Dauermethode und der extensiven Intervallmethode möglich (siehe Varianten B und C). Grundlegend bestehen immer die Hauptziele darin, dass einerseits physiologische Anpassungsprozesse zu Ende geführt werden (Wechsel aller 4 bis 6 Wochen), und anderseits sollten nach diesem Zeitraum neue Trainingsreize gesetzt werden, um einen neuen physiologischen Anpassungsprozess auszulösen.

Die dargestellten Varianten A, B und C sind beispielhaft. Die angegebenen dominierten Energiestoffwechsel beziehen sich auf die Angaben der Tabelle 3 (S. 35) aus Hottenrott & Hoos (2013, S.465).

Variante A - Mesozyklenverhältnis extensive Intervallmethode 1 zu 1 (Untrainierte)

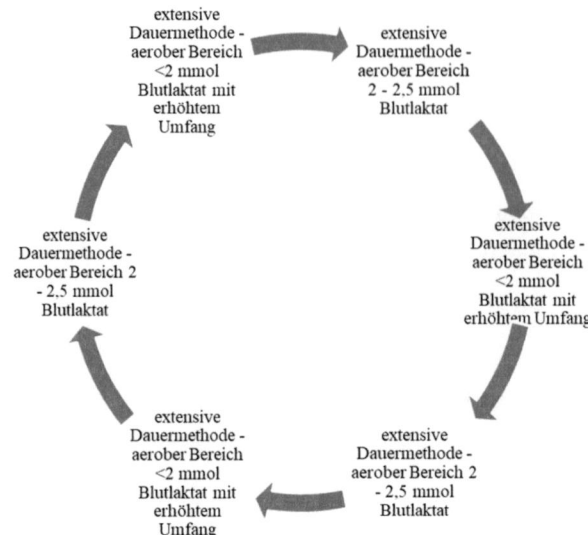

Variante B - Mesozyklenverhältnis ext. Dauer- zu Intervallmethode 2 zu 1 (Trainierte)

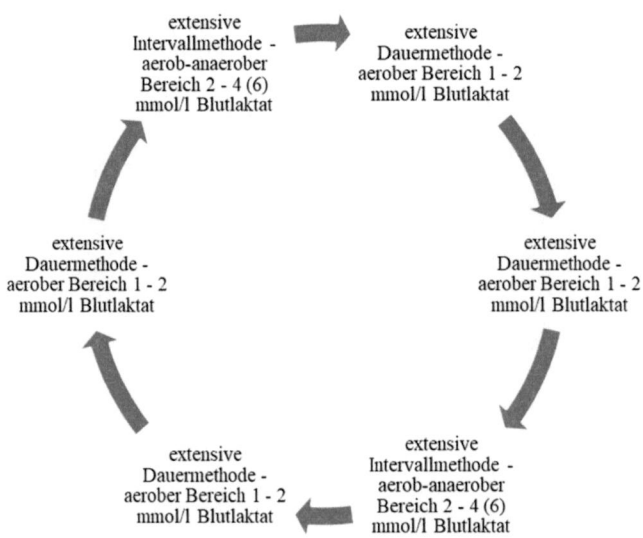

Variante C - Mesozyklenverhältnis ext. Dauer- zu Intervallmethode 1 zu 1 (fortgeschrittene Trainierte)

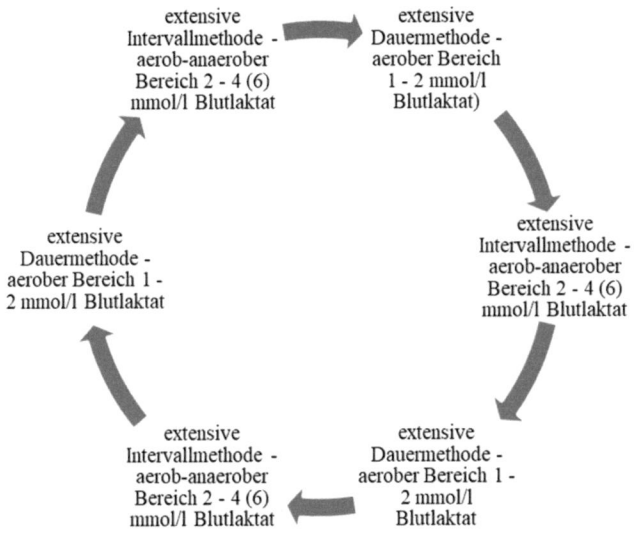

Prinzip der Individualität und Altersgemäßheit

Da die Ausprägungsgrade der Belastungskomponenten eine gewisse Spanne aufweisen, besteht die Möglichkeit die individuellen Voraussetzungen und Ziele der Trainierenden zu berücksichtigen, ohne dass die Hauptwirkungsrichtung missachtet wird. Dies ist zudem über die Möglichkeit des individuell angemessenen Einsatzes der allgemeinen Übungen erreichbar. Je nach Übung (Bewegungsablauf, mit/ohne Zusatzgewicht) sind zudem ort- und zeitunabhängige Trainingsdurchführungen möglich. Die Berücksichtigung der individuellen Voraussetzungen von Seiten der Trainierenden ist zwingend notwendig und kann mit Hilfe der Inhalte der anderen allgemeinen Trainingsprinzipien erfolgen. Hervorzuheben sei die Beachtung der individuellen koordinativen Fähigkeiten bei der Übungsauswahl. Dies, um einerseits die Trainierenden nicht zu über- bzw. unterfordern, und andererseits um mit dem angemessenen Einsatz der Belastungskomponente die Koordination zu fördern, welche im kalendarischen Alter eines Menschen auch eine hervorstechende Bedeutung hat.

Prinzip der regulierenden Wechselwirkung einzelner Trainingselemente
Prinzipiell besteht die Möglichkeit, dass sich die einzelnen Trainingselemente (z. B. extensive Dauermethode und Intervallmethode) gegenseitig positiv beeinflussen und es so zu einer Erhöhung der gewünschten Wirkung kommt. Eine leistungslimitierende Wechselwirkung kann nahezu ausgeschlossen werden, wenn die Umsetzung und Einhaltung der anderen allgemeinen Trainingsprinzipien eingehalten wird. Der Grund kann darin vermutet werden, dass die jeweiligen Beanspruchungen der Schwerpunkte der einzelnen Mesozyklen aneinandergrenzen.

4.3 Neue Aspekte des Kreistrainings

Es wird darauf hingewiesen, dass es sich bei dem nachfolgenden neuartigen Kreistrainingsprogramm (nKTP) nicht um eine Eigenentwicklung seitens des Verfassers dieser wissenschaftlichen Arbeit handelt. Vielmehr wird der Evaluierung eines vorhandenen Trainingsprogramms nachgegangen, welches durch kommerzielle Sportanbieter als kardioprotektiv vermarktet wird (Dammer, 2007) und einen kommerziellen Erfolg aufweist. Der begründete Aufbau dieses Trainingsprogramms kann nicht erfolgen, da die Entwicklung von anderer Seite erfolgte. Sollten die Forschungsergebnisse nach dem Evaluierungsprozess eine Modifikation befürworten, so erfolgt die detaillierte Begründung im Kapitel 9, Seite 317 ff.)

Seit einigen Jahren kann beobachtet werden, dass kommerzielle Bewegungs- und Sportkonzeptanbieter verstärkt Kreistrainingsprogramme für die Nutzung zur Verfügung stellen (DSSV, 2013). So stieg beispielsweise die Anzahl von Franchisefilialen des Unternehmens Mrs. Sporty vom Start im Jahre 2004 bis 2013 auf 550 (Mrs. Sporty, 2012). Eine der Hauptzielgruppen der sogenannte

Special-Interest-Studios (DSSV, 2013, S. 40) sind Frauen im mittleren Erwachsenenalter.

Diese Kreistrainingsprogramme werden dabei primär mit der Verbesserung der konditionellen Mischform Kraftausdauer in Verbindung gebracht. Als physiologische Hauptwirkung soll die aerobe Ausdauerleistungsfähigkeit sowie die Kraftfähigkeit erhöht werden, um so einen kardioprotektiven Effekt zu erzielen (Dammer, 2007). Gegenüber dem methodischen Aufbau eines kKTP, welches den primären mesozyklenspezfischen Effekt der Erhöhung der Ausdauer- oder Kraftausdauerleistungsfähigkeit (Tabelle 18, S. 155) hat, erfolgt hierbei einerseits die ausschließliche Ausrichtung auf die Kraftausdauerleistungsfähigkeit. Andererseits wird die typische Belastungsdichte für das kraftausdauerorientierte Training (nach dem Übungs- bzw. Satzende) von ca. 15-30 Sekunden Pause (Zatsiorsky & Kraemer, 2008, S. 219) bzw. ≥ 30 Sekunden Pause (Boeckh-Behrens & Buskies, 2003, S. 44, S. 47; Grosser, Starischka & Zimmermann; 2008, S.67, 77 f.; Stemper & Wastl, 1994, S. 18; Zimmermann, 2002, S. 209 ff.) auf 5 Sekunden reduziert. Diese Zeit dient ausschließlich dem Stationswechsel.

Diese Vermischung von Belastungsschemata des kraftausdauer- und ausdauerorientierten Trainings widerspricht den Empfehlungen von Zatsiorsky & Kraemer (2008, S. 221 f.), welche für einen planmäßigen, zyklenbasierten Einsatz von Kraft- und Ausdauerprogrammen propagieren. Sonst besteht die Gefahr, dass es zu geringeren morphologischen Adaptationen auf Seiten der konditionellen Fähigkeit Kraft sowie Ausdauer kommt.

Darüber hinaus werden u. a. hydraulische Widerstandsgeber sowie Bodenplatten als Trainingsmittel eingesetzt. Die Erhöhung der Widerstandsgeber erfolgt aufgrund der erbrachten Bewegungsgeschwindigkeit. Je höher diese ist, desto größer ist der Widerstand. Auf den Bodenplatten (sogenannte Boards oder Stepboards) werden u. a. die Bewegungsform des *Gehens auf der Stelle* ausgeführt. Zudem erfolgt der Wechsel von Übung zu Übung sequenziell, d. h.

nach einer Übung am hydraulischen Widerstandsgeber folgt die Übung auf der Bodenplatte. Die Ausführung dieser Gehbewegung hat nicht die entlastungsbringende Aufgabe sowie die Intensität einer lohnenden Pause wie beim Intervalltraining (Hottenrott & Neumann, 2010a, S. 112 f.; Zintl & Eisenhut, 2009, S. 121 ff.). Die empfundene Beanspruchung soll das gleiche Niveau aufweisen, was dem der extensiven Dauermethode entspricht.

Insgesamt werden unterschiedliche Trainingselemente des Ausdauer- und Krafttrainings sowie des kKTP miteinander kombiniert, um kardioprotektive Wirkungen zu erreichen.

4.4 Kardiorespiratorisches Krafttraining

4.4.1 Definition

Unter einem kardiorespiratorischen Krafttraining wird folgender Ansatz definiert:

> *Bei einem kardiorespiratorischen Krafttraining handelt es sich um einen planmäßigen, zielgerichteten und evaluierten Handlungsprozess zur Erhöhung der Leistungsfähigkeit des kardiopulmonalen Funktionssystem. Dabei kommt es zu morphologischen Adaptationen des Herz-Kreislauf-Systems und des Atemapparats, um so eine ausreichende Sauerstoffversorgung der beanspruchten Muskulatur für die aerobe Energiegewinnung zu gewährleisten. Eine weitere Wirkungsrichtung liegt in der Verbesserung der Kraftfähigkeit. Um dies zu erreichen, werden Trainingsmittel, -übungen, -methoden, -inhalte eingesetzt, welche sowohl dem Kraft- als auch dem Ausdauertraining zugeordnet werden können.*

Eine prinzipielle Trennung von Ausdauer- und Krafttraining, wie sie häufig in den Publikationen wiederzufinden ist, erweist sich als schwierig. So zeigen bereits Trainingsprogramme sowie physiologische Faktoren sogenannter typischer Ausdauersportarten, wie das Radfahren oder das Rudern, Komponente der konditionellen Fähigkeit Kraft sowie dessen Training auf (Graf & Rost, 2001, S. 15). Zudem zeigen sich in der Meta-Analyse von Zimmermann (2002, S. 99), dass während eines Krafttrainings akute kardiopulmonale Adaptationen, wie eine durchschnittliche Herzfrequenz von 78 % HF_{max}[49], ausgelöst werden.

Kennzeichnend dieser Art des Krafttrainings ist die Implementierung der Organisationsform Kreistraining (Martin, Carl & Lehnertz, 2001, S. 135 f.). Aufgrund dessen und in Abgrenzung zum klassischen Kreistrainingsprogramm wird nachfolgend der Begriff des *neuartigen Kreistrainingsprogramms (nKTP)* verwendet.

4.4.2 Trainingsmethodischer Aufbau

Das neuartige Kreistrainingsprogramm (nKTP) kann folgendermaßen beschrieben werden. Diese Beschreibung stützt sich auf Vor-Ort-Beobachtungen und Literaturrecherchen (Dammer, 2007; Meichsner, 2008; Wilser, 2007; Wilser, Würtenberger &Volland, 2007). Dabei verfügen vergleichbare nKTP über ähnliche Ausprägungen der Belastungskomponente:

- Häufigkeit: 2 bis 3 x pro Woche,
- Umfang: 30 bis 45 min pro Trainingseinheit bzw. 60 bis 90 min pro Woche,
- Dauer: 30 bis 45 sek. pro Station,
- Dichte: wenige Sekunden Pause zum Stationswechsel,
- Intensität: mittlere Beanspruchung nach dem subjektiven Belastungsempfinden (RPE),
- Bewegungsausführungen an 8 bis 11 gerätegestützten hydraulischen Widerstandsgebern (Kraft-Stationen) sowie 8 bis 11 sogenannten ‚Boards' oder ‚Stepboards' und weiteren Bezeichnungen

---

[49] Mittelwert aller 14 veröffentlichten Studien aus Zimmermann (2002, S. 99). Der Minimalwert beträgt 67 S./min. Der Maximalwert beträgt 88 S./min.

als Unterstützungsfläche für simulierte Gehbewegungen auf der Stelle bzw. Treppensteigbewegungen (Ausdauer-Stationen). Die einzelnen Bewegungsformen wechseln sich sequenziell ab.

Dieses nKTP verfügt über hydraulische Widerstandsgeber, welche ihren Widerstand mit einer gesteigerten muskulären Bewegungsgeschwindigkeit erhöhen. Eine offensichtliche Betrachtung als Krafttrainingsgeräte ist dadurch nicht gegeben, da nicht erkennbar ist, ob man in der Benutzungsvoreinstellung des Gerätes die ‚klassische' Intensitätseinstufung der Kraft[50] mit deren Mischformen erreicht bzw. überschreitet. Somit wäre es durchaus möglich, dass die Trainierenden im Belastungsintensitätsbereich unterhalb der 30% von F_{max} trainieren. Aufgrund dessen wird in dieser Arbeit in Bezug auf diese Geräten von einer Kraft-Station gesprochen, da die jeweiligen Bewegungsformen dem Krafttraining entnommen sind. Der Begriff der Ausdauer-Station wird im Hinblick auf die ausdauersporttypische zyklische Bewegungsform des Gehens (Walking) bzw. Laufens verwendet.

Für diese Gruppe von kardiorespiratorischen Krafttrainingsprogrammen wird das nachfolgende Belastungsschema als exemplarisch betrachtet und untersucht:

- Häufigkeit: 3 x pro Woche,
- Umfang: ca. 32 min pro Trainingseinheit bzw. 96 min pro Woche,
- Dauer pro Trainingseinheit: ca. 32 min,
- Dauer pro Station: 35 sek.,
- Dichte: 5 Sekunden Pause zum Stationswechsel,
- Intensität: RPE 13 (mittel) nach Borg (2004)
- Bewegungsausführungen erfolgen an 8 gerätegestützten hydraulischen Widerstandsgebern (Kraft-Stationen) sowie 8 sogenannten ‚Boards' oder ‚Stepboards' zur simulierte Gehbewegungen

---

[50] Kraft = konditionelle Basisfähigkeit für Muskelleistungen mit Krafteinsätzen, deren Werte über ca. 30% der jeweiligen Maximalkraft F_{max} liegt (Martin, Carl & Lehnertz, 2001, S. 102 ff.)

auf der Stelle bzw. Treppensteigbewegungen (Ausdauer-Stationen). Die einzelnen Bewegungsformen wechseln sich sequenziell ab.

Der inhaltliche Aufbau des kommenden Kapitels orientiert sich an den sieben Hauptkriterien der Beschreibung der konditionellen Fähigkeit und dessen Training nach Hottenrott & Neumann (2010a, S. 23). Zu beachten sei dabei, dass sich diese Einordnung primär an dem Wissensstand der konditionellen Fähigkeit Ausdauer orientiert. Dies wird damit begründet, dass es sich bei der beschriebenen Belastungsdichte ("5-Sekunden-Stationswechsel-Pause") insgesamt um eine kontinuierliche Belastungs-Beanspruchungs-Situation handelt.

Arbeitsweise der Skelettmuskulatur

Da es sich zu jedem Zeitpunkt um eine eigenständige Annäherung der muskulären Ursprünge und Ansätze handelt (nicht-isometrisch), kann die Muskelarbeitsweise der Skelettmuskulatur als dynamisch bezeichnet werden (Harre, 1997f, S. 241; Hollmann & Hettinger, 2000, S. 262 ff.; Hottenrott & Neumann, 2010a, S. 23 f.; Zintl & Eisenhut, 2009, S. 34 ff.).

Vorrangige Energiebereitstellung

Im Rahmen einer Voruntersuchung wurden arterielle Blutlaktatwerte jedes einzelnen Probanden der Experimentalgruppe (EG) gemessen. Neben einem Blutlaktatwert in Ruhe vor dem Training wurden Messwerte nach 2 Durchgängen (Belastungsdauer ca. 21 min) ermittelt. Die Überprüfung der laktaziden Beanspruchung ergab folgende deskriptive Werte bei n=18 (Blutlaktatkonzentration in mmol/l):

- MW ± SD in Ruhe: 1,072 ± 0,060 (min.: 0,7; max: 1,6)
- MW ± SD nach 2 Durchgängen[51]: 3,689 ± 0,624 (min.: 2,7; max: 5,1).

---

[51] Belastungsumfang ca. 21 min

Diese Beanspruchungswerte decken sich in der Tendenz mit den Ergebnissen von Scherr et al. (2013). Nach der aufgestellten Formel nach Scherr et al. müsste die Höhe der Blutlaktatkonzentration ca. 3 mmol/l betragen, wenn es sich um ein anvisiertes Belastungsniveau von RPE 13 handelt. Buskies, Liesner & Zieschang (1993) veröffentlichten ähnliche Ergebnisse. Siehe dazu auch die Inhalte der Tabelle 7 (S. 93). Aufgrund der Ausführungen von Hottenrott & Neumann (2010a, 27 ff.) erfolgt die Einordnung dieses Training in die Gruppe der Beanspruchungen in einer aerob-anaerobe Stoffwechsellage (2 bis 6 mmol/l).

Anteil der beanspruchten Muskulatur

Da es sich ausschließlich um einen muskulären Umfang der beanspruchten Skelettmuskulatur von größer 1/6 bis 1/7 handelt, kann von einer allgemeinen Ausdauer gesprochen (Hollmann & Hettinger, 2000, S. 262; Hottenrott & Neumann, 2010a, S. 28; Zintl & Eisenhut, 2009, S. 39).

Zeitdauer der Belastung

Das beschriebene nKTP hat eine Belastungsdauer pro Trainingseinheit von ca. 32 Minuten. Da es sich um eine fast kontinuierliche Belastungs-Banspruchungs-Situation handelt (Dichte: nur 5 Sekunden Pause zum Stationswechsel), wird dieses Trainingsprogramm der Langzeitausdauer (Hollmann & Hettinger, 2000, S. 292 ff.[52]; Keul, 1975, S. 632) bzw. Langzeitausdauer I zuordnet (Harre, 1997a, S. 153; Neumann et al, 1978, S. 45 ff.; Neumann, Pfützner & Berbalk, 2005, S. 159; Neumann, Pfützner & Hottenrott, 1993, S. 64; Pfeifer & Harre, 1979, S. 157; Reiss et al., 1976; Weineck, 1994, S. 165; Zintl & Eisenhut, 2009, S. 45).

---

[52] Die Zuordnung zu LZA wird bei Hollmann & Hettinger, 2000, S.292 ff. von der dominant aeroben Stoffwechsellage abhängig gemacht.

Wechselbezüge zu den konditionellen Fähigkeiten

Wie von Harre (1997b, S. 131) beschrieben, bestehen Wechselbezüge zu anderen konditionellen Fähigkeiten..

Kraftausdauer und Ausdauerkraft: Sehr häufig werden Übungsprogramme, welche nach der Organisationsform Kreistraining aufgebaut werden, mit einem Kraftausdauertraining gleichgesetzt. Ob mittels des hier beschriebenen nKTP die konditionelle Mischform Kraftausdauer trainiert wird, soll mit Hilfe von Aussagen verschiedener deutschsprachiger Autoren überprüft werden. Ein Vielzahl von Autoren (Grosser & Müller, 1993, S. 29; Grosser, Starischka & Zimmermann, 2012, S. 44; Zintl & Eisenhut, 2009, S. 41) ordnen die Mischform Kraftausdauer eher der konditionellen Fähigkeit Kraft oder Ausdauer zu, indem sie die prozentuale Belastung von F_{max} hinzuziehen. Diese Betrachtung kann aufgrund der fehlenden Intensitätswahl über ‚Prozent von F_{max}' nicht erfolgen. Die Intensität wird mittels der RPE-Skala gewählt. Aufgrund dessen erfolgt die Betrachtung der Mischform Kraftausdauer über die laktaziden Stoffwechsellage. Hottenrott & Zülch (2008, S. 13 f.) unterscheiden demnach nach der extensiven (Blutlaktat < 3mmol/l, THf 75 – 85 % HF_{max}) und der intensiven Kraftausdauer (Blutlaktat > 4mmol/l, THf 85 - 95 % HF_{max}). Aufgrund der Blutlaktatwerte MW 3,689 ± 0,624 müsste von einer extensiv bis intensiven Kraftausdauer gesprochen werden. Wenn man aber den zweiten Faktor (THf) hinzuzieht und die Forschungsergebnisse von Scherr et al. (2013) berücksichtigt (s. S. 90), so wäre die THf bei einem RPE-Wert von 13 im Bereich der 75 – 85 % von HF_{max}. Demnach kann das hier beschriebene nKTP dem Belastungsbereich der extensives Kraftausdauer zugeordnet werden.

Ob es sich um eine Ausdauerkraft bzw. um eine aerobe Kraftausdauer handelt (Grosser, Starischka & Zimmermann, 2012, S. 44; Harre, 2008, S. 163; Hartmann & Tünnemann, 1983, S. 13, 75 ff.; Hochmuth & Grundlach, 1982; Zintl & Eisenhut, 2009, S. 41) kann nicht beantwortet werden. Auch hier fehlen klare Kennwerte, welche bei der Betrachtung des hier beschriebenen Kreistrainingsprogramms berücksichtigt werden können.

Schnelligkeitsausdauer: Das hier beschriebene nKTP besteht aus einer Mehrzahl von ca. 35 sek. langen Belastungsabschnitten mit 5 sek. Pause bei einer mittleren (bis submaximalen) Intensität. Einer dieser Abschnitte wird von der Tatsache beeinflusst, dass die Widerstandsgröße in Abhängigkeit zur Bewegungsgeschwindigkeit steht (hohe Geschwindigkeit = hoher Widerstand). Wenn man nun die Sichtweise von Weineck (1994, S. 206) hinzuzieht (Schnelligkeitsausdauer ist eine Sonderform der Kraftausdauer) und die Betrachtung von Zintl & Eisenhut (2009, S. 41 f.) berücksichtigt: „Im submaximalen Intensitätsbereich ist Schnelligkeitsausdauer mit Kurzzeitausdauer gleichzusetzen und somit trainingsmethodisch nicht der Schnelligkeit, sondern der Ausdauer zuzuordnen.", so kann man die einzelnen gerätegestützten Trainingsabschnitte auch als ein Schnelligkeitsausdauertraining bezeichnen.

Maximalkraft und Schnellkraft inkl. Explosiv- und Reaktivkraft: Die Maximalkraft ist die Fähigkeit eine „willkürlich muskelkontraktionsbedingte maximale Kraft" aufzubringen (Harre, 1997c, S. 133 f.). Nach Zatsiorsky & Kraemer (2008, S. 32 ff.) sollte bei dieser willkürlichen Bewegung die Geschwindigkeit ‚langsam' sein. Die Schnellkraft ist charakterisiert von der Fähigkeit eines „Kraftmaximum in optimal kurzer Zeit" (Harre, 1997c, S. 135). Da die Belastungsintensität in der hier beschriebenen nKTP im mittleren Bereich liegt (BORG, 2004), werden die Maximal- und auch die Schnellkraft nicht primär beansprucht und somit nicht bzw. kaum trainiert.

Bedeutung für die sportartspezifische Leistungsfähigkeit

Bezug nehmend auf die Ausführungen von Hottenrott & Neumann (2010a, S. 31), Neumann et al. (1978, S. 137) und Zintl & Eisenhut (2009, S. 44) unterscheidet man im deutschsprachigen Raum in die allgemeine und in die spezielle Ausdauer. Damit der Begriff ‚allgemeine Ausdauer' nicht mit dem

Aspekt des Umfangs der eingesetzten Muskulatur verwechselt wird, wird nachfolgend das Synonym ‚Grundlagenausdauer' verwendet. Diese Synonymeinsatz geht auf die Ausführungen von Martin (1979, S. 128), Martin, Carl & Lehnertz (2001, S. 175 f.) sowie Pfeifer & Harre (1979, S. 157) zurück.

Bei dem nKTP handelt es sich um ein sportartunspezifisches Grundlagenausdauertraining. Dabei wird der von Zintl & Eisenhut (2009, S. 45) beschriebene „Basischarakter für Gesundheit, Fitness und für die Entwicklung anderer sportmotorischer Fähigkeiten" beachtet und verfolgt. Nach Martin (1979, S. 128[53]) werden die allgemeine aerobe Ausdauerfähigkeit, die allgemeine Kraftausdauer und auch die allgemeine Schnelligkeitsausdauer mittels ‚allgemein entwickelten Übungsformen' trainiert, und korreliert dabei mit oben dargestellten Wechselbezügen zu den konditionellen Fähigkeiten.

Einteilung der Belastungsbereiche

Wie in den vorherigen Kapiteln beschrieben, erfolgt die Intensitätsgestaltung mittels des subjektiven Belastungsempfindens nach Borg (2004). Die einzuhaltende Vorgabe des Belastungswertes 13 (etwas anstrengend bzw. mittel) hat, wie die Beanspruchungsüberprüfung ergab, eine arterielle Blutlaktatkonzentration von MW 3,689 ± 0,624 mmol/l. Ausgehend von diesem Mittelwert und des RPE-Anstrengungsempfindens kann dieses Training der Belastungsbereiche Grundlagenausdauertraining 1-2 bzw. 2 (GA 1-2 bzw. 2) sowie Kraftausdauertraining 1 (KA 1) zugeordnet werden (Hottenrott & Hoos, 2013, S. 465).

Trainingsmethoden aus dem Ausdauertraining

Folgende Trainingsmethoden aus dem Ausdauertraining spiegeln primär das nKTP wider. Die Aufstellung dient dazu, die physiologischen Adaptationen ableiten zu können. Die nachfolgende Tabelle 20 zeigt diese physiologische

---

[53] Martin verwendet den Begriff ‚allgemein' als Synonym für ‚sportartunspezifisch' und bezieht sich dabei auf die Ansicht von Nabatnikowa (1974, S, 17 f.).

Adaptationen auf, welche durch bestimmte ausdauerbezogene Trainingsmethoden ausgelöst bzw. aufrechtgehalten werden können. Die Auswahl der in dieser Tabelle niedergeschriebenen Anpassungserscheinungen beruht auf einem Vergleich mit den Ausprägungen der Belastungskomponente des nKTP. Wenn Übereinstimmungen zwischen dem methodischen Aufbau zwischen dem Ausdauermethoden und dem nKTP auftreten, so sind diese in der Tabelle 20 wiederzufinden. Die Spalte „Hinweis für Auswahl" beinhaltet die übereinstimmenden Ausprägungen der Belastungskomponente.

Tabelle 20: Trainingsmethoden aus dem Bereich des Ausdauertrainings, welche in diesem nKTP wiederzufinden sind

Quelle	Bezeichnung	physiologische Adaptationen	Hinweis für Auswahl
Harre (1997e, S. 258 ff.)	kontinuierliche DM - Dauermethode mittlerer Intensität (mINT)	• Aufbau der aeroben Kapazität und Leistungsfähigkeit (besonders bei mINT) • Grundlagen für die Aktivierung des anaeroben Stoffwechsels schaffen (mINT) • Entwicklung der aeroben Kapazität und Leistungsfähigkeit (Beanspruchung bis 80 % VO_{2max}) (mINT) • Beanspruchung der ST- und FT-Fasern (mINT), • Wenn diese Methode einseitig eingesetzt wird, so kann es zu negativen Folgen der Leistungsfähigkeit der FT-Fasern kommen (gINT). • Entwicklung der aeroben Kapazität und Leistungsfähigkeit möglich, da die VO_{2max} bis zu 80 % beansprucht wird (mINT). • ST- und FT-Fasern werden parallel trainiert, dadurch bleibt die Kontraktionsfähigkeit der Muskulatur zumeist erhalten (mINT).	• RPE mittel, • 2-4 mmol /l Blutlaktat, • aerob-anaerober Übergangsbereich, • >30 min Dauer
Hottenrott & Neumann (2010a, S. 109 ff.)	kontinuierliche intensive Dauermethode	• Entwicklung der Grundlagenausdauer auf höherem Niveau, • Erhöhung der Leistung oder Geschwindigkeit bei aerob-anaerober Beanspruchung, • Schulung der Willenskraft und Erhöhung der psychischen Belastbarkeit, • Vergrößerung der Glykogenspeicher • • •	• RPE mittel bis submaximal, • >2,5 bis 5 mmol/l Blutlaktat, • 15 min bis 3 h Dauer
Grosser, Starischka & Zimmermann	kontinuierliche intensive Dauermethode	• Entwicklung des HKL-Systems (Sportherzentwicklung), • Kapillarisierung der	• 3 bis 4 mmol/l Blutlaktat, • 30 bis 60 min

(2008. S. 132 ff.)		Skelettmuskulatur, • Verbesserung des aeroben Stoffwechsels (erhöhte Nutzung des Glykogenabbaus), • Ausschöpfung der Glykogenspeicher, • Nutzung des Laktat-Steady-State (Maxlass) in der Energiebereitstellung, • Erweiterung der aeroben Kapazität (VO_{2max}, zentraler und peripherer Faktor), • Anheben der anaeroben Schwelle, Laktatkompensationstraining	Dauer
Stemper & Wastl (1994, S. 18)	allgemeine aerobe Ausdauer		• 30-45 sek. Dauer pro Satz, • 15 sek. Pause, • als Kombinationsprogramm mit dem Programm ‚Kraftausdauer'
• Die variable Dauermethode wird nicht weiter berücksichtigt, da diese eine Mischform aus der extensiven und der intensiven DM darstellt und diese schon beachtet wurde. Eines der Hauptkennzeichen für die Arten der Intervallmethode ist die Pausengestaltung als ‚lohnende Pause'. Da das nKTP keinerlei Pausengestaltung hat (abgesehen von den 5 Sekunden von und zur Trainingsmaschine) werden die Formen der Intervallmethode nicht beachtet. Ähnlich verhält es sich bei der Wiederholungsmethode. Die z. T. sehr lange Pausengestaltung widerspricht dem Aufbau der nKTP. Die Wettkampf- und Kontrollmethode hat keine Schnittmenge mit dem nKTP, welche im Bereich der Prävention angesiedelt ist.			

Trainingsmethoden aus dem Krafttraining

Eine Zuordnung des nKTP zu den Trainingsmethoden, welche laut der Literatur dem Krafttraining zugeordnet werden, erweist sich als schwierig. Bei diesen erfolgt zumeist eine Pause zwischen den Sätzen (Belastungskomponente Dichte, s. S. 99). Diese krafttrainingsübliche Pausengestaltung gibt es in dem nKTP nicht (außer die 5 Sekunden zum Stationswechsel). Weitere Ausprägungen der Belastungskomponente sowie weitere Kriterien, welche die jeweilige Krafttrainingsmethode kennzeichnen, stimmen z. T. mit dem methodischen Aufbau des nKTP überein. Die Tabelle 21 beinhaltet folgende Angaben und Zusammenhänge: Entsprechend der trainingsmethodischen Beschreibung des zu untersuchenden nKTP auf Seite 167 ff., wurden die Ausprägungen der Belastungskomponente (Spalte „Hinweis für Auswahl") mit den Ausprägungen der krafttrainingsbezogenen Methoden auf Gemeinsamkeiten hin überprüft. Die in den Krafttrainingsmethoden wiederzufindenden physiologischen Adaptationen wurden in die Tabelle 21 übertragen.

Tabelle 21: Trainingsmethoden aus dem Bereich des Krafttrainings, welche in dem nKTP wiederzufinden sind

Quelle	Bezeichnung	physiologischen Adaptationen	Hinweis für Auswahl
Boeckh-Behrens & Buskies (2003, S. 47)	Gesundheitsorientiertes Fitness-Krafttraining – kraftausdauerorientierte Variante als Teil des ‚sanftes Krafttrainings'	• Verbesserung KA, • geringe Erhöhung der Muskelmasse und der F_{max}	• RPE mittel bis schwer, • 15 bis 20 und mehr Wiederholungen
Grosser, Starischka & Zimmermann (2008, S. 65 f.)	Methode der leichten Krafteinsätze mit mittlerer Wiederholungszahl (Anfängermethode)	• Gleichzeitige Entwicklung von F_{max}, Schnellkraft und KA (intermuskuläre Koordination, Hypertrophie, Kapillarisierung, Verbesserung des aerob-anaeroben Stoffwechsels), • Erhalt der Dehnfähigkeit • Verbesserung der Funktionsfähigkeit des Binde- und Stützgewebes	• RPE leicht bis mittel, • 1-3 min Pause ohne volle Erholung
Grosser, Starischka & Zimmermann (2008, S. 77 f.)	Ausdauerkraft	• Ökonomisierung der gemischt aerob-anaeroben Energiebereitstellung (d. h. bei gleicher Leistungsabgabe höherer aerober Anteil), • Kapillarisierung und Mitochondrienvermehrung, • Aktivierung aerober Prozesse, • Erhöhung der Glykogenspeicher, • Verbesserung der Herzarbeit, • Verbesserung der Laktat-toleranz bei mittleren Konzentrationen •	• RPE mittel, • 1 – 1,5 min Dauer pro Satz
Stemper & Wastl (1994, S. 18)	Kraftausdauer		30 sek. Dauer pro Satz
Weineck (2007, S. 477 ff.)	allgemeine Kraftausdauerzirkel	allgemeine Konditionierung, der lokalen Ermüdungsresistenz bzw. der Verbesserung des Stehvermögens (= allgemeine anaerobe Kapazität)	• Stoffwechsel: laktazid-anaerob, • Intensität so hoch, dass zwischen 30 und 60 Sekunden ca. 15 bis 30 Wiederholung absolviert werden können
Weineck (2007, S. 477 ff.)	Ausdauerzirkel	"Ob ein Zirkeltraining neben der lokalen Muskelausdauer- oder –kraftschulung auch noch eine allgemeine Herz-Kreislauf-Wirksamkeit und damit ausdauerschulend wirkt, hängt vom Übungsgut, als den ausgewählten Übungen und den daran beteiligten Muskelgruppen sowie der Belastungsdauer ab." (Weineck, 2007, S. 482)	

Zimmermann (2002, S. 193)	primärpräventives Krafttraining innerhalb der Organisationsform Kreistraining		mittlere Intensität bei 30 bis 60 Sekunden Dauer pro Satz und weniger als 30 Sekunden Pause zwischen den Sätzen

Umsetzung der allgemeinen Trainingsprinzipien des Belastungs-Beanspruchungs-Konzepts

Wie bei den gesundheitsförderlichen klassischen Kreistrainingsprogrammen (kKTP) wurde das nKTP im Hinblick auf die Einhaltung der allgemeinen Trainingsprinzipien hin überprüft. Pädagogische Prinzipien bleiben unberücksichtigt. Einer sportlerspezifischen Berücksichtigung (persönliche Ziele, Wünsche, Zeitbudget u. a.) sowie der Beachtung von organisatorischen Gegebenheiten und Möglichkeiten wird nicht weiter nachgegangen.

Aufgrund dieser Betrachtung und den Ergebnissen des Experimentes können Modifikationen im Aufbau und Inhalt des nKTP abgeleitet werden, welche die Einhaltung dieser Trainingsprinzipien berücksichtigen.

Prinzip des trainingswirksamen Reizes

Da die Belastungsintensität den RPE-Wert von 13 aufweist und nach den zusammenfassenden Empfehlungen von Borg (2004), Buskies, Liesner & Zieschang (1993) sowie Scherr et al. (2013) die RPE-Spanne für den gesundheitsorientierten Sport zwischen 11 und 14 (leicht bis leicht anstrengend) liegt, erfolgt bei der EG ein trainingswirksamer Reiz. Dies betrifft aber ausschließlich diese Belastungskomponente. Aufgrund der insgesamt festgelegten Ausprägungen der weiteren Komponente Dichte, Umfang und Häufigkeit besteht die Gefahr, dass es kurzfristig zu Überforderungen (bei Untrainierten) und mittel- bis langfristig zu Unterforderungen (bei Trainierenden) kommen kann. Weitere Aspekte sind in auf den Seiten 100 ff. (Trainingsprinzipien) und 90 ff. (RPE) nachzulesen.

Prinzip der progressiven Belastungssteigerung

Da die Ausprägungen der Belastungskomponente Intensität, Dauer, Umfang, Dichte und Häufigkeit bei der nKTP festgelegt sind, ist keinerlei langfristig angelegte Planung einer progressiven Belastungssteigerung möglich. Weitere Informationen sind auf Seite 103 ff. niedergeschrieben..

Prinzip der Variation der Trainingsbelastung

Eine Variation der Trainingsbelastung ist nicht möglich. Als Grund kann abermals die Festlegung der Belastungskomponente angesehen werden. Weitere Informationen sind auf Seite 106 f. niedergeschrieben.

Prinzip der optimalen Gestaltung von Belastung und Erholung

Im engeren Sinne wird beim nKTP dieses Trainingsprinzip eingehalten. Die Erholungszeit von 48 Stunden nach dem Training ist für Untrainierte und Leicht-Fortgeschrittene angemessen (Stemper & Wastl, 1994, S. 25), s. S. 108 ff. und Tabelle 10, S. 110. Für Fortgeschrittene, welche die Empfehlungen der ACSM mit deren gesundheitsfördernden Trainingsumfang von 150/200 bis 300 min pro Woche erreichen bzw. einhalten wollen (Donnelly et al., 2009; Garber et al., 2011), besteht bei einer festen Vorgabe von 48 h Erholung die Gefahr, dass die Trainingsdauer bei der sich ergebenen Trainingshäufigkeit von 3x pro Woche auf bis zu 100 min pro TE teilt. Bei der eingesetzten Trainingsmethode, welche sich auscließlich im aerob-anaeroben Übergangsbereich befindet, kann gezweifelt werden, ob dies noch im gesundheitsfördernden Training liegt. Der Grund des Zweifels wird darin begründet, dass die jeweilige individuelle anaerobe Schwelle dauerhaft überschritten werden kann.

Prinzip der Wiederholung und Kontinuität

Die Einhaltung dieses Trainingsprinzips ist aufgrund der Struktur des nKTP möglich, auch wenn berücksichtig werden sollte, dass die persönliche Einstellung des Trainierenden gegenüber der gesamten Trainings- und

Lebenssituation die Einhaltung dieses Prinzips stark beeinflusst. Weitere Informationen sind auf der Seite 115 niedergeschrieben.

Prinzip der Periodisierung und Zyklisierung

Die Grundkonzeption des nKTP sieht keinerlei Periodisierung und Zyklisierung vor. Der Grund liegt in der Festlegung der Ausprägungen der Belastungskomponente. Weitere Informationen sind auf der Seite 116 ff. niedergeschrieben

Prinzip der Individualität und Altersgemäßheit

Das nKTP mit dessen festgelegten Belastungskomponentenausprägungen lässt eine Berücksichtigung individueller Leistungsvoraussetzungen von Seiten der Trainierenden nicht zu. Unter- sowie auch Überforderungen mit deren Folgen wären möglich. Auch wenn es sich um einfache[54] koordinative Bewegungsbilder und -anforderungen an den Kraft- und Ausdauer-Stationen handelt, so sind keine Alternativbewegungen vorgesehen. Ausschließlich aufgrund einer persönlichen Veränderung des Trainingsprogramms von Seiten des Trainierenden (Krankheit, Wohlbefinden etc.) kann dieses Trainingsprinzip eingehalten werden. Weitere Informationen sind auf der Seite 119 niedergeschrieben.

Prinzip der zunehmenden Spezialisierung

Entsprechend der Ausführungen in den vorherigen Kapiteln, ist das Ziel des nKTP die allgemeine Ausdauer (Grundlagenausdauer) zu trainieren. Diese beinhaltet und berücksichtigt keine sportartspezifische (Vor-)Belastung. Demnach braucht dieses Prinzip nicht eingehalten werden. Weitere Informationen sind auf der Seite 120 niedergeschrieben.

---

[54] subjektive Einschätzung vom Verfasser dieser Arbeit

Prinzip der regulierenden Wechselwirkung einzelner Trainingselemente

Der fehlende periodische und zyklische Aufbau im nKTP (Wechsel von der extensiven Kraftausdauer- in die extensive Dauermethode wie bei der kKTP) und die ausschließliche Beanspruchung im aerob-anaeroben Übergangsbereich lässt vermuten, dass die aerobe Ausdauerleistungsfähigkeit nicht (weiter)- entwickelt bzw. auch geringer wird, obwohl diese als der hervorstehende kardioprotektive Schutzfaktor angesehen wird. Weitere Informationen sind auf den Seiten 121 f. niedergeschrieben.

Zusammenfassende Beschreibung des nKTP inkl. erwarteter physiologische Adaptationen

Aufgrund der vorherigen Einordnung in den ausgewählten Wissensbestand im deutschsprachigen Raum lässt sich das neuartige Kreistrainingsprogramm (nKTP) nachfolgend beschreiben. Dabei wird die Trainingsmethodik des Ausdauertrainings als Beschreibungsbasis genutzt. Die Grundlage dafür liegt in der Dominanz der aeroben Ausdauer als Schutzfaktor bei Herz-Kreislauf-Erkrankungen sowie eines Programmaufbaus, welches keine Pausengestaltung zwischen den Stationen vorsieht.

Es handelt sich um ein sportliches Training mit folgenden Punkten:

- Bei der muskulären Beanspruchung werden mind. 1/7 - 1/6 der gesamten Skelettmuskulatur eingesetzt (Hollmann & Hettinger, 2000, S. 262),
- diese erfolgt während einer aerob-anaeroben Energiebereitstellung (Hottenrott & Neumann, 2010a, S. 27 ff.; Reiss, 1990),
- bei einer vortriebswirksamen - dynamischen - Ausführung der Bewegung (Hollmann & Hettinger, 2000, S. 262 ff.; Hottenrott & Neumann, 2010a, S. 23 f.; Zintl & Eisenhut, 2009, S. 34 ff.),

- im Zeitbereich der Langzeitausdauer LZA bzw. LZA I (Harre, 1997a, S. 153; Hollmann & Hettinger, 2000, S. 292 ff.[55]; Keul, 1975, S. 632; Neumann et al, 1978, S. 45 ff.; Neumann, Pfützner & Berbalk, 2005, S. 159; Neumann, Pfützner & Hottenrott, 1993, S. 64; Pfeifer & Harre, 1979, S. 157; Reiss et al., 1976; Weineck, 1994, S. 165; Zintl & Eisenhut, 2009, S. 45).
- Das nKTP kann dem sportartunspezifischen Grundlagenausdauerbereich (allgemeine Ausdauer) zugeordnet werden (Hottenrott & Neumann, 2010a, S. 31; Martin, 1979, S. 128; Martin, Carl & Lehnertz, 2001, S. 175 f.; Neumann et al.; 1978, S. 137; Pfeifer & Harre; 1979, S. 157; Zintl & Eisenhut, 2009, S. 45),
- hierbei werden, bezogen auf die Wechselbezüge zu anderen konditionellen Fähigkeiten und der vorhandenen arteriellen Blutlaktatkonzentration, insbesondere die extensive Kraftausdauerleistungsfähigkeit trainiert (Boeckh-Behrens & Buskies, 2003, S. 89; Fritzsch, 1989, S. 113; Hemmling, 1994, S. 23; Hottenrott & Zülch, 2008, S. 13 f.; Neumann, Pfützner & Berbalk, 2011, S. 140; Suchotzki, 1989, S. 107; Tech, 1992, S. 239 ff.).
- Die Trainingsbelastung kann den Belastungsbereichen der GA 1-2 (oberer Intensitätsbereich) sowie der KA 1 im Übergang zu KA 2 zugeordnet werden (Hottenrott & Hoos, 2013, S. 465; Hottenrott & Neumann, 2010a, S. 152 ff.; 2010b, S. 122 ff.; Hottenrott & Zülch, 2008, S. 14).
- Diese Bereiche werden mit der Kombinationsmethode (Joch & Ückert, 1998, S. 128) trainiert, welche hierbei aus einer Mischung aus der extensiven Intervallmethode mit der Pausengestaltung einer Dauermethode (Hottenrott & Neumann, 2010a, S. 110 ff.; Hottenrott & Zülch, 2008, S. 14; Neumann, Pfützner &

---

[55] Die Zuordnung zu LZA wird bei Hollmann & Hettinger, 2000, S.292 ff. von der dominant aeroben Stoffwechsellage abhängig gemacht.

Berbalk, 2011, S. 141; siehe Tabelle 20, S. 174) sowie Elementen des Krafttrainings (siehe Tabelle 21, S. 176) besteht. Die Intensität liegt im mittleren Belastungsbereich (RPE nach Borg 13) bei einer Dauer von ca. 30-60 sek. pro Satz und eine sehr geringen Pause (Dichte).

- Folgende physiologische Adaptationen im Organismus können nach Literaturangaben u. a. erwartet werden:
- Aufbau und Entwicklung der aeroben Kapazität (VO_{2max}, zentraler und peripherer Faktor),
- Aktivierung des anaeroben Stoffwechsels und verbesserte Blutlaktatkompensation →Anhebung der anaeroben Schwelle,
- Verbesserung der Blutlaktattoleranz bei mittlerer Konzentration,
- Erhöhung der Leistung während einer aerob-anaeroben Energiebereitstellung,
- Verbesserte Nutzung, Ausschöpfung und Vergrößerung der Glykogenspeicher,
- geringe Erhöhung der Muskelmasse,
- gleichzeitige Entwicklung der F_{max}, der Schnellkraft und der Kraftausdauer (intermuskuläre Koordination, Hypertrophie der Skelettmuskulatur, Kapillarisierung),
- Verbesserung der Funktionsweise des Binde- und Stützgewebes,
- Mitochondrienvermehrung,
- Erhöhung der Herzarbeit (Schlagvolumen, Herzminutenvolumen),
- Verbesserung der lokalen Ermüdungsresistenz (Grosser, Starischka & Zimmermann, 2008, S. 77 f., 134 ff.; Harre, 1997e, S. 267; Hottenrott & Neumann, 2010a, S. 112 f.; Martin, Carl & Lehnertz, 2001, S. 197 ff.; Neumann, Pfützner & Berbalk, 2011, S. 141; Zintl & Eisenhut; 2009, S. 121 ff).

4.4.3 Gemeinsamkeiten und Unterschiede zwischen dem nKTP und dem kKTP

Um das neuartige Kreistrainingsprogramm (nKTP) in Bezug auf dessen gesundheitsförderliche Auswirkung hin überprüfen zu können und gegebenfalls trainingsmethodische Modifikationen durchzuführen, bedarf es eines Vergleichs mit – in der trainingswissenschaftlichen Forschungsgemeinschaft – akzeptierten und überprüften Trainingsprogrammen. Diese Trainingsprogramme, wie auch das klassische Kreistrainingsprogramm (kKTP), erfüllen die Anforderungen der Trainingslehre. Hierzu sei die Einhaltung und Umsetzung der allgemeinen Trainingsprinzipien genannt. Aufgrund dessen erfolgt in den nachfolgend der Vergleich zwischen dem nKTP und dem kKTP (Tabelle 22).

Tabelle 22: Gesundheitsförderndes klassisches und neuartiges Kreistrainingsprogramm – Gemeinsamkeiten & Unterschiede

			gesundheitsförderndes klassisches Kreistrainingsprogramm (nKTP)	neuartiges Kreistrainingsprogramm (nKTP)	Differenzen des nKTP gegenüber dem kKTP
Belastungsbereich			KA 1, GA 1-2	KA 1 (im Übergang zu KA 2), GA 1-2 (oberer Intensitätsbereich)	Belastungsbereich der GA 1 bleibt unberücksichtigt.
Trainingsmethodik			extensive Intervallmethode	extensive Intervallmethode in Kombination mit Elementen der Dauermethode sowie krafttrainingsspezifischen Trainingsmitteln	Insbesondere die ausschließliche Ausführung der extensiven Dauermethode bleibt unberücksichtigt, um so spezifische Adaptationen der aeroben Energiebereitstellung hervorzurufen.
Anvisierter Energiestoffwechsel			aerob-anaerob (2 bis 6 mmol/l)	aerob-anaerob (2 bis 6 mmol/l)	kein Training im ausschließlich aeroben Bereich (bis 2 mmol/l) möglich
physiologische Wirkung	Primär		Herz-Kreislauf-Regulation	Aufbau und Entwicklung der aeroben Kapazität (VO_{2max}, zentrale und periphere Faktor), Aktivierung des anaeroben Stoffwechsels und verbesserte Laktatkompensation → Anhebung der anaeroben Schwelle, Verbesserung der Laktattoleranz bei mittlerer Konzentration, Erhöhung der Leistung im aerob-anaeroben Übergangsbereich, verbesserte Nutzung, Ausschöpfung und Vergrößerung der Glykogenspeicher, geringe Erhöhung der Muskelmasse, gleichzeitige Entwicklung der F_{max}, der Schnellkraft und der Kraftausdauer (intermuskuläre Koordination, Hypertrophie der Skelettmuskulatur, Kapillarisierung), Verbesserung der Funktionsweise des Binde- und Stützgewebes, Mitochondrienvermehrung, Erhöhung der Herzarbeit, Verbesserung der lokalen Ermüdungsresistenz	Ein alleiniger Vergleich, welcher sich ausschließlich auf die literaturbezogenen Angaben richtet, ist nicht möglich. Eine Überprüfung mit forschungsmethodischen Mitteln ist notwendig. Es scheint aber fragwürdig, ob zu einer physiologisch-leistungsfördernden Wirkung auf Messparameter, welche die submaximale aerobe Ausdauerleistungsfähigkeit präsentieren, kommt. Der Grund dieser Vermutung liegt in der ausschließlichen aerob-anaeroben Belastung/Beanspruchung.
	Sekundär		Stoffwechsel	Aerobe Kapazität	
	Tertiär		Pufferkapazität	Stoffwechsel	
pädagogisch-psychologische Wirkung	primär		Willensspannkraft	k. A.	
	sekundär		Durchhaltevermögen		
	tertiär		Ermüdungswiderstandsfähigkeit		
Trainingseffekt	primär		Kraftausdauer	Kraftausdauer	Der primäre Trainingseffekt bezieht sich primär auf Adaptationen des konstituellen Mischtyps Kraftausdauer. Reine ausdauerspezifische Anpassungen bleiben unberücksichtigt.
	sekundär		Ausdauer (Kraftausdauer)	Ausdauer	
	Orientierung		kraft- und ausdauerorientiert	kraft- und ausdauerorientiert	
Inten-sität	Individuelle dynamische Maximalkraft F_{max}		bis 30 % (z. T. bis 40 %)		
	RPE	BORG	13 bis 15	13 (11 für Auf- und Abwärmung)	Festlegung auf einen Intensitätsbereich, keine Spanne

		Boeckh-Behrens & Buskies	5 bis 6	3 bis 4	
		WANNER	3 bis 4	2 bis 3	
		Scholich	hoch bis mittel	mittel bis gering	
Dauer	Belastungszeit pro Übung/Station		Untrainierte: 30 bis 60 sek. (bei niedriger Intensität, mehr ausdauerorientiert) Trainierte: 15 bis 30 sek. (bei höherer Intensität, mehr kraftorientiert)	ganze Durchgänge von 3 bis 5 min	35 sek. (fest, unabhängig von Leistungsvoraussetzung)	Festlegung auf Dauer, keine Spanne
	Durchgänge/Kreise		2 bis 3	3 und mehr	3 (½ Durchgang Aufwärmung – 2 Durchgänge Haupttraining – ½ Durchgang Abwärmung)	Festlegung der Durchgänge, keine Spanne
	Gesamtzeit pro Trainingseinheit		10 bis 40 min (abhängig von Anzahl der Durchgänge und der Übungen/Stationen)	10 bis 30 min (abhängig von Anzahl der Durchgänge und der Übungen/Stationen)	32 min (8 Kraft-Stationen und 8 Ausdauer-Stationen [je 35 sek. Belastung + 5 sek. Pause] multipliziert mal 3 Durchgänge)	Festlegung der Gesamttrainingsdauer, keine Spanne
Dichte	Pause nach Übung/Station		30 bis 60 sek. Untrainierte oder kraftorientiert: Belastungs-Pausen-Verhältnis 1:2 (z. B. Belastung 30 sek. zu Pause 60 sek.); Trainierte oder ausdauerorientiert: Belastungs-Pausen-Verhältnis 1:2 bis 3:1 (Trainingsprinzip der Individualität und Altersgemäßheit besonders beachten!)	keine Pause	5 sek. (zum Stationswechsel)	Keine Pausengestaltung, welche einen erholenden Einfluss hat.
	Pause nach Durchgang/Kreis		30 bis 90 sek. (bis 5 min) (individuell, dabei HF von 120 S./min erreichen „lohnende Pause")	keine Pause	keine Pause	keine Pausengestaltung, welche einen erholenden Einfluss hat
	Häufigkeit pro Woche (Bezug: Gesundheitssport, s. S. 108		Untrainierte: 2 (bis 3) Trainierte: 3 bis 4	Untrainierte: 2 bis 3 Trainierte: 4 bis 5	alle Leistungsgruppen: 3	Festlegung der Häufigkeit, keine Spanne
	Charakter der Übungen (6 bis 18 Übungen)		Allgemeine ohne/mit Zusatzlast; Ganzkörpertraining mit alternierender Übungsabfolge	Allgemeine ohne (mit) Zusatzlast; z. T. Ganzkörpertraining; Ausdauerübungen mit alternierender Übungsabfolge	Allgemeine kraft- und ausdauerorientierte Übungen; Kraftübungen mit Zusatzlast (hydraulischer Widerstandsgeber); Ausdauerübungen ohne Zusatzlast (Geh- und Steigbewegungen am Ort); Ganzkörpertraining mit alternierender Übungsabfolge	

4.4.4 Forschungsergebnisse

Wie in den vorherigen Kapiteln ausführlich hergeleitet, kann das neuartige Kreistrainingsprogramm (nKTP) der Gruppe der kraftausdauerorientierten Kreistrainingsprogramme sowie anderen Trainingsprogrammen zugeordnet werden, welche das Belastungsschema der extensiven Intervallmethode sowie das der intensiven Dauermethode aufweisen. Der Grund liegt in der Pausengestaltung. Mit einer Zeitspanne von 5 sek. Pause, welche ausschließlich dem Geräte-/Stationswechsel dient, kann das nKTP beiden Methoden zugeordnet werden, da es Elemente beider aufweist. Insgesamt können die Trainingsprogramme sowohl aus dem Blickwinkel eines Kraft- sowohl eines Ausdauertrainings betrachet werden.

In diesem Kapitel werden vorliegende Forschungsergebnisse präsentiert, welche im Zusammenhang mit dem Belastungsschema des nKTP stehen. Einerseits wird sich an der Definition von Zimmermann (2002, S. 99 f.) orientiert:

> *Ein kraftausdauerorientiertes Muskeltraining in Form des Kreistrainings – mit 8 bis 15 Körperübungen, 10 bis 25 Wiederholungen pro Übung, Widerständen von 40 bis 60 Prozent der individuellen Maximalkraft, geringen Pausen von maximal 30 Sekunden zwischen den Übungen und 2 bis 3 Kreisdurchgängen – bewirkt bei gesunden weiblichen und männlichen untrainierten Personen im jüngeren bis mittleren Erwachsenenalter einen moderaten, signifikanten Anstieg der maximalen Sauerstoffaufnahmekapazität.*

Andererseits werden Intensitätsangaben berücksichtigt, welche sich nicht nur auf die Maximalkraft (F_{max}) beziehen, sondern auch zu anderen Angaben. So wird das subjektive Belastungsempfinden, welches die Ausprägung *(etwas) anstrengend bzw. mittel* aufweist (siehe Tabelle 2, S. 34; Tabelle 3, S. 35;

Tabelle 8, S. 96; Tabelle 12, S. 136), berücksichtigt. Neben dem RPE-Wert dienen auch prozentuale Herzfrequenz- bzw. VO_{2max}-Angaben, um Forschungsergebnisse zu eruieren, welche dem o. g. nKTP entsprechen. Beachtet werden Intensitätsangaben für trainierte und untrainierte Personen, welche die Belastungsbereiche GA 1-2 (obererer Bereich) und KA 1 (im Übergang zu KA 2) betreffen. Die Spanne für die Herzfrequenz lautet ca. 65 bis 85 % HF_{max}. Die Angabenspanne zur Sauerstoffaufnahme berträgt 65-85 % VO_{2max} (Hottenrott & Hoos, 2013, S. 465; Hottenrott & Zülich, 2008, S. 14; Neumann, Pfützner & Berbalk, 2011, S. 140).

Eine weitere Voraussetzung für die Berücksichtigung liegt in der Bewegungsform des Treatments. Unberücksichtigt bleiben Forschungsergebnisse, welche einem Teilkörpertraining zugeordnet werden können, wie beispielsweise die Untersuchungen von Harris & Holly (1987), McKay, Paterson & Kowalchuk (2009) oder Poole & Graesser (1985). Der Grund liegt in der Tatsache, dass diese peripher ausgelösten Ökonomisierungsprozesse des kardiopulmonalen Systems nur in Korrelation mit dieser Bewegungsform auftreten. Dies wäre beispielsweise der Fall, wenn sich die Trainingsmittelswahl auf das Handkurbelergometer oder Radergometer bestränkt. Das Gleiche gilt für eine Übungsauswahl, welche sich u. a. nur auf die Knieextensoren und -flexoren bezieht. Eine Übertragung der Forschungs-ergebnisse auf Effekte, welche durch ein Ganzkörpertraining ausgelöst werden bzw. ausgelöst werden sollten, ist somit nicht zulässig (Clausen, Trap-jensen & Lassen, 1970; Frontera, Meredith, O'Reilly & Evans, 1990; Hollmann, Rost, Dufaux & Liesen, 1983, S. 94; Hottenrott, 2014[56]).

Ebenfalls ausgeschlossen werden Untersuchungen, welche sich auf Sondergruppen beziehen (Rieder, 1996, S. 27; Rieder & Huber, 1986, S. 48). Dazu werden auch Stichproben gezählt, welche Einschränkungen aufweisen, die mittels einer ICD-Nummer klar als pathogen klassifiziert werden können. Als

---

[56] Hottenrott, K. (2014): Persönliches Gespräch am 19.03.2014.

Beispiel sei die Arbeit von Schulz (2006, S. 6) genannt. Hierbei hat die Interventionsgruppe das Merkmal Adipositas (ICD-Nummern E65 - E68), da deren Bodymassindex den Wert 32.6 kg/m² aufweist.

Messparameter der kardiorespiratorischen Fitness
Maximale und submaximale aerobe Ausdauerleistungsfähigkeit

Insbesondere in den 1970er/80er Jahren wurden diese Kreistrainingsprogramme hinsichtlich ihrer Wirkung auf die aerobe Leistungsfähigkeit hin untersucht und unterstreichen die Aussage von Zimmermann (2002, S. 99 f.), dass diese Trainingsprogramme die maximale aerobe Ausdauerleistungsfähigkeit mit dem Messparameter VO_{2max} erhöht (Tabelle 23).

Tabelle 23: Forschungsergebnisse von kraftausdauerorientierten Kreistrainingsprogrammen mit einer Verbesserung der VO_{2max} (Reihenfolge: Veröffentlichungsjahr)

Autoren	Methodik	Ergebnisse und Hinweise
Gettman, Ayres, Pollock & Jackson (1978)	• 20 Wochen • Kreistrainingsgruppe: n=11; 10 Übungen, ca. 30 sek. Belastung, 20-25 sek. Pause, zwei Kreisdurchgänge, 80 % HF_{max} bei ca. 50 % 1RM, ca. 25 min Gesamtzeit • Laufgruppe: n= 6, 25 min bei 85 % HF_{max} • Kontrollgruppe: n=14 • randomisiert • 3 x pro Woche Training	• KT-Gruppe: bei multivariante Analyse VO_{2max}-Verbesserung; bei univariante Analyse keine VO_{2max}-Verbesserung • Laufgruppe: Verbesserung VO_{2max} und bessere Erhöhung als KT-Gruppe
Wilmore, Parr & Girandola (1978)	• 10 Wochen • EG1: n=16 Männer; EG2: n=12 Frauen • KG1: n=10 Männer; KG2: n=11 Frauen • 10 Stationen • 3 Kreisdurchgänge • Gesamtdauer 22,5 min • 3x Woche • 40-55 % 1RM • Satzdauer ca. 30 sek. mit 15 sek. Pause	• Verbesserung VO_{2max} nur bei Frauen (EG2) • Reduzierung HF_{Ruhe} bei allen vier Gruppen • Man geht davon aus, dass die VO_{2max}-Verbesserung bei den Frauen in der Tatsache lag, dass diese auf einem niedrigeren Niveau als die Männer gestartet sind (35,5 zu 47 ml/kg/min). Daraufhin wurde abgeleitet, dass eine VO_{2max}-Verbesserung ausschließlich bei Personen geschieht, welche einen niedrigen Leistungsstand haben. • • • •

Gettman, Ayres, Pollock, Durstine & Grantham (1979)	• 8 Wochen • Kreistrainingsgruppe mit 30 sek. Belastung und 30 sek. Pause je Übung • Jogginggruppe mit 3 Meilen pro TE • 3x Woche • N=16 (ca. 29 Jahre)	• Verbesserung der VO_{2max} beider Gruppen. Die Jogginggruppe erreichte bessere VO2max-Werte auf dem Laufband.
Gettman, Culter & Strathman (1980)	• 20 Wochen • Männer (31,3 Jahre) • EG: n=26; KG: n=7 • 9-10 Übungen pro Kreis • Gesamtdauer ca. 27 min • 30 sek. Pause nach jeder Übung • randomisiert und kontrolliert	• Verbesserung der VO_{2max} um 7-8 % ($p<0,05$)
Gettman, Ward & Hagan (1982)	• 12 Wochen • 3x Woche Training • Kreistrainingsgruppe: 3 Kreisdurchgänge • 30 sek. Belastungsdauer mit 15 sek. Pause je Übung • 10 Übungen • Gesamtdauer 22,5 min • Kreistraining-Ausdauergruppe: wie KT-Gruppe mit zusätzlichen 30 sek. Laufbandbewegungen nach jeder Übung • Gesamt-n= 87 (beider Geschlechts mit ca. 36 Jahre) • randomisiert und kontrolliert	• Beide Interventionsgruppen: Verbesserung der VO_{2max} ohne Unterschiede zwischen den Gruppen
Petersen, Miller, Quinney & Wenger (1988)	• 5 Wochen • 4 Trainingseinheiten pro Wochen • 6 Stationen • 2-3 Kreisdurchläufe • 20-24 Wiederh./Übung • jede Übung 2x nacheinander mit 20 sek. Pause • 4 min aktive Pause (Walking) zwischen den Kreisen • Intensität ca. 80 % HF_{max}	• sign. Verbesserung ($p<0,001$) der rel. VO_{2max} um 9,2 %
Mosher, Underwood, Ferguson & Arnold (1994)	• 12 Wochen • Junge Frauen • EG: n = 17; 3 min bei 75-85 % HF_{max} Aerobic-Übungen dann 25 sek. Übungen bei 40-50 % 1RM; 5 Kreisdurchläufe mit einer Gesamtdauer 45 min • randomisiert und kontrolliert	• Verbesserung VO_{2max}, • Verringerung Körperfett ($p<0,05$)
Kaikkonen, Yrjämä, Siljander, Byman & Laukkanen (2000)	• 12 Wochen • Kreistrainingsgruppe: 40 min bei 70-80 % HF_{max} • Ausdauergruppe: verschiedene Bewegungsformen, 40 min bei 70-80 % HF_{max} • Kontrollgruppe • Gesamt-n=90 mittels Randomisierung auf Gruppen aufgeteilt • Gesunde Stichprobe	• KT-Gruppe und Ausdauergruppe: vergleichbare Verbesserung VO_{2max}

Der Sicht von Zimmermann (2002, S. 99 f.) widersprechen die Ausführungen von Marcinik et al. (1991). Sie fanden bei einer kontrollierten, randomisierten Untersuchung (12 Wochen, n=18, untrainierte Männer [25 bis 34 Jahre], Intensität an ‚lactate threshold') keine Verbesserung der VO_{2max}. Dafür aber eine Reduzierung der Blutlaktatkonzentration auf den Leistungsstufen 55 bis 75 % VO_{2max} während des Leistungstests sowie eine Beinkraftsteigerung.

In der randomisierten und kontrollierten Untersuchung von Höltke, Steuer & Jakob (2001) zeigte sich folgendes Bild. Die Probanden (n=24, 17,3 ± 11 Jahre) wurden in drei Gruppen unterteilt. Sie trainierten über acht Wochen hinweg. Ausschließlich die Maximalkraft-Gruppe (8 Wiederholungen, 4 Sätze, 3 min Pause zwischen den Sätzen, 90 % der Tagesform) erreichte höhere Werte, welche die aerobe Kapazität repräsentieren. Die Kraftausdauer-Gruppe (25 Wiederholungen, 4 Sätze, 30 min Pause zwischen den Sätzen, 60 % der Tagesform) sowie die Wartekontroll-Gruppe verbesserten sich nicht. Als Grund wird die, durch das Maximalkrafttraining hervorgerufene, bessere Arbeitsökonomie der Beinmuskulatur (Radergometer-Stufentest) angesehen. Als Messparameter für die aerobe Kapazität wurde die Verschiebung der individuellen anaeroben Schwelle (IAS), die Fläche unterhalb der Laktatkurve sowie die HF analysiert. In der Publikation von aus der Fünten et al. (2013, S. 181) wird diese Begründung ebenfalls mit einem hochintensiven Training in Verbindung gebracht.

Zimmermann (2002, S. 100) zeigte mit seiner Metastudie, welche sich auf das Treatment kraftausdauerorientiertes Kreistraining bei gesunden untrainierte Frauen und Männer bezieht, folgende Studienlage. Dabei untersuchte er bei Männern 16 Studien (Gesamt-n = 208, durchschnittliches Alter 29 Jahre, 12 Wochen Intervention, Trainingshäufigkeit: 2,9 x pro Woche). Von diesen 16 Forschungsarbeiten zeigten alle, welche die absolute VO_{2max} untersuchten (8 von 8 Studien), eine statistisch signifikante Verbesserungen (im Mittel 7,1 Prozentpunkte). Die relative VO_{2max} untersuchten alle 16 Studien. Dabei zeigten sich statistisch signifikante Verbesserungen bei 15 Arbeiten (im Mittel 8,3 Prozentpunkte). Von den gesamten 16 Studien, welche sich auf die gesunden, untrainierten Männer bezogen, weise 9 von 9 Studien eine statistisch relevante Fähigkeitserhöhung auf, welche als allgemeine aeroben Ausdauerleistung beschrieben wurde (im Mittel 9,8 Prozentpunkte). Wesentlich weniger frauenbezogene Studien wurden miteinander verglichen. Es gibt insgesamt 6 Forschungsarbeiten mit einer Gesamtprobandenzahl von 79 bei einem durchschnittlichen Alter von 30,5 Jahren. Die kraftausdauerorientierten Kreistrainingsinterventionen beliefen sich auf durchschnittlich 11 Wochen und es wurden im Mittel 2,9 Trainingseinheiten pro Wochen absolviert. Auch hier wurden Effekte auf die relative VO_{2max} sowie die allgemeine aerobe Ausdauerleistung untersucht. Eine statistisch signifikante Verbesserung der relativen VO_{2max} zeigten 5 von 6 Studien (Mittel 12,2 Prozentpunkte). Drei von drei Arbeiten, welche die allgemeine aerobe Ausdauerleistung untersuchten, zeigen eine Erhöhung von durchschnittlich 13,5 Prozentpunkten. Auf welche Arbeiten sich Zimmermann (2002, S. 100) bezieht wurde nicht veröffentlicht.

Trunz-Carlisi, Böhm & Lompa (2007) untersuchten ein vergleichbares kraftausdauerorientiertes Trainingsprogramm mit ausdauerbetonten Zwischensequenzen mittels einer unkontrollierten Studie. Hierbei trainierten die Frauen (untrainiert, 48 ± 10,8 Jahre, n = 81) drei Monate bei einer Trainingshäufigkeit von 2 bis 3 x wöchentlich und einer Trainingsdauer von 30 min pro Trainingseinheit. Als Trainingsmittel standen ebenfalls jeweils 8 hydraulische Kraftgeräte und 8 Bodenplatten (Steps, Squares) zur Verfügung. Der submaximale Ausdauertest (IPN-Test) zeigte eine Erhöhung der submaximalen aeroben Ausdauerleistungsfähigkeit (relative Leistung) von 0,95 ± 0,31 auf 1,08 ± 0,26 W/kg KGw. Dies entspricht einer Verbesserung vom 13,6 Prozent und ist statistisch signifikant ($p<0,05$). Ob es sich wirklich um eine Erhöhung der submaximalen aeroben Ausdauerleistungsfähigkeit handelt, welche auf physiologische Adaptationen des kardiopulmonalen Funktionssystems basiert, sollte kritisch hinterfragt werden. Denn es verringerte sich das Körpergewicht ebenfalls statistisch signifikant, von 85,4 ± 17,9 auf 81,6 ± 17,3 kg (p<0,05).

Messparameter der autonomen Fitness

Nach intensiver Recherchen sind keine Forschungsarbeiten eruiert worden, welche das Treatment kardiorespiratorisches Kreistraining im Hinblick auf Veränderungen der sympathiko-vagalen Balance untersucht haben. Dies betrifft einerseits das beschriebene Belastungsschema und andererseits speziellen Stichprobenmerkmale. So gibt es viele Arbeiten, welche ein aerobes Ausdauertraining untersuchten und die Effekte als gesundheitsfördernd eingeordnet haben (Esperer & Hottenrott, 2011, S. 46; Hottenrott, Hoos & Esperer, 2006; Sandercock, Bromley & Brodie, 2005). In Bezug auf ein gesundheitsförderndes Krafttraining wurden bisher Personen untersucht, welche der Klassifizierung Sondergruppe (nach Rieder, 1996, S. 27; Rieder & Huber, 1986, S. 48) zugeordnet werden müssen. So untersuchten bisher Forte, De Vito & Figura (2003) ältere gesunde Frauen (MW: 68,9 ± 2,8 Jahre), Kreuzfeld, Weippert, Preuss, Kumar & Stoll (2011, S. 175 ff.) Männer und Frauen (MW: 53,6 Jahre) mit einem z. T. hohen bis sehr hohem 10-Jahres-Herzinfakt-Risiko (PROCAM-Score), Madden, Levy & Stratton (2006) ältere gesunde Frauen (MW: 69,9 ± 0,9 Jahre) sowie Takahashi, Melo, Quitério, Silva & Catai (2009) ältere Männer (MW: 62 ± 2 Jahre).

5 Forschungsdefizite, Fragestellungen und Hypothesen

Das Ziel dieser Forschungsarbeit liegt in der Evaluierung der Effekte eines kardiorespiratorischen Krafttrainings bei gesunden, untrainierten Frauen im mittleren Erwachsenenalter. Da dieses Trainingsprogramm auf der primärpräventiven Ebene gesundheitsfördernd wirken soll, bezieht sich die Evaluierung auf die Veränderung der kardiorespiratorischen und autonomen Fitness. Im Speziellen soll dabei die Erhöhung von Messparametern der submaximalen, aeroben Ausdauerleistungsfähigkeit und der Verschiebung der sympathiko-vagale Balance, hin zu einer Erhöhung vagaler Aktivitäten, untersucht werden. Insgesamt soll herausgefunden werden, ob das Belastungsschema des kardiorespiratorischen Trainings einen kardioprotektiven Effekt hat.

Forschungsdefizit, Fragenkomplexe und Hypothesen

Obwohl die dargestellten Forschungsergebnisse im vorhergehenden Kapitel 4.4.4 (S. 186 ff.) darauf hinweisen, dass ein kraftausdauerorientiertes Kreistraining zu einer Erhöhung der maximalen und submaximalen aeroben Ausdauerleistungsfähigkeit führt, so bestehen z. T. berechtigte Zweifel daran. So zeigen die Ergebnisse dieser Arbeiten zwar Verbesserungen der VO_{2max} auf, aber unterscheiden sich nicht von der Vergleichsgruppe (Gettmann et al., 1979; Gettman, Ward & Hagan, 1982; Kaikkonen et al., 2000). Zudem wurden konträre Ergebnisse veröffentlicht (Marcinik et al., 1991). Auch gibt es verschiedene Begründungen und Diskussionsansätze, weshalb es zur Erhöhung der maximalen und submaximalen Leistungswerte kam. Höltke, Steuer & Jakob (2001) begründeten es damit, dass sich die Kraftfähigkeit verbessert hat (aufgrund eines Maximalkrafttrainings) und dies den entscheidenden Determinanten der VO_{2max} während des Ergometertest bildet. Griandola & Katch (1973) und Kass & Castiotta (1994) diskutierten zudem darüber, ob sich die Verbesserungen der aeroben Ausdauerleistungsfähigkeit nicht primär durch eine sich veränderte Körpergewebezusammensetzung (fett und fettfreie Masse) ergibt und nicht aufgrund Veränderungen des Herzminutenvolumens (HMV) oder der arterio-venösen Sauerstoffdifferenz (AVDO$_2$). Gettman & Pollock (1981) weisen in ihrer Übersichtsarbeit darauf hin, dass aerobe Ausdauerprogramme die aerobe Ausdauerleistungsfähigkeit stärker als typische Kreistrainingsprogramme (Interventionsdauer: 8-12 Wochen, Dauer pro Trainingseinheit: 25-30 min Dauer, 2-3 Kreisdurchgänge, 10-15 Wiederholungen pro Übung, ca. 50 % F$_{max}$, 15-30 sek. Pause zwischen den Übungen) erhöhen. Je höher die Intensität ist, desto geringer ist der Effekt der kardiorespiratorischen Fitness. Dies scheint den Ergebnissen von Gettman et al. (1979), Gettman, Ward & Hagan (1982), Kaikkonen et al. (2000) zu widersprechen, bei denen es keine statistisch signifikanten Unterschiede zu ausdauerorientierten Trainingsprogrammen gibt.

In Bezug auf die Erhöhung der vagalen Aktivität zeigen sich auch Forschungsdefizite. Einerseits gibt es keine Studien, welche die Effekte eines kraftausdauerorientierten Kreistrainings bei gesunden, untrainierten Frauen im mittleren Erwachsenenalter auf die Verschiebung der sympathiko-vagale Balance untersuchten. Andererseits ist unklar, welchen Einfluss höher-intensive Belastungen[57] auf das vagale Nervenssystem haben. Zwar zeigen Winder et al. (1978), dass ein hochintensives Trainingsprogramm die Reduktion der Katecholamine im Blutplasma hervorruft und sich dies in einer verringerten Herzfrequenz zeigt. Dies bedeutet aber nicht zwingend auch eine Erhöhung der HF-Kurzzeitvariabilität. Ein weiteres Forschungsdefizit liegt in der angewandten Untersuchungsmethodik. Fast ausschließlich werden HRV-Parameter untersucht, welche sich auf physiologische Ruhezustände beziehen. Dabei weist Hoos (2011, S. 55 ff.) darauf hin, dass das hohe Potenzial der HRV-Analyse unter (sportlicher) Belastung genutzt werden sollte.

Aus diesen Aspekten lassen sich zusammengefasst folgende Forschungsdefizite herausstellen:

---

[57] höher-intensiv = im Vergleich zu niedriger-intensiven aeroben Ausdauerbelastungen

- Die meisten Forschungsarbeiten, welche als kardiorespiratorisches Krafttraining bezeichnet werden können, nutzen den Messparameter VO_{2max}. Damit sollen Veränderungen aufgezeigt werden, die einer Erhöhung der kardiorespiratorischen Fitness zugeordnet werden können. Zu hinterfragen wäre aber, ob der Einsatz eines submaximalen Stufentests nicht angemessener ist, um diese Adaptationen zu operationalisieren und quantifizieren. Zumal es sich bei dem kardiorespiratorischen Krafttraining um die Belastungsbereiche handelt, welche dem submaximalen aeroben Ausdauertraining (durchschnittliche Beanspruchung von 78 % HF_{max}) zugeordnet werden können (siehe Kapitel 2.1.2, S. 28 ff.; 4.4.1, S. 166).
- Die Forschungsarbeiten beinhalten fast ausschließlich spiroergometrische Messparameter. Da es kritisch ist, nur einen Messparameter einzusetzen, sollten weitere Messwerte hinzugefügt werden, um fehlerhafte Kausalitäten zu vermeiden. Somit sollten u. a. die Parameter Herzfrequenz, Blutlaktatakkumulation sowie physikalisch-physiologische Leistung parallel eingesetzt werden, um zur Quantifizierung der submaximalen aeroben Ausdauerleistungsfähigkeit zu dienen.
- Die meisten kraftausdauerorientierten Kreistrainingsprogramme haben eine Pause von ca. 30 Sekunden nach jeder Übung, was auch dem klassischen Kreistrainingsprogramm (siehe Kapitel 4.2.4, S. 153 ff.) entspricht. Bis auf eine Ausnahme (Trunz-Carlisi, Böhm & Lompa, 2007) beachtete keine Untersuchung eine Pausengestaltung von ca. 5 Sekunden, welche nur dem Stations-/Gerätewechsel dient. Kritik an dieser Arbeit kann daran genommen werden, dass es sich um eine unkontrollierte Studie handelt. Insgesamt fehlen verlässliche Forschungsergebnisse,

welche das spezifische des Belastungsschemas des neuartigen Kreistrainingsprogramms untersuchten.

- In Bezug auf die Verschiebung der sympathiko-vagalen Aktivität liegen keinerlei stichproben- und belastungsschemaspezifische Untersuchungen vor. Demzufolge ist es notwendig die Messparameter zu untersuchen, um Rückschlüsse auf das Eintreten der Effekt zu ziehen, welche der kardioprotektiven Widerstandsquelle autonome Fitness zugeordnet werden können. Entweder es wurden aerobe Ausdauerprogramm untersucht (Hottenrott & Hoos, 2009a, S. 34 ff.; Sandercock, Bromley & Brodie, 2005; Schulz, Horn, Linowsky, Plogmaker & Heck, 2002, S. 67 ff.) oder Krafttrainingsprogramm, welche von älteren Personen absolviert wurden (Forte, De Vito & Figura, 2003; Kreuzfeld et al., 2011, S. 175 ff.; Madden, Levy & Stratton, 2006; Takahashi et al., 2009). Zusätzlich bestehen Unklarheiten darüber, welche Effekte ein höher-intensives Trainingsprogramm auf die Erhöhung der vagalen Aktivität bei gesunden, untrainierten Frauen im mittleren Erwachsenenalter im Allgemeinen und während eines standardisierten Belastungstest hat.

Folgende Fragestellungen mit abgeleiteten operationalen Hypothesen lassen sich aufgrund der in den vorherigen Kapiteln niedergeschriebenen Kenntnisstände und der kritischen Auseinandersetzung mit jenen formulieren. Die Formulierung dieser Hypothesen geschieht mittels einer deduktiven Generierung (Hussy, Schreiber & Echterhoff, 2013, S. 35). Dabei stehen alle Fragestellungen und Hypothesen in Bezug zu den Untersuchung der kardioprotektiven Auswirkung des neuartigen Kreistrainingsprogramms. Alle Hypothesen sind als Unterschiedshypothesen formuliert und erfüllen damit die Empfehlungen für ‚Wirksamkeitsuntersuchungen mit Maßnahmen oder eines Treatments' von Bortz & Döring (2006, S. 524).

submaximale aerobe Ausdauerleistungsfähigkeit
Verändern sich die Ausprägungen der Messparameter der submaximalen aeroben Ausdauerleistungsfähigkeit nach der Treatmentdurchführung? Wenn ja, kommt es zu einer Veränderung der Ausprägung, welche man der Erhöhung der submaximalen aeroben Ausdauerleistungsfähigkeit zuordnen kann?

Hypothesen 1 bis 6

Tabelle 24: Operationale Hypothesen – submaximale aerobe Ausdauerleistung

Hypothese 1) relative physikalisch-physiologische Leistung an den fixen Blutlaktatwerten	Es wird erwartet, dass sich die relative physikalisch-physiologische Leistung in Watt pro kg Körpergewicht an den jeweiligen fixen Blutlaktatwerten (2 mmol/l, 3 mmol/l, 4 mmol/l) nach der vollständigen Treatmentdurchführung bei der EG erhöht. Gleichzeitig kommt es zu keiner Veränderung der physikalischen Leistung bei der KG.	
	Nullhypothese H_0	Die relative physikalisch-physiologische Leistung in Watt pro kg KGw erhöht sich an den jeweiligen fixen Blutlaktatwerten von 2, 3 und 4 mmol/l *nicht*.
	Alternativhypothese H_1	Die relative physikalisch-physiologische Leistung in Watt pro kg KGw erhöht sich an den jeweiligen fixen Blutlaktatwerten von 2, 3 und 4 mmol/l.
Hypothese 2) Blutlaktatkonzentration an den Leistungsstufen	Es wird erwartet, dass sich die Höhe der Blutlaktatwerte an den jeweiligen Leistungsstufen des submaximalen Stufentests (Ruhe-Vorstart, Stufe 1 bis 4) nach der vollständigen Treatmentdurchführung bei der EG verringert. Gleichzeitig kommt es zu keiner Veränderung der Blutlaktatwerte bei der KG.	
	Nullhypothese H_0	Die Höhe der Blutlaktatwerte an den jeweiligen Leistungsstufen verringert sich *nicht*.
	Alternativhypothese H_1	Die Höhe der Blutlaktatwerte an den jeweiligen Leistungsstufen verringert sich.

Hypothese 3) Herzfrequenz an den Leistungsstufen	Es wird erwartet, dass sich die Herzfrequenz an den jeweiligen Leistungsstufen des submaximalen Stufentests (Ruhe-Vorstart, Stufe 1 bis 4) nach der vollständigen Treatmentdurchführung bei der EG verringert. Gleichzeitig kommt es zu keiner Veränderung der HF bei der KG.
	Nullhypothese H_0 — Die Herzfrequenz verringert sich an den jeweiligen Leistungsstufen *nicht*.
	Alternativhypothese H_1 — Die Herzfrequenz verringert sich an den jeweiligen Leistungsstufen.
Hypothese 4) relative physikalisch-physiologische Leistung an der IAS nach Dickhuth et al. (1988) (Blutlaktatäquivalent +1,5 mmol/l)	Es wird erwartet, dass sich die relative physikalisch-physiologische Leistung in Watt pro kg Körpergewicht an der individuelle anaerobe Schwelle (IAS, Blutlaktatäquivalent +1,5 mmol/l) bei der EG erhöht und es demnach zu einer ‚Rechtsverschiebung' kommt. Gleichzeitig kommt es zu keiner Veränderung der IAS bei der KG.
	Nullhypothese H_0 — Die relative physikalisch-physiologische Leistung in Watt pro kg KGw erhöht sich an der IAS *nicht*.
	Alternativhypothese H_1 — Die relative physikalisch-physiologische Leistung in Watt pro kg KGw erhöht sich an der IAS.
Hypothese 5) Herzfrequenz an der IAS nach Dickhuth et al. (1988) (Blutlaktatäquivalent +1,5 mmol/l)	Es wird erwartet, dass sich die Herzfrequenz an der individuelle anaerobe Schwelle (IAS, Blutlaktatäquivalent +1,5 mmol/l) bei der EG verringert. Gleichzeitig kommt es zu keiner Veränderung der IAS bei der KG.
	Nullhypothese H_0 — Die Herzfrequenz verringert sich an der IAS *nicht*.
	Alternativhypothese H_1 — Die Herzfrequenz verringert sich an der IAS.
Hypothese 6) Blutlaktatkonzentration an der IAS nach Dickhuth et al. (1988)	Es wird erwartet, dass sich die Blutlaktatkonzentration an der individuellen anaeroben Schwelle (IAS, Blutlaktatäquivalent +1,5 mmol/l) bei der EG verringert. Gleichzeitig kommt es zu keiner Veränderung der IAS bei der KG.

(Blutlaktatäquivalent +1,5 mmol/l)	Nullhypothese H_0	Die Blutlaktatkonzentration verringert sich an der IAS *nicht*.
	Alternativhypothese H_1	Die Blutlaktatkonzentration verringert sich an der IAS.

Vagale Aktivitäten des autonomen Nervensystems in Ruhe-Vorstart und Belastung

Verändern sich die Ausprägungen der quantitativen Kurzzeitvariablitätsparameter RMSSD, pNN50 und SD1 während der Ruhe-phase vor der Funktionsdiagnostik (Vorstart [Hottenrott, 1993, S. 38 f.]) nach der Treatmentdurchführung? Wenn ja, kommt es zu einer Veränderung der Ausprägung, welche man der verstärkten Aktivierung des vagalen Nervensystems zuordnen kann?

Hypothesen 7 bis 9

Tabelle 25: Operationale Hypothesen – vagale Aktivitäten in Ruhe-Vorstart

Hypothese 7) RMSSD in Ruhe-Vorstart	Es wird erwartet, dass die Höhe der RMSSD-Werte (in ms) in Ruhe-Vorstart nach der vollständigen Treatmentdurchführung bei der EG steigt. Gleichzeitig kommt es zu keiner Veränderung der RMSSD-Werte (in ms) bei der KG.	
	Nullhypothese H_0	Die Höhe der RMSSD-Werte (in ms) in Ruhe-Vorstart steigt *nicht*.
	Alternativhypothese H_1	Die Höhe der RMSSD-Werte (in ms) in Ruhe-Vorstart steigt.
Hypothese 8) pNN50 in Ruhe-Vorstart	Es wird erwartet, dass die Höhe der pNN50-Werte (in %) in Ruhe-Vorstart nach der vollständigen Treatmentdurchführung bei der EG steigt. Gleichzeitig kommt es zu keiner Veränderung der pNN50-Werte (in %) bei der KG.	
	Nullhypothese H_0	Die Höhe der pNN50-Werte (in %) in Ruhe-Vorstart steigt *nicht*.
	Alternativhypothese H_1	Die Höhe der pNN50-Werte (in %) in Ruhe-Vorstart steigt.

Hypothese 9) SD1 in Ruhe-Vorstart	Es wird erwartet, dass die Höhe des SD1-Wertes in Ruhe-Vorstart nach der vollständigen Treatmentdurchführung bei der EG steigt. Gleichzeitig kommt es zu keiner Veränderung der SD1-Werte bei der KG.	
	Nullhypothese H_0	Die Höhe des SD1-Wertes in Ruhe-Vorstart steigt *nicht*.
	Alternativhypothese H_1	Die Höhe des SD1-Wertes in Ruhe-Vorstart steigt.

Verändern sich die Ausprägungen der quantitativen Kurzzeitvariablitätsparameter RMSSD, pNN50 und SD1 während der Funktions-diagnostik nach der Treatmentdurchführung? Wenn ja, kommt es zu einer Veränderung der Ausprägung, welche man der verstärkten Aktivierung des vagalen Nervensystems zuordnen kann?

Hypothesen 10 bis 12

Tabelle 26: Operationale Hypothesen – vagale Aktivitäten unter Belastung

Hypothese 10) RMSSD an den Leistungsstufen	Es wird erwartet, dass die Höhe der RMSSD-Werte (in ms) an den jeweiligen Leistungsstufen (Stufe 1 bis 4) nach der vollständigen Treatmentdurchführung bei der EG steigt. Gleichzeitig kommt es zu keiner Veränderung der RMSSD-Werte (in ms) bei der KG.	
	Nullhypothese H_0	Die Höhe der RMSSD-Werte (in ms) an den jeweiligen Leistungsstufen steigt *nicht*.
	Alternativhypothese H_1	Die Höhe der RMSSD-Werte (in ms) an den jeweiligen Leistungsstufen steigt.
Hypothese 11) pNN50 an den Leistungsstufen	Es wird erwartet, dass die Höhe der pNN50-Werte (in %) an den jeweiligen Leistungsstufen (Stufe 1 bis 4) nach der vollständigen Treatmentdurchführung bei der EG steigt. Gleichzeitig kommt es zu keiner Veränderung der pNN50-Werte (in %) bei der KG.	
	Nullhypothese H_0	Die Höhe der pNN50-Werte (in %) an den jeweiligen Leistungsstufen steigt *nicht*.
	Alternativhypothese H_1	Die Höhe der pNN50-Werte (in %) an den jeweiligen Leistungsstufen steigt.

Hypothese 12) SD1 an den Leistungsstufen	Es wird erwartet, dass die Höhe des SD1-Wertes an den jeweiligen Leistungsstufen (Stufe 1 bis 4) nach der vollständigen Treatmentdurchführung bei der EG steigt. Gleichzeitig kommt es zu keiner Veränderung der SD1-Werte bei der KG.	
	Nullhypothese H_0	Die Höhe des SD1-Wertes an den jeweiligen Leistungsstufen steigt *nicht*.
	Alternativhypothese H_1	Die Höhe des SD1-Wertes an den jeweiligen Leistungsstufen steigt.

6 Methodik

6.1 Probandenkollektiv

6.1.1 Stichprobenbeschreibung

Die Stichprobenauswahl richtete sich an der Zielgruppe aus, welche durch die Anbieter und Hersteller des nKTP definiert wurde und ist in Bezug auf die Ein- und Ausschlusskriterien folgendermaßen gekennzeichnet:

Einschlusskriterien
- Stichprobenanzahl: Experimentalgruppe (EG) und Wartekontrollgruppe (KG) je mindestens 15 Personen,
- Geschlecht: weiblich,
- Altersspanne: mittleres Erwachsenenalter 25. – 55. Lebensjahr[58],
- Trainingszustand: untrainiert, d. h. alle Probanden dürfen seit mind. 12 Monaten kein regelmäßiges sportlich-körperliches Training absolviert haben,
- Sozialstruktur: alle sozialen Schichten,
- Bewohner aus dem kommunalen Raum Leipzig,
- Gesundheitszustand: gesund (siehe Abschnitt Ausschlusskriterien),

Ausschlusskriterien
- Einnahme von blutdrucksenkenden Medikamenten,
- Hypertonie Schweregrad II und III,
- Adipositas Grad II und III (BMI über 35 kg pro m²),
- hohes sowie sehr hohes Risiko für koronare Herzkrankheiten (KHK) – nach den Risikobewertungsrichtlinien der WHO 1999,

---

[58] grundorientiert an Meinel & Schnabel, 1998, S. 339

- Erkrankungen der Nieren/Nebennieren (Auswirkungen auf das Noradrenalin/Adrenalin),
- akute Infektionen,
- subjektive Erschöpfung,
- Diabetes Mellitus I und II,
- bekannte Angina Pectoris,
- bekannte KHK,
- bekanntes Asthma bronchiale,
- massive orthopädische Einschränkungen, wie TEP etc.,
- bekannte Blutgerinnungsstörungen,
- Schwangerschaft,
- Ja-Antwort bei PAR-Q-Fragebogen.

Unabhängig von den Ein- und Ausschlusskriterien wurden die Probanden auf eine sportmedizinische Vorsorgeuntersuchung hingewiesen. Die Grundlage dafür liegt im PAR-Q-Fragebogen der Deutschen Gesellschaft für Sportmedizin und Prävention (DGSP). Sollten die Probanden einer dieser Fragen mit einem Ja beantwortet haben, so wurden Sie von der weiteren Teilnahme ausgeschlossen. Den anderen Probanden wurde eine sportmedizinische Vorsorgeuntersuchung entsprechend der DGSP-Empfehlung nahegelegt.

Experimentalgruppe EG – tatsächliche Stichprobe

Die EG lässt sich nach der Auswertung der mittels Anamnesebogen gewonnenen Daten folgendermaßen beschreiben:

Tabelle 27: Stichprobenbeschreibung EG

Stichprobenumfang	n=18
Alter in Jahren	MW ± SD: 38,44 ± 9,08 (min. 27,00; max. 52,00)
Körpergröße in Meter m	MW ± SD: 1,681 ± 0,072 (min. 1,550; max. 1,830)
Körpergewicht in Kilogramm kg zum t0-Test	MW ± SD: 71,89 ± 16,31 (min. 52,00; max. 98,00)
Körpergewicht in Kilogramm kg, t1-Test	MW ± SD: 71,06 ± 15,08 (min. 52,00; max. 94,00)
BMI in kg*m^{-2}, t0-Test	MW ± SD: 25,24 ± 4,25 (min. 19,57; max. 31,77)
BMI in kg*m^{-2}, t1-Test	MW ± SD: 24,97 ± 3,88 (min. 19,57; max. 31,10)

Wartekontrollgruppe KG – tatsächliche Stichprobe

Die erfassten und ausgewerteten Daten der KG lauten:

Tabelle 28: Stichprobenbeschreibung KG

Stichprobenumfang	n=15
Alter in Jahren	MW ± SD: 40,60 ± 5,54 (min. 33,00; max. 50,00)
Körpergröße in Meter m	MW ± SD: 1,689 ± 0,036 (min. 1,620; max. 1,730)
Körpergewicht in Kilogramm kg zum t0-Test	MW ± SD: 69,40 ± 11,26 (min. 55,00; max. 85,00)
Körpergewicht in Kilogramm kg, t1-Test	MW ± SD: 69,33 ± 10,77 (min. 56,00; max. 84,00)
BMI in kg*m^{-2}, t0-Test	MW ± SD: 24,34 ± 3,85 (min. 19,03; max. 30,12)
BMI in kg*m^{-2}, t1-Test	MW ± SD: 24,32 ± 3,72 (min. 19,38; max. 30,10)

Es sei darauf hingewiesen, dass alle Probanden über den Gesamtablauf der Untersuchung aufgeklärt wurden. Alle Teilnehmer konnten jederzeit ihre Teilnahme abbrechen, da sie freiwillig gewesen ist. Eine finanzielle Vergütung sowie andere Zuwendungen für die Teilnahme bestanden nicht. Den Teilnehmern wurde zugesichert, dass ihre persönlichen Daten nur in nicht-identifizierbarer Form Dritten weitergegeben werden würden. Die gesamte Untersuchung ist so aufgebaut worden, dass es zu keiner zusätzlichen physischen oder psychischen Beeinträchtigung kommen sollte. Einerseits konnte dies gewährleistet werden, da es sich bei dem Belastungsprotokoll der Ergometrie um einen Submaximaltest handelte und andererseits entspricht die Treatmentbelastung deren des normalen Trainingsalltags.

6.2 Studiendesign

Diese Untersuchung ist als quasi-experimentelle Studie im Laborstudiendesign mit Längsschnittanalyse konzipiert worden und orientierte sich an den forschungsmethodischen Qualitätskriterien von Bös, Hänsel & Schott (2004, S. 47 ff.).

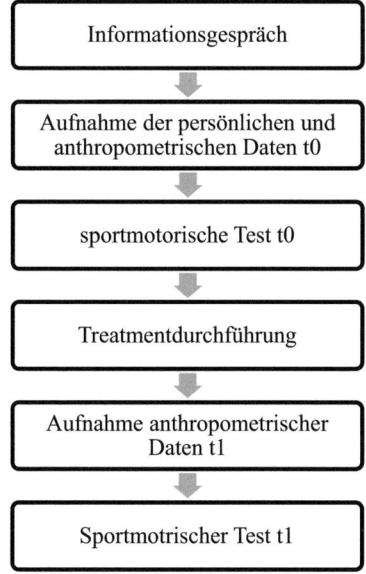

Informationsgespräch

Diese ‚Veranstaltung' (individuell/in Gruppe) erfüllte die Aufgabe, die Interessenten über die Gesamtuntersuchung zu informieren. Gleichzeitig sollten mögliche Unsicherheiten/Ängste reduziert werden. Durch die Informationsgabe sollten auch Personen herausgefiltert werden, welche die Anforderungen nicht erfüllten (siehe Kapitel 6.1, S. 202). Ebenso hatten die Teilnehmenden die

Möglichkeit das eigene Interesse zu überprüfen, bevor zeitliche, materielle und sonstige Ressourcen beiderseits eingesetzt wurden.

Zudem wurden die Interessenten explizit darüber informiert, dass es sich um eine freiwillige Teilnahme handelt, dass die Ergebnisse allesamt anonym behandelt werden und dass alle Arbeiten mit der größten Sorgfalt ausgeführt werden. Diese Informationsinhalte müssen gegenüber dem potenziellen Probanden im Sinne einer „Informationspflicht von Seiten des Testleiters" präsentiert und erläutert werden (Bortz & Döring, 2006, S. 44).

Folgende Inhalte wurden vom Testleiter vorgetragen:
- Ziele der Gesamtuntersuchung,
- Kompetenz des Testleiters,
- Ein- und Ausschlusskriterien für die Probandenauswahl,
- Vorteile für die Probanden,
- Freiwilligkeit der Teilnahme,
- Zeitlicher Rahmen des Untersuchungstages,
- grobe Erläuterung des Blutlaktattests, der ‚Atemfrequenzregulation' mittels des Gerätes ‚Stresspilot' und des submaximalen Fahrradstufentests,
- der Datenschutz und die Versicherung.

Das Merkblatt mit den Terminen und den Hinweisen für den Untersuchungstag (siehe Anlage 1) wurden ausgegeben, so dass am Untersuchungstag verschiedene Störvariablen minimiert werden können. Es erfolgte die Terminvereinbarung, welche sich über einen maximalen Zeitraum von 14 Tagen beschränkte.

Die Erläuterung der Abläufe der Treatmentdurchführung erfolgte im Anschluss vom Trainerstab der Einrichtung. Alle Interessenten hatten die Möglichkeit offene Fragen zu stellen.

Güterabwägung: Wissenschaftlicher Fortschritt oder Menschenwürde
Im Vorbereitungsprozess des methodischen Vorgehens wurde der Frage nachgegangen, ob das gesamte Untersuchungsdesign die Menschenwürde angreifen würde. Nach prospektiver Einschätzung (Bortz & Döring, 2006, S. 43) wird der Gesamtablauf als ethisch unbedenklich eingeschätzt. Diese Einschätzung geht besonders von der Tatsache aus, dass es sich bei dem Treatment um das von den Probanden gewünschte sportliche Training handelt, und keinerlei maximale physiologische und mentale Beanspruchungen abgefordert werden. Zudem bekundeten alle Probanden ein Eigeninteresse an den Testergebnissen (Meili & Steingrüber, 1978, S. 28).

Aufnahme der persönlichen und anthrometrischen Daten
Die Aufnahme der persönlichen und anthropometrischen Daten erfolgte am Untersuchungstag unmittelbar vor dem sportmotorischen Test. Mittels der Datenaufnahmetabelle ‚Anamnese und Analyse' (siehe Anlage 2) und der Messgeräte wurden folgende Inhalte erfragt zw. gemessen: Persönliche Daten (Name, Kontaktdaten, Geschlecht, Alter), regelmäßige Medikamenteneinnahme (außer Medikamenten der Empfängnisverhütung), bekannte Hypertonie /Hypotonie, besondere körperliche und mentale Belastungen innerhalb der vergangenen 36 h, regelmäßige sportlichen Aktivitäten innerhalb der letzten 12 Monate, biometrische Daten (aktuelles Körpergewicht, Körpergröße, HF-Ruhe), Abfrage von möglichen Störfaktoren, wie Koffein etc.

Die Phase der Aufnahme dieser Daten ist auch im Organigramm des sportmotorischen Tests als VPh 0 angegeben.

Sportmotorischer Test
Der sportmotorische Test wurde in verschiedene Phasen unterteilt. Das nachfolgende Organigramm zeigt den zeitlichen Ablauf, welcher zu beiden Testzeitpunkten t0 und t1 durchgeführt wurde. Als forschungsmethodischer Grundlage dient eine in Neumann & Schüler (1994, S. 174) beschriebene

Funktionsdiagnostik, welche unter Belastungsbedingungen durchgeführt wird und sich von der Gesundheits- und Zustandsdiagnosik grundlegend und von der Wirkungsdiagnostik in Teilen unterscheidet.

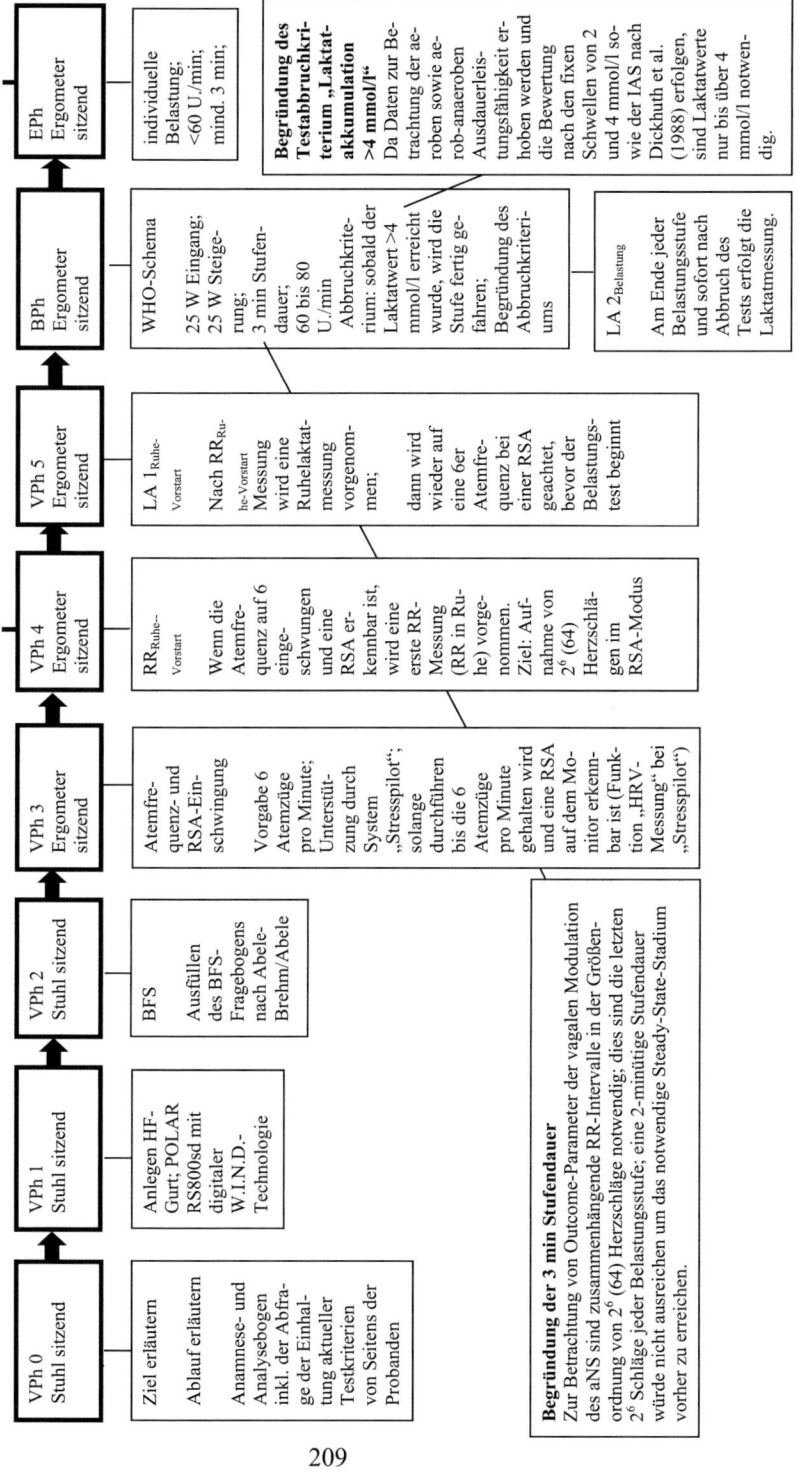

6.2.1 Vorbreitungsphase VPh 0

Dem Probanden werden nochmals, nach dem Informationsgespräch, die Ziele und den Ablauf der Untersuchung nähergebracht. Persönliche und anthropometrische Daten werden aufgenommen und es wird abgefragt, ob die notwendigen Testkriterien für den Untersuchungstag von Seitens des Probanden eingehalten wurden. Wenn dies bestätigt wurde, erfolgt die Vorbereitungsphase 1. Diese Phase hat keine zeitliche Begrenzung bzw. sonstige Vorgaben.

6.2.2 Vorbreitungsphase VPh 1

Auf einem Stuhl sitzend legt der Proband den Herzfrequenzgurt an. Dieser wurde zuvor, entsprechend der Angaben der Herstellerfirma Polar® befeuchtet. Die sitzende Position dient dazu, dass vermieden werden soll, dass es zu einem ungewollten Anstieg sympathischer Aktivierung handelt. Der Zeitpunkt des Anlegens des Brustgurts ist bewusst gewählt worden. Viele Probanden hatten so einen Gurt das erste Mal angelegt und könnten dies als ‚Fremdkörper' empfinden, was auch eine verstärkte Aktivierung des Sympathikus zur Folge haben könnte. Somit soll die verlängert Zeit bis zum Belastungstest dienen um einen Gewöhnungseffekt zu erzielen. Diese Phase hat keine zeitliche Begrenzung bzw. sonstige Vorgaben.

6.2.3 Vorbreitungsphase VPh 2

Das Ausfüllen des Fragebogens zur aktuellen emotionalen Befindlichkeit nach Abele-Brehm & Brehm (1986) dient der Erfassung von möglichen Störfaktoren, welche sich auf die Messwerte der HRV-Parameter auswirken könnten. Auch hierbei dient die sitzende Position des Probanden um eine gesteigerte Sympathikusaktivität zu verhindern. Diese Phase hat keine zeitliche Begrenzung bzw. sonstige Vorgaben.

6.2.4 Vorbreitungsphase VPh 3

Die Vorbereitungsphase VPh 3 erfolgt auf dem Ergometer sitzend. Der Grund liegt daran, dass sich der Proband an die neue Körperhaltung gewöhnt und somit das die Sympathikusaktivität nach dem Positionswechsel wieder zurück geht, bevor der eigentliche Belastungstest mit der Datenaufnahme beginnt. Um eine vergleichbare Ausgangslage der Funktionslage des ANS zwischen den Probanden und den TZP zu erhalten, wurde das Gerät *Stresspilot* Model HRV 107 der Fa. Biocomfort Diagnostics (Wendlingen) hinzugezogen. Hierbei wird mit Hilfe eines optoelektrischen Sensors die Herzfrequenz (als Pulswelle) gemessen und an einen PC übermittelt. Es ist das Ziel gewesen, dass die Probanden bei einer vorgegebenen Atemfrequenz von 6x pro Minute eine respiratorische Sinusarrhythmie (RSA) erreichen und diese auch eine Minute aufrechterhalten. Die Abbildung 21 (S. 212) zeigt das Monitorbild, welches der Testleiter und auch der Proband zu sehen bekam. Dem Probanden wurde ausschließlich die Säule der visuellen Atemfrequenzvorgabe erläutert und nicht das ‚Zielbild' der RSA. Damit sollte vermieden werden, dass kognitive Prozesse die Sympathikusaktivität erhöht. Eine partielle Darstellung des Monitorbildes für den Probanden, z. B. durch abdecken von Informationen, ist nicht möglich gewesen, da der Testleiter alle Informationen erkennen musste.

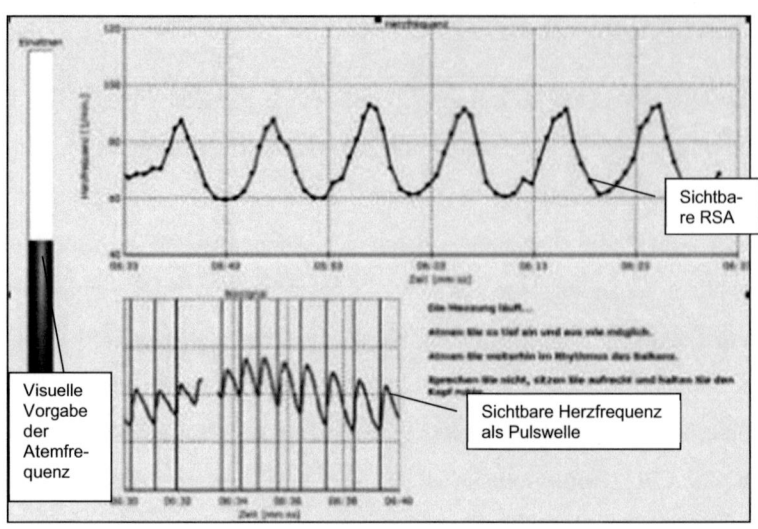

Abbildung 21: Monitorbild des Gerätes „Stresspilot", Modell HRV107 mit einer RSA (www.hrv24.de)

6.2.5 Vorbreitungsphase VPh 4

Wenn die in VPh 3 erreichte RSA auf dem Monitor erstmals und eine Minute lang sichtbar gewesen ist, erfolgte parallel dazu die $RR_{Ruhe\text{-}Vorstart}$-Messung über 2^6 (64) Herzschläge. Hierzu bekam der Proband weiterhin die Aufgabe die vorgegebene Atemfrequenz einzuhalten.

6.2.6 Vorbreitungsphase VPh 5

Nach der VPh4 mussten die Probanden die vorgegebene Atemfrequenz nicht halten. Es erfolgte die Blutlaktatmessung in Ruhe-Vorstart mit Hilfe des mobilen Blutlaktatmesssystems *Lactate Scout* der Firma EKF-diagnostik[59] (Barleben). Im Anschluss mussten die Probanden die vorgegebene Atemfrequenz wieder einhalten und sobald die RSA wieder erkennbar war, erfolgte der Übergang in die Belastungsphase BPh.

---

[59] In der Validierungsuntersuchung (Weippert et al., 2008) wird noch die vorherige Herstellerfirma senslab (Leipzig) genannt. Diese gehört seit einigen Jahren der Firma EKF Diagnostic (Barleben) als Tochterunternehmen an.

6.2.7 Belastungsphase BPh

Stufentest

Die BPh ist von einem submaximalen Stufentest gekennzeichnet, welcher folgende Parameter aufweist und sich an das Profil der Weltgesundheitsorganisation (WHO) orientiert: Eingangsbelastung von 25 Watt, Stufendauer 3 min, Belastungssteigerung von 25 Watt je Stufe, Trittfrequenz 60 bis 80 U./min (Kroidl, Schwarz & Lehnigk, 2007, S. 136). Die Stufendauer musste aber von zwei Minuten auf drei verlängert werden. Der Grund liegt in der Notwendigkeit des Eintritts einer „steady-state-Funktionslage" (Meyer, 2007, S. 48). Der Einsatz des Hollmann-Venrath-Tests mit einer Eingangsbelastung von 30 Watt und Steigerung um 40 Watt aller drei Minuten (Kroidl, Schwarz & Lehnigk, 2007, S. 136) konnte nicht erfolgen. Während einer Untersuchungsreihe im Jahre 2007 mit der gleichen Stichprobe zeigten sich Defizite in der Umsetzung der Belastungsanforderung. So kam es bei sehr vielen Probanden zu vorzeitigen muskulären Erschöpfungserscheinungen der Hüft- und Knieextensoren. Worauf auch Hollmann, Strüder, Predel & Tagararkis (2006, S. 41) hinweisen und dies ebenso als einen stark limitierenden Leistungsfaktor ansehen. So wurden durchschnittlich nur drei Leistungsstufen des Ergometrietests vollständig geschafft, was einer absoluten Leistung von 110 Watt entsprach. Diese Stufenanzahl ist aber zu gering, um die notwendigen Messzeitpunkte der Beanspruchungsparameter umsetzen zu können.

Als Abbruchkriterium dienten folgende Angaben: Blutlaktatkonzentrationswert >4 mmol/l um in der Datenauswertung die fixe anaerobe Schwelle nach Mader (als höchste Beanspruchung) abbilden zu können (Koinzer, 1999, S. 429). Weitere Abbruchkriterien sind: Erreichen einer subjektiven Maximalbelastung (insbesondere auch der muskulären), Trittfrequenz <60 U./min, Auftreten von subjektive Beschwerden, Atemnot, Schwindel, Übelkeit, Schmerzen in der

Brust, Schmerzen in der Brust mit Ausstrahlung in den linken Arm, auftretender Blässe.

Um Störfaktoren so gering wie möglich zu halten durfte während der gesamten Untersuchung nicht gesprochen werden (außer nach Aufforderung bzw. im Notfall). Der Lenker des Ergometers permanent umgriffen werden um die Körperposition zu halten und damit keine zusätzliche Beanspruchung verschiedener Funktionssysteme auszulösen. Die Handtuchnutzung erfolgte ausschließlich ab dem Zeitpunkt der Erholungsphase, da dort keinerlei Daten erhoben wurden.

Bestimmung der Ausdauerleistungsfähigkeit
Um die Ausdauerleistungsfähigkeit, und hier insbesondere jene im aeroben Bereich, zu quantifizieren wurde die Blutlaktatdiagnostik hinzugezogen. Das Belastungsprofil als Stufentest ermöglichte es ein ‚Steady-state' zu erreichen, um das angehäufte Blutlaktat messen zu können. Am Ende jeder Belastungsstufe, aber noch bevor die nächste beginnt, wurde mit Unterstützung von *Finalgon®* der Fa. Boehringer (Ingelheim) Kapillarblut am Ohrläppchen entnommen und mit Hilfe des Gerätes ‚Lactate Scout' gemessen. Parallel zur gesamten Untersuchung wurde Herzfrequenz aufgezeichnet, so dass in der Datenaufbereitung und –auswertung die entsprechenden Messdaten verarbeitet werden können. Weitere Informationen befinden sich im Kapitel 6.4, Seite 224).

Bestimmung der Funktionslage des autonomen Nervensystems
Die während der gesamten Untersuchung ununterbrochenen aufgezeichneten RR-Zeitreihen ermöglicht die nachträgliche Datenaufbereitung und –auswertung um die Funktionslage es ANS bestimmen zu können. Dazu benötigte es eine Modifikation des WHO-Ergometer-Belastungsprofils. Die Stufendauer musste von zwei Minuten auf drei Minuten erhöht werden. Der Grund liegt in der Notwendigkeit von 2^6 (64) Herzschlägen im der ‚Steady-state-Funktionslage'. Bei einer angenommenen Herzfrequenz von 80 S./min auf den unteren

Belastungsstufen würden es die RR-Werte der letzen 48 Sekunden der Stufe betreffen. Es kann angenommen werden, dass sich bei einer zweiminütigen Stufendauer noch keine ‚Steady-state-Funktionslage' herausgebildet hat (Hollmann & Hettinger, 2000, S. 342). Weitere Informationen befinden sich im Kapitel 6.4, Seite 224).

Ergometrieform
Um die Ausdauerleistung und die Funktionslage des autonomen Nervensystems (ANS) quantifizieren zu können, kam das Radergometermodell „ergo_bike 8008 TRS_3" der Firma daum electronic (Fürth) zum Einsatz. Da es sich um ein Neumodell handelte wurde von einer vollständigen Kalibrierung ausgegangen. Diesen Zustand bestätigte auch die Herstellerfirma schriftlich mit einem Prüfprotokoll. Es handelt sich um eine sitzende Position, was entgegengesetzt der halbliegenden eine gewohntere Belastung darstellt und die Höhe der Beeinflussung der konditionellen Fähigkeit Koordination verringert. Zudem ist die Ermüdung der Beine bei sitzender Position geringer als bei halbliegender bzw. liegender, da die muskuläre Haltearbeit entgegen der Schwerkraft weitestgehend entfällt. Nach Sichtung verschiedener Forschungsdesign ergab sich das Bild, dass im Bereich der Prävention und Gesundheitsförderung Radergometer in sitzender Position verstärkt eingesetzt werden. Halbliegende Positionen werden vermehrt im Bereich der Rehabilitation/Kuration verwendet. Dies zu beachten ist notwendig, da sich daraus verschiedene Referenzwertbezüge ergeben (Hollmann & Hettinger, 2000, S. 341, S. 349; Kroidl, Schwarz & Lehnigk, 2007, S. 55).

Die nachfolgenden Faktoren beeinflussen ebenfalls die biologische Leistung am Ergometer: Drehzahl, Kurbelhöhe, Kurbellänge, Sattelhöhe, Lenkerstellung, Schwungmasse. Die Höhe der Drehzahl (Trittfrequenz) entspricht der für den WHO-Belastungstest normierten Wert von 60 bis 80 U./min. Nach Sichtung der Literatur muss man aber feststellen, dass die als ‚optimal' angegebenen

Trittfrequenzen immer eine anderen Bezug haben. So beziehen sich die Werte auf das Erreichen der VO_{2max}, auf die muskuläre Ökonomie der Kraft, der Energieumsatzkapazität etc. (Hollmann & Hettinger, 2000, S. 341). Die Kurbelhöhe betrug 24 cm über dem Boden. Die Kurbellänge erstreckt sich über einen Abschnitt von 170 mm (Tretlager- bis Pedalachse). Es handelt sich nicht um Systempedale, wie z. B. Keo der Firma LOOK oder Shimanos SPD-System, sondern um ‚normale' Pedale wo eine Zugbewegung der Oberschenkel entgegen der Schwerkraft nicht möglich ist. Die Sattelhöhe entsprach der Personengröße. Hierbei erfolgte die Höhenausrichtung entsprechend des ‚Prinzips: Ferse auf Pedale bei gestrecktem Kniegelenk bei einem maximalen Pedalabstand zum Hüftgelenk' – was eine individuelle Ausrichtung entsprach (Koinzer, 1999, S. 429). Die Lenkerstellung wurde auch individuell in deren Höhe angepasst, so dass das Schultergelenk eine Anteversion von ca. 80 Grad aufweist. Die Probanden nahmen ausschließlich eine Oberlenkergriffposition ein. Die Höhe des Gewichts der Schwungmasse des Radergometers betrug 5 kg. Die dem Probanden entgegengebrachte Leistung wurde durch eine magnetische Wirbelstrombremse erzeugt.

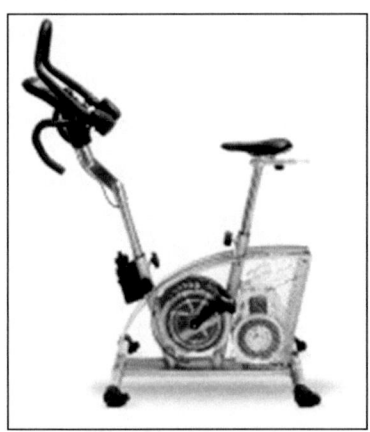

Abbildung 22: Radergometer ergo_bike 8008 TRS_3 der Firma daum electronic (www.daum-electronic.de)

Als Blickfixpunkt für die Probanden dienten einerseits die visuelle Atemfrequenzhilfe der Software des Gerätes ‚Stresspilot'. Ab dem Zeitpunkt BPh wurde diese visuelle Hilfe bedeckt und der neue Fixpunkt ist das Display des Ergometers gewesen. Hierbei wurde explizit die Trittfrequenzanzeige ausgewählt. Die Anzeige der Zeit wurde mittels Klebeband verdeckt. Somit sollte verhindert werden, dass sich die Probanden auf den neuen Blutlaktat-Testzeitpunkt bzw. die nächste Belastungsstufenerhöhung gedanklich vorbereiten können. Hierbei bestände die Gefahr, dass dies zur zusätzlichen Aktivierung des Sympathikus führen könnte. Vom Testleiter wurde ein anderer Zeitmesser eingesetzt, welcher sich nicht im Blickfeld des Probanden befand. Die Anzeige der Herzfrequenz brauchte nicht bedeckt werden, da das Radergometer nur Signal von 5 kHz empfangen konnte und vom Brustgurt der Frequenzbereich von 2,4 GHz gesendet wurde. Der vom Ergometer erbrachte Widerstand erfolgt trittfrequenzunabhängig.

In Anlehnung an die Ausführungen von Hollmann & Hettinger (2000, S. 338 f.) wurde grundsätzlich das Radergometer als Testgerät gegenüber dem Laufband gewählt, denn es hat die Vorteile, dass die Belastungsgestaltung exakter dosierbar ist. Beim Laufband beeinflussen unterschiedliche Schrittlängen, koordinative Fähig- und Fertigkeiten differenzierte Wirkungsgrade. Zusätzlich ist die Belastung beim Laufband nicht exakt reproduzierbar. Die Wirkungsgradeinflüsse sind beim Radergometer geringer. So wirken Körpergewichtsunterschiede bei Vergleichsuntersuchungen bei der gleichen Person beim Laufband stärker aus. Zudem sind die Variationsmöglichkeiten zur Belastungsdosierung beim Radergometer größer als beim Laufband. Den größten Einsatzvorteil des Laufbandes sehen Hollmann & Hettinger (2000, S. 339) bei sportartspezifischen Untersuchungen. Bezogen auf den Ausführungen in der Literatur empfehlen Keul, Dickhuth, Berg, Lehmann & Huber (1981) auch das Radergometer in sitzender Position, wenn es um die Beurteilung des Gesundheitszustandes und der Regulationsbreite von Herz & Kreislauf.

6.2.8 Erholungsphase EPh

Während der Erholungsphase EPh erfolgte keinerlei Datenaufnahme. Die Begründung liegt darin, dass die Probanden keine maximale Ausbelastung erfahren haben und zusätzliche Daten für die Beantwortung der gestellten wissenschaftlichen Fragestellungen nicht notwendig sind. Die Belastungsstruktur der EPh ist sehr individuell gestaltet worden. Je nach subjektiver Empfindung der Beanspruchung erfolgte die Einstellung der Leistung am Ergometer. Auch die Trittfrequenz wählten die Probanden entsprechend der eigenen Wahrnehmung selbst. Das Ziel dieser Phase ist die Einleitung in eine gesundheitsbewusste Erholungsphase. Die Probanden gaben eigenständig das Zeichen, wenn sie die Phase beenden wollten. Von Seitens des Testleiters wurden aber die Empfehlungen ausgesprochen, die EPh mindestens drei Minuten aufrechtzuhalten und eine Herzfrequenzhöhe von <100 S./min zu erreichen. Während der EPh konnten die Probanden Wasser trinken sowie das Handtuch benutzen.

<u>Testumgebungskriterien</u>
Wie Hollmann & Hettinger (2000, S. 349) hinweisen, beeinflussen neben den personenabhängigen und den geräteabhängigen Faktoren, auch klimatische Bedingungen die biologische Leistung am Ergometer.

Trotz dass es sich um eine Laborstudie handelt, mussten Abstriche bei der Standardisierung der klimatischen Bedingungen gemacht werden. Die Testumgebung musste folgende Kriterien aufweisen, damit eine Störvariablenminimierung von der Verhältnisseite her so hoch wie möglich war. Die Auswahl der Kriterien erfolgte in Anlehnung an Schardt (2005, S. 88 f.) und entspricht den Vorschlägen des Forschungskomitee des International Centre for the Study of Planned Events (ICSPE):

- Raumtemperatur zwischen 18 und 22°C - gemessen mit einem Thermometer,

- Frischluftzufuhr (wenn vom Probanden gewünscht),
- relative Luftfeuchte zwischen 30 und 60% - gemessen mit einem Hygrometer,
- separater lärmgedämpfter Raum,
- alle Mobiltelefone, welche sich in unmittelbarer Nähe befinden, wurden ausgeschaltet,
- der Zugang für Dritte wurde während der gesamten Untersuchung verwehrt und konnte durch Hilfspersonen, welche sich außerhalb des Raumes befanden, auch gewährleistet werden.

Der anvisierte Umgebungstemperatur- und Luftfeuchtigkeitsbereich erfüllt die Vorgaben, welche eingehalten werden müssen, um das mobile Blutlaktatmessgerät ‚Lactate Scout' der Firma EKF Diagnostik (Barleben) verlässlich nutzen zu können (SensLab, 2011).

Treatment und –durchführung

Das zu untersuchende neuartige Kreistrainingsprogramm (nKTP) ist nach dem Prinzip eines Low-Volume-Trainings aufgebaut (Heiduk, Preuss & Steinhöfer, 2002). Folgende Parameter weist die Belastungsstruktur auf:

- Einsatztraining - ein Satz pro Übung pro Kreisdurchlauf,
- Ganzkörpertraining,
- Kreistraining: 3 Durchgänge mit jeweils 8 Kraft-Stationen mit z. T. antagonistisch wirkenden Übungsabläufen und 8 Ausdauer-Stationen,
- Intensität: RPE nach Borg 13 „leicht anstrengend" im Hauptteil (RPE 11 „leicht" während der Auf- und Abwärmphase),
- Häufigkeit: 3x pro Woche mit 48 h Regeneration,
- Dauer: je Station – 35 sek., Gesamtdauer 32 min pro TE (48 Stationen á 35 sek. Belastung plus 5 sek. Pause bei 3 Durchgängen),
- Dichte: 5 sek. Pause zum Stationswechsel,

- Umfang pro Woche: ca. 96 min (3 x 32 min),
- Ausführung: Trainingsabschnitte an hydraulischen Widerstandsgebern, beanspruchte Gelenke und Muskelgruppen entsprechend des aktuell benutzen Gerätes, Bewegungsgeschwindigkeit entsprechend der subjektiven Belastung (RPE) und des aktuellen Leistungsvermögens (schneller Geschwindigkeit = höherer Gerätewiderstand), Übungen: Bewegungsform des hydraulischen Widerstandgebers im Wechsel mit Steig- und Gehbewegungen,
- Übungsauswahl: Alle nachfolgendenden Kraft-Stationen müssen die Trainierenden durchführen. Da es sich zumeist um große Muskelgruppen aus allen Körperregionen handelt, wird dies als Ganzkörpertraining unter der Zuhilfenahme von Zusatzlast angesehen. An den Kraft-Stationen 2 bis 6 sowie 8 ist es möglich wechselartig antagonistisch wirkende Übungen durchzuführen. Die Übungen an den Kraft-Stationen lauten: Station 1 – Beinpresse horizontal sitzend, Station 2 – Schulterdrücken und Zug vertikal zur Brust mit weitem Neutralgriff sitzend, Station 3 – Hüftabduktion sitzend und Hüftadduktion sitzend, Station 4 – Rumpfbeugen sitzend und Rückenstrecken sitzend, Station 5 – Beinstrecken sitzend und Beinbeugen sitzend, Station 6 – Bankdrücken mit weitem Neutralgriff sitzend und Rudern mit weitem Neutralgriff sitzend, Station 7 – Kniebeuge, Station 8 – Butterfly sitzend und Reverse Butterfly sitzend.

Nach den jeweiligen Oberkörperübungen an den Stationen 2, 4, 6, 8 wird eine Steigbewegung mit Armeinsatz auf dem Gerät ‚Step' absolviert. Nach den Unterkörperübungen an den Stationen 1, 3, 5, 7 erfolgt die Gehbewegung im Stand auf dem Gerät ‚JoggingPlates'. Diese Reihenfolge muss eingehalten werden. Die Durchführung der Geh- und Steigbewegungen erfolgt ohne Zusatzlast.

6.3 Limitierung von Störvariablen

In Anlehnung an das MAX-KON-MIN-Prinzip in Kerlinger (1975) sollten Sekundärvarianzen so gut wie möglich kontrolliert werden. Damit die Beeinflussung durch diese Störvariablen zu beiden TZP t0 und t1 so gering wie möglich war, wurden folgende Kriterien festgelegt und direkt vor dem sportmotorischen Test überprüft. Prinzipiell wurde sich an den Qualitätskriterien für empirische Untersuchungen in Bös, Hänsel & Schott (2004, S. 47 ff.) orientiert, um einem quasi-experimentellen Aufbau weitestgehend gerecht zu werden. Auftretende Störvariablen werden zudem im Kapitel 8.1.1 (S. 264) diskutiert.

6.3.1 Anthropometrische Daten

Personenabhängige Faktoren, wie auch die anthropometrischen Daten, haben Einfluss auf die biologischen Leistungen und demnach auf die Ergebnisse der empirischen Untersuchung (Hollmann & Hettinger, 2000, S. 349).

Damit unterschiedliche Ausprägungen anthropometrischer Daten nicht als Störfaktoren wirken, bedarf es der empirischen Prüfung, ob alle Probanden zur gleichen Grundgesamtheit dazugehören. Sollte der Aspekt der ‚Zugehörigkeit zur gleichen Grundgesamtheit' nicht vorliegen, dass wäre dies ein massiver Störfaktor, welcher zur Veränderung und Modifikation der Untersuchung führen würde.

Nach der Überprüfung der Variablen Lebensalter, Körpergröße, Körpergewicht sowie Body Mass Index BMI mittels interferenz-analytisch statistischen Verfahren gehören sowohl die Experimental- als auch die Wartekontrollgruppe (EG und KG) zum Testzeitpunkt t0 (TZP) zur gleichen Grundgesamtheit.

6.3.2 Aktuelle emotionale Befindlichkeit zu den TZP t0 und t1

Wie in der Abbildung 5 (S. 72) schon aufgezeigt, beeinflussen emotionale Prozesse die vagale Modulation des ANS. Aufgrund dessen wurde zu jedem TZP die aktuelle emotionale Befindlichkeit mittels Fragebogen erfasst.

In Bezug auf 7 von 8 Skalen gehören beide Stichprobengruppen EG und KG zum TZP t0 zur gleichen Grundgesamtheit. Die Skala ‚Besinnlichkeit' weist signifikante ($p<0,05$) Unterschiede zwischen den Stichprobengruppen auf.

Sechs von acht Skalen besitzen keine signifikanten Unterschiede zum TZP t1 zwischen den Stichprobengruppen. Die Werte der Skalen ‚Besinnlichkeit' und ‚Ruhe' zeigen hochsignifikante ($p<0,01$) Unterschiede auf.

Die Datensätze der einzelnen Skalen zeigen bei der EG zwischen den TZP keinerlei signifikante Unterschiede. Daraufhin wird festgelegt, dass die Stichprobengruppe EG bei beiden TZP zur gleichen Grundgesamtheit gehört. Bei der KG zeigt nur der Skalenwert Deprimiertheit eine Signifikanz von $p<0,05$. Alle anderen weisen keinerlei signifikante Unterschiede auf. Die P-Werte lagen deutlich über 0,05.

6.3.3 Verhaltensregeln

Zum Zeitpunkt der Untersuchung beeinflussen personenabhängige Faktoren, wie auch der Ernährungszustand, die biologische Leistung am Ergometer (Hollmann & Hettinger, 2000, S. 349). Um ein Mindestmaß an Limitierung dieses Störfaktors zu erreichen, wurde den Probanden ein Merkblatt mit den Hinweisen (siehe Anlage 1) mindestens 48 h vor dem TZP übergeben. Der Testleiter befragte die Probanden am Untersuchungstag nach deren Einhaltung. Diese Antworten wurden protokolliert.

Es wurden Fragen zu folgenden Aspekten gestellt:

- ob normale Körpertemperatur und akute Infektion vorhanden sind,

- ob vor mindestens 2 h die letzte Nikotininhalation stattgefunden hat,
- ob die Einnahme des letzten alkoholischen Getränkes mindestens 12 h zurück liegt,
- ob am heutigen Testtag genügend Flüssigkeit zugeführt wurde,
- ob eine Nahrungskadenz innerhalb der letzten 90 min eingehalten wurde,
- ob die letzte ‚schwere' Mahlzeit vor 2 – 3h gewesen ist,
- ob ‚außergewöhnliche' mentale Belastungen innerhalb der vergangenen 24 h aufgetreten sind.

Probanden wurden für den sportmotorischen Test nur zugelassen, wenn sie alle Fragen so beantwortet haben, dass eine Störvariablenminimierung von Stichprobenseite erfolgt ist.

6.3.4 Respiratorische Sinusarrhythmie Einflussnahme der Atemfrequenz auf die Werte der HRV-Messung

Entsprechend der Ausführungen zu endogenen und exogenen Einflussfaktoren auf die HRV im Kapitel 2.2.2 (S. 70 ff.) wurde mittels des Gerätes ‚Stresspilot' der Fa. Biocomfort Diagnostics (Wendlingen) versucht, bei den Probanden vor der Belastungsphase des submaximalen Belastungstests eine respiratorische Sinusarrhythmie (RSA) zu erreichen. Diesen Vorgang könnte man als ‚Eichungsprozess des ANS' bezeichnen. Der genaue Ablauf dieses Prozesses ist im Kapitel 6.2 (S. 205 ff.) niedergeschrieben. Wie die Abbildung 23 aufzeigt, besteht die Löschung der Atmung aus Störfaktor, wenn es zu einer Synchronisation mit dem Herzschlag gekommen ist (grüner Abschnitt).

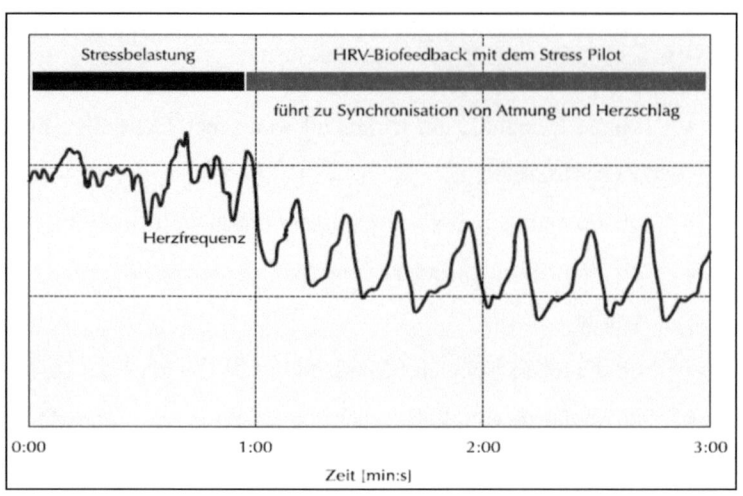

Abbildung 23: Respiratorische Sinusarrhythmie im HRV-Biofeedback-Gerät ‚Stresspilot' (Gebrauchsanweisung zum Modell HRV 107, www.stresspilot.biz)

6.4 Datenerfassung, -aufbereitung und –auswertung

6.4.1 Datenerfassung

Physikalisch-physiologische Leistung

Die physikalisch-physiologische Leistung wurde mittels des trittfrequenzunabhängigen Ergometers ‚ergo_bike 8008 TRS_3' der Firma daum electronic (Fürth) ermittelt. Die am Display eingegeben Wattleistung ist jene, welche dem Probanden entgegengebracht wurde und zu den Testzeitpunkten am Ende der jeweiligen Belastungsstufe wirkte.

Anthropometrie

Zur Datenaufnahme von anthropometrischen Werten wurde einerseits ein Fragebogen benutzt und andererseits eine Waage der Firma TANITA (Europe, Amsterdam) mit einer 100g Skalierung.

Blutlaktatkonzentration

Das mobilie Blutlaktatmessgerät ‚Lactate Scout' der Firma EKF Diagnostic (Barleben) kam für die Blutlaktatanalyse zum Einsatz. Die Durchführung erfolgte genau nach den Verfahrensempfehlungen der Herstellerfirma: (1) Säubern des Ohrläppchen mit einen Desinfektionstuch, (2) Säubern des Ohrläppchen mit Wasser, (3) Einstich mit Lanzette, (4) Wegwischen des ersten Bluttropfens, (5) Auftragen des nächsten Bluttropfens auf den Teststreifen, welcher sich im Messgerät befindet, (6) Ablesen des Messwertes. Die benötigte Blutmenge (Probevolumen) beläuft sich auf 0,5 µl. Diese Größenordnung lässt, nach Aussage der Entwicklungs- und Herstellerfirma[60] in Vertretung von Herrn Weyer am 02.07.2009, auch eine Laien-Blutlaktatanalyse zu. Die Einweisung in das messtechnische und das hygienische Vorgehen erfolgte ebenfalls am 02.07.2009 in den Räumen der Entwicklung- und Herstellerfirma.

Herzfrequenz und RR-Zeitreihen

Die Erfassung der Anzahl und der Zeitpunkte der Herzschläge erfolgte mit dem Gerät RS800sd der Firma POLAR® (Finnland). Um Artefakte weitestgehend zu vermeiden erfolgte eine starke Befeuchtung des Brustgurtes. Die Datenübertragung zwischen dem Sender und dem Empfänger erfolgte mittels der digitaler Übertragungstechnik W.I.N.D., welche auf dem Frequenzband von 2,4 GHz agiert. Die gesamte Sender- und Empfängereinrichtung wurde direkt vor dem Untersuchungszeitraum an den Service der Firma POLAR gesandt, damit diese die Messgenauigkeit überprüft.[61] Die Datenübertragung vom Empfänger RS800sd in die Auswertungssoftware im PC erfolgte mittels POLAR-eigenem Übertragungssystem DataLink, welches auch die W.I.N.D.-Technologie einsetzt.

Aktuelle emotionale Befindlichkeit

Kognitive und mentale Prozesse beeinflussen die Funktionslage des ANS und demnach auch Ausprägungen von Parametern der vagalen Modulation (Hottenrott, 2002, S. 11). Die Messung der aktuellen emotionalen Befindlichkeit

---

[60] Im Jahre 2009 ist es die Firma senslab (Leipzig) gewesen, welche später der Firma EKF Diagnostic (Barleben) zugeordnet wurde.
[61] Gerät RS800 der Fa. Polar (Finnland) ist 04/2011 von der Fa. Polar auf die Messgenauigkeit überprüft worden (Servicebericht liegt vor)

am Untersuchungstag kurz vor dem Belastungstest soll gewährleisten, dass die emotionale Lage quantifiziert wird, um sie bei der Auswertung als möglichen Störfaktor zu erkennen. Hierbei wurde der von Abele-Brehm & Brehm entwickelte und im Jahre 1986 veröffentlichte Fragebogen (siehe Anlage 3) eingesetzt. Dieser wurde speziell zur Erfassung des aktuellen Wohlbefindens konzipiert. Er lässt aber keine Rückschlüsse auf das habituelle Wohlbefinden zu. Die Wahl auf diesen Fragebogen erfolgte aufgrund der Einfachheit der Nutzung und der Zeitdauer von ca. 3 min.

Der Fragebogen zur subjektiven Einschätzung der aktuellen emotionalen Befindlichkeit (BFS) nach Abele-Brehm & Brehm (1986) beinhaltet acht verschiedene Skalen. Diese lauten: Aktiviertheit, Ärger, Besinnlichkeit, gehobene Stimmung, Ruhe, Erregtheit, Depressivität, Energielosigkeit. Jeder Skala werden fünf Items (siehe Anlage 3, Fragebogen) mit jeweils einer 5er-Likert-Skala, mit den Abstufungen ‚1 = trifft überhaupt nicht zu' bis ‚5 = triff voll und ganz zu', zugeordnet. Diese acht Skalen werden benutzt, um eine Tendenz der Veränderung der aktuellen emotionalen Befindlichkeit zwischen den TZP zu erkennen. Alle 40 Items gehören zu einer bestimmten Skala:

- Ärger: missmutig, ärgerlich, sauer, gereizt, mürrisch,
- Erregtheit: ruhelos, nervös, verkrampft, angespannt, kribbelig,
- Aktiviertheit: frisch angeregt, voller Energie, tatkräftig, aktiv,
- Ruhe: locker, gelöst, entspannt, ruhig, gelassen,
- Gehobene Stimmung: unbeschwert, beschaulich, nach innen gekehrt, träumerisch, besinnlich,
- Energielosigkeit: passiv, energielos, lasch, träge, lahm,
- Deprimiertheit: gedrückt, betrübt, traurig, niedergeschlagen, unglücklich,
- Besinnlich: nachdenklich, beschaulich, nach innen gekehrt, träumerisch, besinnlich.

Respiratorische Sinusarrhythmie

Um die Atemfrequenz als Störfaktor bei der Datenaufnahme der RR-Zeitreihen weitestgehend zu eliminieren, wurde das Biofeedback-Gerät ‚Stresspilot' der Firma Biocomfort Diagnostics GmbH & Co. KG (Wendlingen) verwendet.

6.4.2 Datenaufbereitung und –auswertung

Die Aufbereitung und Auswertung der Untersuchungsdaten erfolgte mit nachfolgender Software:

- Excel® 2007 für Windows der Fa. Microsoft® (USA),
- Polar ProTrainer 5 der Fa. POLAR (Finnland),
- Kubios-HRV Software Version 2.0 vom November 2008 der Abteilung für Bio-medizinische Signalanalyse der Universität Kuopio (Finnland),
- WinSTAT® für Microsoft® Excel Version 2012.1 der Fa. R. Fitch Software (Bad Krozingen),
- winlactat Version 4.6.5.2 der Fa. mesics GmbH (Münster).

Aktuelle emotionale Befindlichkeit

Die erfassten Daten wurden mit Hilfe der Software Excel® (Fa. Microsoft®, USA) computerbasiert aufbereitet, um die Mittelwerte (MW) der einzelnen Skalen zu errechnen. Dabei wurden bei jedem Probanden die Mittelwerte der zur Skala gehörigen Items errechnet. Z. B. Ärger: Mittelwert ((Itemwert$_{ärgerlich}$+Itemwert$_{sauer}$+Itemwert$_{gereizt}$+Itemwert$_{mürrisch}$+Itemwert$_{missmutig}$)/Itemanzahl).

Herzfrequenzwerte an Leistungsstufen

Entsprechend des Untersuchungsablaufes (Organigramm) gab es klare Zeitpunkte für jeden einzelnen Aufgaben- und Ablaufabschnitt. Jeder Abschnittsbeginn, seitdem die HF-Werte parallel aufgezeichnet werden, wurde mit einem ‚Rundenbeginnzeichen' in der HF-Zeitreihe in dem HF-Empfänger RS 800sd der Fa. Polar markiert.

Nach der Übertragung der HF-Zeitreihen mittels Infrarot-Schnittstelle auf den stationären Computer, ist diese Zeitreihe nach dem Importieren der Datei im .hrv-Format, in der Software Polar ProTrainer 5 der Fa. Polar (Finnland) sichtbar. Neben den HF-Werten sind auch die ‚Rundenzeitenmarkierungen' erkennbar. Diese helfen, das Ende der $HF_{Ruhe-Vorstart}$-Phase sowie der Abschnitte HF_{Stufe1}, HF_{Stufe2} etc. zu deuten. Die vorangegangenen 2^6 sek. jeder Stufe werden in der Software Polar ProTrainer 5 markiert. Dabei wurde der HF-MW jeder Stufe abgelesen und in eine Tabelle der Software Excel® für die weitere statistische Verarbeitung dokumentiert.

Da diese HF-Zeitreihen als x-Achse die Zeit in Minuten aufzeigt, ist es möglich gewesen, dem Ende einer jeden Stufe einen ganz genauen Zeitpunkt zu zuordnen. Der Zeitpunkt des Endes jeder Stufe wurde niedergeschrieben und half bei der RR-Zeitreihenaufbereitung in der Software Kubios HRV Version 2.0 dabei, die Analysebereiche genau positionieren zu können.

RR-Zeitreihen

Folgendes Vorgehen bei der Datenaufbereitung wurde angewandt, um die Daten für die Parameter zur Betrachtung der vagalen Modulation des ANS für die statistische Auswertung vorzubereiten. Hierbei wurde weitestgehend auf automatische Prozesse verzichtet, um jederzeit Modifikationen an den Rohwerten nachvollziehen zu können. Die Reihenfolge der Datenaufbereitung lautet:

(1) Übertragung der aufgezeichneten RR-Zeitreihen vom HF-Gerät RS800sd in die Software Polar ProTrainer 5 (beides von der Fa. Polar, Finnland) mittels Infrarotschnittstelle,

(2) exportieren der RR-Rohdaten in einer Tabellenform in das Dateiformat ASCII mit der Dateiendung „.txt',

(3) importieren dieser RR-Rohdaten in eine Tabelle mit der Software Excel® der Fa. Microsoft® (USA),

(4) mit Hilfe der Software Excel® erfolgte, um Artefakte zu eliminieren, parallel die Berechnung eines Interpolationswertes der ‚Vorher-Nachher-Daten' innerhalb dieser Datenreihe; wenn die Abweichung des gemessene RR-Wertes größer als 30 % vom gemessenen Interpolationswert war, erfolgte ein optischer Hinweis[62], und es folgte eine manuelle Interpolationsrechnung,

(5) importieren der artefaktbereinigten RR-Messreihen[63] in die Software Kubios HRV Version 2.0 der Universität Kuopio (Finnland),

(6) folgende Einstellung wurden bei der Software Kubios HRV Version 2.0 vorgenommen:

    a. Artefaktbereinigung (artifact correction) – Level ‚none' (siehe Anmerkungen zur automatischen Artefaktbereinigung),

    b. Anzahl der Analysebereiche (samples for analysis) – Anzahl entsprach der Stufen des submaximalen Belastungstests (inkl. Ruhe-Vorstart-Stufe), dabei hatte jeder Bereich eine Zeitspanne von genau 2^6 sek. und betraf die vorangegangene Zeit zum Ende jeder Stufe (für die genaue Positionierung dieser Analysebereiche halfen Niederschriften der zeitlichen Angaben aus der Software Polar ProTrainer 5),

    c. Trendbereinigung (remove trend components) – smooth priors mit Lambda 500 (f_c=0,035 Hz), zielführend sind dabei Werte ≤0,035 Hz mittels dieses Hochpassfilters zu eliminieren, so dass diese

---

[62] Der Verfasser dieser Arbeit vertritt die Meinung, dass diese Art der Artefaktbetrachtung und –eliminierung ein angemessener Vorgang ist. Ein Nachrechnen von insgesamt ca. 165.000 RR-Werten wäre nicht vertretbar gewesen. Eine automatische Artefaktbereinigung, z. B. mittels der Software Kubios HRV Version 2.0 (Universität Kuopio, Finnland), könnte die Kontrolle über die RR-Rohdaten von Seiten des Wissenschaftlers verloren gehen.

[63] Es wurden nur RR-Messreihen verwendet, bei denen die Anzahl der Artefakte <5 % der Werte einer Messreihe ausmachte. Aufgrund der verschlüsselten und digitalen Übertragungstechnik vom HF-Sendegurt zum HF-Empfänger mittels W.I.N.D.-Übertragungsprotokoll mit 2.4 GHz, während des sportmotorischen Tests, hat keine RR-Messreihe einen Artefaktanteil von ≥5 % gehabt. Die Datenübertragung vom HF-Empfänger zum Computer mittels Infrarotschnittstelle, scheint auch keinen nennenswerten Datenverlust bzw. keine größere Artefakterhöhung zur Folge gehabt zu haben.

Werte im ULF-Bereich die weitere Berechnung der Zeitbereichsparameter (RMSSD und pNN50) weniger beeinflussen,

d. Frequenzbandeinstellungen (frequency bands) – VLF 0 bis 0,04 Hz; LF 0,04 bis 0,15; Hz 0,15 bis 1 Hz,

e. Interpolierung der RR-Zeitreihen (interpolation of RR series) – 4 Hz (Standardeinstellung, da das Frequenzband mittels Spektralanalyse (FFT und AR) bei der o. g. Fragestellung nicht benötigt wurde, blieben die Einstellungen entsprechend auf ‚Standard',

(7) die Zeitbereichswerte RMSSD und pNN50 sowie der SD1-Wert der Nichtlinear-Analyse jedes ausgewählten Bereiches wurden in eine vorbereitet Excel-Tabelle für die weitere statistische Verarbeitung übernommen.

Leistungs-, HF- und Blutlaktatkonzentrationswerte bei 2 mmol/l, 3 mmol/l, 4 mmol/l, IAS

Die folgenden Blutlaktatwerte bzw. -schwellen wurden untersucht: fixe Werte von 2 mmol/l, 3 mmol/l, 4 mmol/l, individuelle anaerobe Schwelle (IAS, Blutlaktatäquivalent plus 1,5 mmol/l nach Dickhuth et al. [1988]). Entsprechend der Stoffwechselbereichsangaben von Hottenrott & Neumann (2010a, S. 27 ff.) sowie von Reiss (1990), repräsentieren die (bis) 2 mmol/l Blutlaktatwerte den aeroben, die 3 und 4 mmol/l Blutlaktatwerte den aerob-anaeroben Übergangsbereich.

Das Belastungsschema des durchgeführten sportmotorischen Tests wurde in dem winlactat Version 4.6.5.2 (Fa. Mescis, Münster) vorkonfiguriert. Die aufbereiteten HF-Stufenwerte der letzten 2^6 sek. plus die entsprechenden Blutlaktatkonzentrationswerte wurden in diese Software übertragen. Die ausgerechten Blutlaktatschwellenwerte von der fixen aeroben Schwelle von 2 mmol/l, 3 mmol/l, 4 mmol/l sowie der IAS nach Dickhuth et al. (1988), konnten daraufhin errechnet und zur weiteren statistische Auswertung in einer Tabelle der Software Excel® dokumentiert werden.

6.4.3 Datenverarbeitung mit deskriptiven und interferenzanalytischen Mitteln

Die aufbereiteten Daten wurden in Tabellen der Software Excel® 2007 dokumentiert. Diese weitere Verarbeitung der Daten erfolgte mit dem Zusatzmodul (Add Ins) WinSTAT® für Microsoft® Excel® Version 2012.1 der Fa. R. Fitch Software (Bad Krozingen).

Bei den Variablen Alter, Körpergröße, Gewicht, Bodymaßindex, Blutlaktatkonzentration, Leistung, Parameter der HRV-Analyse (RMSSD, pNN50, SD1) handelt es sich um ein mindestens intervallskaliertes Skalenniveau (Bös, Hänsel & Schott, 2004, S. 21). Es erfolgte die deskriptive Berechnung der Mittelwerte. Die Itemsausprägungen des BFS-Fragebogens von Abele-Brehm & Brehm (1986) weisen eine Likert-Skala auf, welche grundsätzlich ordinalskaliert ist. In der Wissenschaft wird aber darüber diskutiert, ob man nicht trotzdem das arithmetische Mittel berechnen kann. Bei der vorliegenden Likert-Skala wurde entschieden, sich an die Angaben von Hadler (2005) zu halten und die Berechnung des Mittelwertes zu zulassen.

Als Überprüfung einer Normalverteilung wurde der Kolmogorov-Smirnov-Test (KS-Test) eingesetzt. Wenn es sich um parametrisch verteilte Daten handelte wurde zur Überprüfung einer signifikanten Treatmenteinwirkung der t-Test für abhängige und unabhängige Variablen (inkl. Homogenitätsüberprüfung mittels F-Test) eingesetzt. Sollten es sich um nicht-normalverteilte Daten handeln, so kam für die Signifikanzüberprüfung bei unabhängigen Daten der Mann-Whitney-Test (U-Test) bzw. der Wilcoxon-Vorzeichen-Rang-Test (Wilcoxon-Test) zu Einsatz. Das Signifikanzniveau lag jeweils bei 5 % ($p<0,05$; signifikant) über 1 % ($p<0,01$; hoch signifikant) bis 0,1 % ($p<0,001$; sehr hoch signifikant). Grundsätzlich werden in dieser Arbeit die Empfehlungen der

Überprüfung von Unterschiedshypothesen von Cohen (1988) und Neumann & Schüler (1993, S. 37) berücksichtigt, welche das Alpha-Fehler-Niveau auf 5 Prozent und das Beta-Fehler-Niveau auf 20 Prozent (4-fache vom Alpha-Fehler-Niveau) festlegen. Aufgrund dessen kann die Teststärke mit 0,8 (1 – β) genannt werden. Bei Ergebnissen, welche einen statistisch signifikanten Unterschied aufweisen erfolgt die Berechnung der Effektstärke ‚cohen d' nach Cohen (1988, S. 20 ff.). Um die errechnete Effektstärke angemessen einordnen zu können, wird die Klassifizierung von ihm hinzugezogen: kleiner Effekt (d = 0,2), mittlerer Effekt (d = 0,5) sowie großer Effekt (d = 0,8). Die Berechnung der Effektstärke d nach Cohen erfolgt mit der Formel $d = \frac{|MW1-MW2|}{SD_{prä}}$. Der bruchrechnungsspezifische Zähler ergibt sich aus der Differenz der Mittelwerte der zu untersuchenden Variablen zu den verschiedenen Testzeitpunkten. Als Nenner wird die Differenz der Standardabweichungswert zum Testzeitpunkt t0 (Prätest) hinzugezogen. Diese gesamte Berechnung wird auch als SES – standardized effect size bezeichnet und wird neben anderen Berechnungs-verfahren (SRM = standardized response mean; GRI = Guyatt's responsiveness index) angewandt.

Es sei darauf hingewiesen, dass die Einordnung der errechneten Effektstärken nach der SES-Klassifizierung von Cohen (1988, S. 20 ff.) nur als eine erste Einschätzung angesehen wird. Er selbst weist darauf hin, dass diese Klassifizierung ein Mangel an Relativität mit sich bringt. Besonders wenn eine grundlegende (metaanalytisch) zu erwartende Effektstärke fehlt und kein Bezug zu anderen Forschungsergebnissen hat (Cohen, 1988, S. 20 ff). Zudem werden in verschiedenen Publikationen unterschiedliche Berechnunggrundlagen des bruchrechnungsspezifischen Nenners hinzugezogen sowie differenzierte Klassifizierungen angegeben (Bortz & Döring, 2006, S. 606; Maier-Riehle & Zwingmann, 2000). In Fröhlich & Pieter (2009) sowie Fröhlich, Emrich, Pieter & Stark (2009) wird explizit darauf hingewiesen, dass die Werte der

Effektstärkeberechnungen und deren Einordnung in bestehende Klassifikationen von den Fragestellungen, der Hypothesenart, des Anwendungsbereiches etc. stark abhängen. Diesen Sachverhalt hebt Bortz (1999, S. 120) gesondert hervor, dass die *inhaltliche* Bearbeitung des zu untersuchenden Themas von außerordentlichen relevant ist. Die in dieser Arbeit errechneten Effektstärken werden demnach im Kapitel Diskussion intensiv erörtert.

Um zusammenfassende Aussagen einer möglichen Veränderung der HRV-Parameter der vagalen Modulation RMSSD, pNN50 und SD1 (siehe Kapitel 2.2.3, Seite 74) treffen zu können, welche durch die Treatmenteinwirkung hervorgerufen wurde, erfolgt die Korrelationsberechnung dieser verschiedenen HRV-Parameter. Wenn es sich um parametrische Daten handelt, wird die Berechnungsvorschrift „Produkt-Moment-Korrelation" nach *PEARSON* mit dessen Korrelationskoeffizienten *r* angewandt (Bortz & Schuster, 2010, S. 156 ff.; Maier, Maier & Rattinger, 2000, S. 62 ff.). Dazu wird das allgemeine lineare Modell (ALM) als Grundlage hinzugezogen (Bortz & Schuster, 2010, S. 363 ff.). Sollten parameterfreie Daten vorliegen, so erfolgt der Einsatz der Berechnungsvorschrift „Rangkorrelation *KENDALLs* $\tau(tau)$" mit einer zusätzlichen einseitigen Signifikanzprüfung (Alpha-Fehler-Niveau 5 %). Diesem Rangkorrelations-Test wird gegenüber dem häufig verwendeten Test „*SPEARMANs* ρ *(rho)*" favorisiert, da *KENDALLs tau* gegenüber Ausreißerpaaren unempfindlicher ist (Bortz & Lienert, 2003, S. 266 ff.).

7 Ergebnisse

Die Darstellung der Ergebnisse des empirischen Untersuchungsteils bezieht sich auf die Einwirkung des Treatments ‚neuartiges Kreistrainingsprogramm nKTP' auf die EG (Experimentalgruppe). Beachtet und aufgeführt werden zudem die Ergebnisse der abhängigen Signifikanzuntersuchungen der Stichprobe KG (Wartekontrollgruppe), um zu erkennen, ob diese Gruppe zu beiden Testzeitpunkten (TZP) t0 und t1 der gleichen Grundgesamtheit angehören. Dies zu beachten ist notwendig, da es sich um eine kontrollierte Studie handelt. Zudem wurde immer berücksichtigt, dass beide Stichprobengruppen EG und KG dem TZP t0, in Bezug auf die Ausprägungen der untersuchten Variablen, der gleichen Grundgesamtheit angehörten.

Der Aufbau der nachfolgenden Kapitel ist grundlegend gleich. Es werden die deskriptiven Daten der einzelnen untersuchten Variablen in einer Tabelle widergegeben. Daraufhin erfolgt die Beschreibung inwieweit beide Stichproben EG und KG zum TZP t0 der gleichen Grundgesamtheit angehörten. Die Ergebnisse der Untersuchung, ob eine statische Signifikanz vorliegt, werden daraufhin getrennt für die EG und die KG präsentiert. Zusätzlich werden die Werte der SES-Effektgröße (standardized effect size) mit der Klassifikation nach Cohen (1988, S. 20 ff.) angegeben. Diese Angaben werden in einer Tabelle widergegeben. Anschließend erfolgt eine übersichtsartige Darstellung der interferenzanalystischen Ergebnisse mittels einer Grafik, welche einen zusammenfassenden Charakter hat.

7.1 Submaximale aerobe Ausdauerleistungsfähigkeit

7.1.1 Relative physikalisch-physiologische Leistung an Blutlaktatwerten

In der Tabelle 29 befinden sich zusammengefasst die interpoliert errechneten deskriptiven Werte der relativen Leistung in Watt pro kg Körpergewicht an den jeweiligen Blutlaktatwerten 2 mmol/l (aerob), 3 und 4 mmol/l (aerob-anaerob) arteriellen Kapillarblutes des Ohrläppchens. Diese Angaben beziehen sich auf die EG und die KG zun den TZP t0 und t1.

Tabelle 29: Höhe der relativen physikalisch-physiologischen Leistung in Watt/kg in Bezug zu den verschiedenen Blutlaktatschwellen, TZP t0 und t1 der EG und KG (interpolierte Berechnung)

	2 mmol/l	3 mmol/l	4 mmol/l		2 mmol/l	3 mmol/l	4 mmol/l
EG t0				KG t0			
MW	1,057	1,385	1,620	MW	1,229	1,580	1,865
SD	0,222	0,227	0,243	SD	0,425	0,449	0,487
min.	0,654	0,947	1,179	min.	0,376	0,729	1,013
max.	1,493	1,731	2,019	max.	1,983	2,367	2,633
EG t1				KG t1			
MW	1,176	1,518	1,752	MW	1,241	1,591	1,887
SD	0,243	0,173	0,184	SD	0,420	0,434	0,475
min.	0,667	1,163	1,424	min.	0,405	0,738	1,060
max.	1,525	1,793	2,155	max.	2,033	2,367	2,678

Ausgehend von der Tatsache, dass beide Stichprobengruppen EG und KG zum TZP t0 bezogen auf die relative Leistung der gleichen Grundgesamtheit angehören (2 mmol/l: p=0,173; 3 mmol/l: p=0,14; 4 mmol/l: p=0,091), zeigen sich bei der EG eine signifikante bis hoch signifikante Treatmenteinwirkung zwischen den TZP t0 und t1 (Tabelle 30 sowie Abbildung 24).

Tabelle 30: Treatmenteinwirkung rel. Leistung, EG+KG, TZP t0-t1 (p<0,05)

abhängig	TZP t0-t1	rel. Leistung in Watt/ kg KGw bezogen auf fixe Laktatwerte		
EG		2 mmol/l	3 mmol/l	4 mmol/l
t-Test	T	-2,61	-3,267	-2,631
	Freiheitsgrad	17	17	17
	P	0,018	0,005	0,018
Signifikanz p<0,05		s.	h. s.	s.
	SES-Effektstärke (cohen d)	d=0,53	d=0,68	d=0,63
KG				
t-Test	T	-0,868	-0,725	-1,287
	Freiheitsgrad	14	14	14
	P	0,4	0,480	0,219
Signifikanz p<0,05		n. s.	n. s.	n. s.

Wie in der Tabelle 29 und der Tabelle 30 ersichtlich, erhöht sich bei der EG die relative Leistung, welche am Ergometer absolviert wurde, bei den Blutlaktatwerten von 2 mmol/l im Mittel von 1,057 auf 1,176 Watt pro kg KGw, was einen statistisch signifikanten Unterschied von p=0,018 bei einer mittleren Effektgröße von d=0,53 hervorruft. Bei einer Blutlaktatkonzentration von 3 mmol/l arteriellen Blutes steigt die relative Leistung von 1,385 auf 1,518 W/kg KGw. Dieser Anstieg ist mit p=0,005 und d=0,68 als hochsignifikant bei einer mittleren Effektgröße einzustufen. Die relativen Leistungen der EG, welche sich auf die verschiedenen Testzeitpunkte (TZP t0 und t1) beziehen, und einen Bezug zum Laktawert von 4 mmol/l haben, sind mit p=0,018 als statistisch signifikant einzustufen, wobei sich die Effektgröße mit d=0,63 als ‚mittel' anzusehen ist.

Die Ergebnisse der KG haben zwischen beiden TZP t0 und t1 keine statistisch signifikanten Unterschiede (2 mmol/l: p=0,400; 3 mmol/l: p=0,480; 4 mmol/l p=0,219).

Die Mittelwerte der Körpergewichte (KGw) der Gruppen EG und KG weisen zwischen den beiden TZP t0 und t1 keine signifikanten Unterschiede auf (EG: $p=0{,}083$; KG: $p=0{,}774$). Die Beachtung des Körpergewichts ist dahingehend relevant, da es der dominierende Einflussfaktor auf die *relative* Leistung darstellt. Somit kann festgehalten werden, dass die Veränderung der relativen Leistung auf eine Veränderung der absoluten Leistung in Watt beruht.

Zusammenfassend kann festgestellt werden, dass sich die physikalisch-physiologischen Leistungen (relative Leistung in Watt/kg KGw) an den Blutlaktatwerten 2, 3 und 4 mmol/l nach der Treatmentdurchführung statistisch signifikant erhöht haben und allesamt Effektgrößen im mittleren Bereich aufweisen.

Die Abbildung 24 sowie die Abbildung 25 stellen grafisch die Mittelwerte mit der Standardabweichung der relativen Leistung der EG und der KG an den jeweiligen Blutlaktatwerten dar. Pro Abbildung sind beide TZP t0 und t1 der jeweiligen Stichprobengruppe dargestellt. Es sei darauf hingewiesen, dass die Verbindungslinien zwischen den Laktatwertepunkten nur zur übersichtsartigen Darstellung des Verlaufs der abgelieferten relativen Leistung dienen. Es handelt sich nicht um mathematisch exakt errechnete Interpolationswerte zwischen den Stufen.

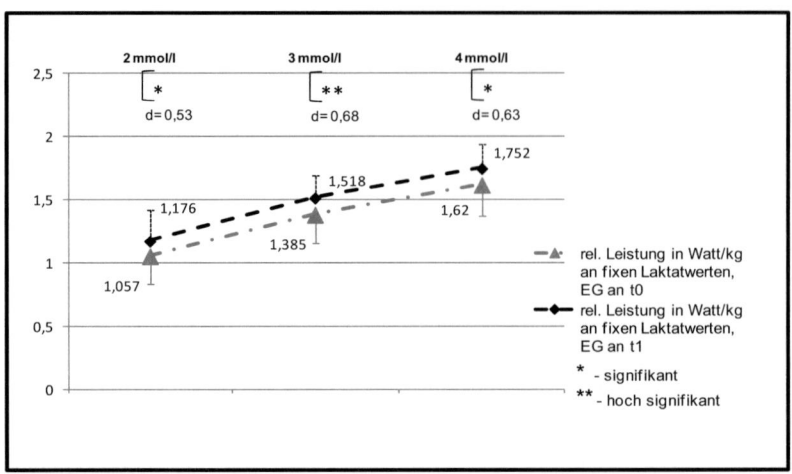

Abbildung 24: Unterschiede der relativen Leistung zwischen den Testzeitpunkten t0 und t1 der Experimentalgruppe EG in Bezug an fixen Blutlaktatschwellen

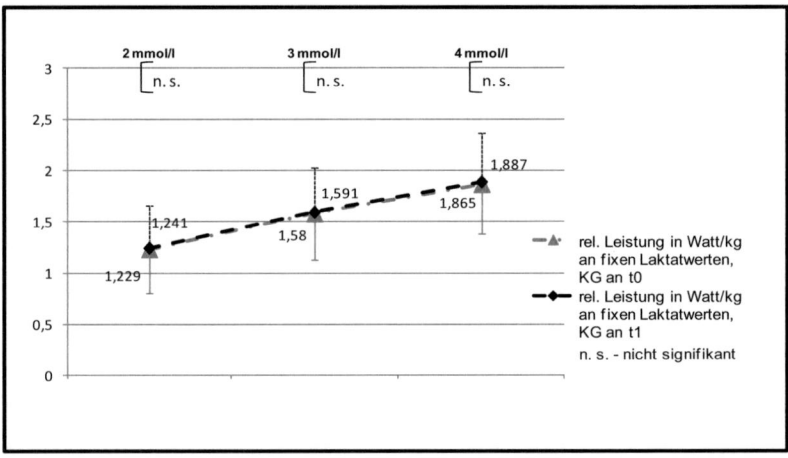

Abbildung 25: Unterschiede der relativen Leistung zwischen den Testzeitpunkten t0 und t1 der Wartekontrollgruppe KG in Bezug an fixen Blutlaktatschwellen

7.1.2 Blutlaktatkonzentration und Herzfrequenz an Leistungsstufen

Veränderung der Höhe der Blutlaktatkonzentration an Leistungsstufen

Die Tabelle 31 beinhaltet die deskriptiven Werte der Höhe der Blutlaktatkonzentration vor dem Belastungstest in Ruhe-Vorstart und am Ende der jeweiligen Leistungsstufen des Ergometertests.

Tabelle 31: Ergebnisse der Höhe der Blutlaktatkonzentration in Ruhe-Vorstart und am Ende der fixen Leistungsstufen, TZP t0 und t1 der EG und KG

	Ruhe-Vorstart	Stufe 1 – 25 W	Stufe 2 – 50 W	Stufe 3 – 75 W	Stufe 4 – 100 W		Ruhe-Vorstart	Stufe 1 – 25 W	Stufe 2 – 50 W	Stufe 3 – 75 W	Stufe 4 – 100 W
EG t0						KG t0					
MW	1,039	1,167	1,539	2,200	3,222	MW	1,093	1,113	1,400	1,933	2,793
SD	± 0,338	± 0,285	± 0,470	± 0,892	± 1,080	SD	± 0,379	± 0,261	± 0,490	± 0,838	± 1,092
min.	0,700	0,700	0,900	1,000	1,600	min.	0,600	0,700	0,900	0,900	1,200
max.	1,900	1,700	2,700	4,400	5,700	max.	2,000	1,700	2,800	3,800	4,600
EG t1						KG t1					
MW	0,972	0,978	1,267	1,828	2,844	MW	1,093	1,153	1,407	2,007	2,807
SD	± 0,267	± 0,229	± 0,406	± 0,642	± 1,003	SD	± 0,243	± 0,245	± 0,427	± 0,741	± 1,043
min.	0,600	0,700	0,700	0,800	1,300	min.	0,800	0,700	1,000	1,200	1,500
max.	1,700	1,500	2,100	2,900	4,700	max.	1,500	1,600	2,700	3,700	4,700

Beide Stichprobengruppen EG und KG gehörten zum TZP t0 in Bezug auf diese Variable zur gleichen Grundgesamtheit. Es bestanden keinerlei statistisch signifikante Unterschiede (Ruhe-Vorstart: p=0,508; Stufe 25 W: p=0,661; Stufe 50 W: p=0,252; Stufe 75 W: p=0,415; Stufe 100 W: p=0,311). Auf der Vorbelastungsstufe ‚Ruhe-Vorstart' bei beiden TZP t0 und t1 sind keine signifikanten Unterschiede zu verzeichnen, was darauf hindeutet, dass die EG (p=0,279) und die KG (p=0,650) zu vom gleichen Niveau der Blutlaktatkonzentration den Belastungstest gestartet haben.

Tabelle 32: Treatmenteinwirkung Blutlaktatkonzentration, EG+KG, TZP t0-t1 (p<0,05)

	TZP t0-t1	Wilcoxon-Test			
	Stufe	Z	P	Signifikanz p<0,05	SES-Effektstärke
EG	Ruhe	-1,083	0,279	n. s.	
	Stufe 1 – 25 W	-2,551	0,011	s.	0,75
	Stufe 2 – 50 W	-2,199	0,028	s.	0,64
	Stufe 3 – 75 W	-2,373	0,018	s.	0,49
	Stufe 4 – 100 W	-2,482	0,013	s.	0,37
KG	Ruhe	-0,454	0,650	n. s.	
	Stufe 1 – 25 W	-1,556	0,120	n. s.	
	Stufe 2 – 50 W	-0,044	0,965	n. s.	
	Stufe 3 – 75 W	-1,287	0,198	n. s.	
	Stufe 4 – 100 W	-0,392	0,695	n. s.	

Bezugnehmend auf die Mittelwerte der EG in der Tabelle 31 ist erkennbar, dass sich die Blutlaktatkonzentrationswerte nach der Treatmentdurchführung auf allen Stufen verringert. Diese Verringerung der Blutlaktatkonzentration hat eine statistisch signifikante Ausprägung mit unterschiedlichen Effektgrößen. Auf der Stufe 1 (25 W) ist ein signifikanter Unterschied mit einer mittleren Effektgröße (d=0,75) zu verzeichnen. Die Stufen 2 (50 W), 3 (75 W) und 4 (100 W) haben ebenfalls statistisch Signifikanzen (p=0,028; p=0,018; p=0,013) mit den jeweiligen Effektgrößen; d=0,64 (mittel), d=0,49 (gering) sowie d=0,37 (gering) (Tabelle 32).

Die KG weist keinerlei statistisch signifikante Unterschiede zwischen den TZP t0 und t1 auf (Stufe 1 – 25 W: p=0,120; Stufe 2 – 50 W: p=0,965; Stufe 3 – 75 W: p=0,198; Stufe 4 – 100 W: p=0,695).

Zusammenfassend ist erkennbar, dass die Treatmentdurchführung einen interferenz-statistisch messbaren Unterschied zwischen den TZP bei der EG auf diese Variable hervorruft. Die Abbildung 26 für die EG sowie die Abbildung 27 für die KG zeigen grafisch den Verlauf der Blutlaktatkonzentration mit den Mittelwerten und den Standardabweichungen dar. Es sei darauf hingewiesen, dass es sich bei den Darstellungen nicht um mathematisch exakt errechnete Interpolationswerte zwischen den Stufen handelt, sondern sie dienen ausschließlich der besseren visuellen Gesamtinformationsaufnahme.

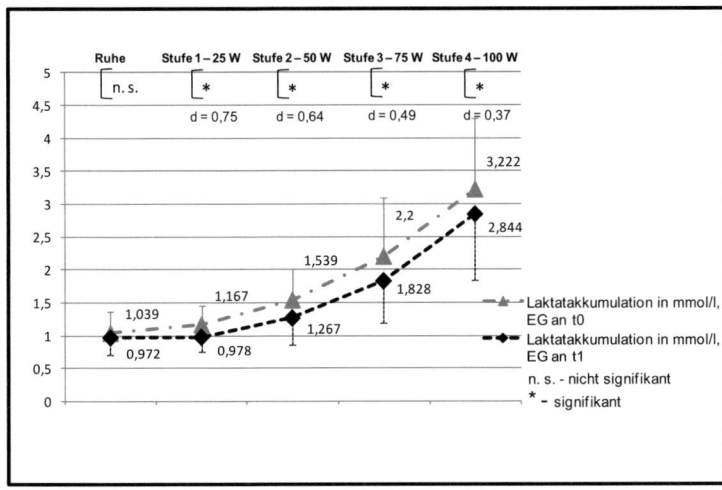

Abbildung 26: Verlauf der Blutlaktatkonzentration an der jeweiligen Stufe der EG

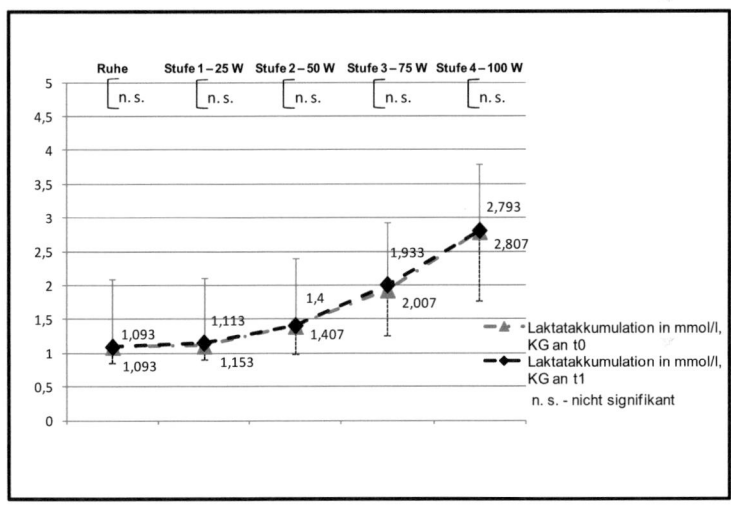

Abbildung 27: Verlauf der Blutlaktatkonzentration an der jeweiligen Stufe der KG

Veränderung der Herzfrequenz an den Leistungsstufen

Die Tabelle 33 beinhaltet deskriptive Daten, welche mittlere Herzfrequenzwerte an verschiedenen Messzeitpunkten des Belastungstests (Ruhe-Vorstart, Stufe 1 bis 4). Diese Daten beziehen sich auf beide Stichprobengruppen EG und KG zu den TZP t0 und t1.

Tabelle 33: Ergebnisse der Höhe der Herzfrequenz der letzten 2^6 s (64) der jeweiligen fixen Leistungsstufe, TZP t0 und t1 der EG und KG

	Ruhe-Vorstart	Stufe 1 – 25 W	Stufe 2 – 50 W	Stufe 3 – 75 W	Stufe 4 – 100 W		Ruhe-Vorstart	Stufe 1 – 25 W	Stufe 2 – 50 W	Stufe 3 – 75 W	Stufe 4 – 100 W
EG t0						KG t0					
MW	73,889	94,278	106,222	122,167	139,111	MW	76,867	91,333	103,867	116,533	131,333
SD	10,621	11,955	13,778	14,869	14,442	SD	11,135	13,521	12,135	12,822	14,271
min.	59,000	78,000	80,000	104,000	118,000	min.	56,000	71,000	87,000	98,000	108,000
max.	97,000	122,000	136,000	152,000	165,000	max.	101,000	123,000	130,000	144,000	152,000
EG t1						KG t1					
MW	76,944	95,333	107,611	122,167	137,444	MW	75,000	90,667	103,467	117,000	131,533
SD	11,285	13,160	12,622	14,598	14,039	SD	10,830	10,847	10,253	10,717	12,794
min.	58,000	78,000	90,000	98,000	112,000	min.	54,000	72,000	90,000	101,000	110,000
max.	99,000	128,000	137,000	157,000	164,000	max.	92,000	110,000	122,000	138,000	149,000

Beide Stichprobengruppen EG und KG gehörten zum TZP t0 in Bezug auf diese Variable der gleichen Grundgesamtheit an. Die mittleren Herzfrequenzwerte wiesen keinerlei statistisch signifikante Unterschiede auf (Ruhe-Vorstart: p=0,439; Stufe1 - 25 W: p=0,512; Stufe 2 - 50 W: p=0,610; Stufe 3 - 75 W: p=0,258; Stufe 4 - 100 W: p=0,132). Zudem starteten beide Gruppen EG und KG die Belastungstests zu den TZP t0 und t1 vom gleichen Herzfrequenzausgangswert aus. Es bestanden keine statistisch signifikante Unterschiede der Herzfrequenz unmittelbar vor den Belastungstests (EG: p=0,108; KG: p=0,451; Tabelle 34).

Tabelle 34: Treatmenteinwirkung Herzfrequenz, EG+KG, TZP t0-t1 ($p<0,05$)

abhängig	TZP t0-t1	HF bezogen auf Leistungsstufen				
EG		Ruhe	Stufe 1 - 25W	Stufe 2 - 50W	Stufe 3 - 75W	Stufe 4 - 100W
t-Test	T	-1,696	-0,587	-0,739	0	1,07
	Freiheitsgrad	17	17	17	17	17
	P	0,108	0,565	0,47	1	0,299
Signifikanz $p<0,05$		n. s.	n. s.	n. s.	n. s.	n. s.
KG						
t-Test	T	0,775	0,532	0,361	-0,46	-0,195
	Freiheitsgrad	14	14	14	14	14
	P	0,451	0,603	0,723	0,652	0,848
Signifikanz $p<0,05$		n. s.	n. s.	n. s.	n. s.	n. s.

Wie in der Tabelle 33 ersichtlich, bestehen bei der EG deskriptiv-statistische Unterschiede der mittleren Herzfrequenzwerte auf jeder Leistungsstufe. Die Ausprägungen dieser Differenzen sind nach interferenzanalystischer Betrachtung aber allesamt statistisch nicht-signifikant (Ruhe-Vorstart: p=0,108; Stufe 25 W: p=0,565; Stufe 50 W: p=0,47; Stufe 75 W: p=1,0; Stufe 100 W: p=0,299; [Tabelle 34]).

Die Werte der KG weisen keinerlei statistische Signifikanzen auf (Ruhe-Vorstart: p=0,451; Stufe 1 - 25 W: p=0,603; Stufe 2 - 50 W: p=0,723; Stufe 3 - 75 W: p=0,652; Stufe 4 - 100 W: p=0,848; Tabelle 34).

Zusammengefasst lässt sich sagen, dass die Treatmentdurchführung keinerlei Auswirkung auf die Variable ‚mittlere Belastungsherzfrequenz' der letzten 2^6 sek. jeder Leistungsstufe hat. Die grafischen Darstellungen in der Abbildung 28 für die EG und in der

Abbildung 29 für die KG zeigen einen (fast) synchron verlaufenen Anstieg der Herzfrequenzwerte zwischen den TZP t0 und t1. Es sei ebenfalls darauf hingewiesen, dass die Verbindungslinien zwischen den angegebenen Mittelwerten nur der grafischen Darstellung dienen und keinerlei mathematisch exakt errechnete Interpolationen widergeben.

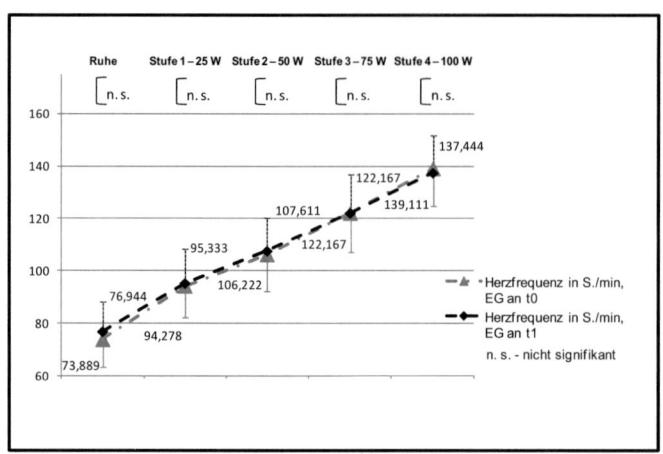

Abbildung 28: Höhe der mittleren Herzfrequenz der letzten 2^6 sek. an den jeweiligen Leistungsstufen, der EG zu den TZP t0 und t1

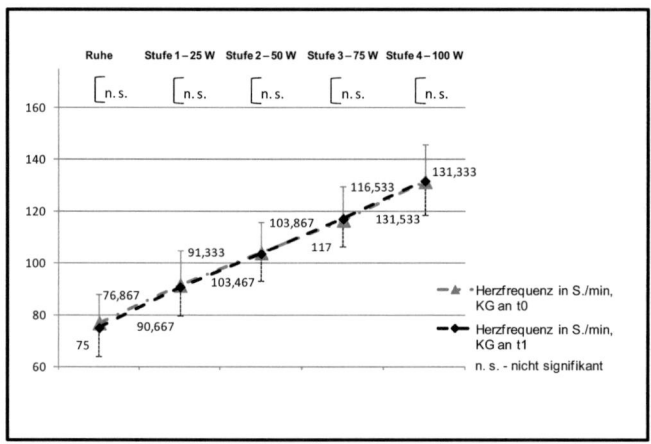

Abbildung 29: Höhe der mittleren Herzfrequenz der letzten 2^6 sek. an den jeweiligen Leistungsstufen, der KG zu den TZP t0 und t1

7.1.3 Blutlaktatkonzentration, relative physikalisch-physiologische Leistung und Herzfrequenz an der individuellen anaeroben Schwelle

Veränderung der Blutlaktatkonzentration an der IAS

Die Höhe der Blutlaktatkonzentration an der individuellen anaeroben Schwelle (IAS) nach Dickhuth et al. (1988) veränderte sich nach der Treatmenteinwirkung, was durch die deskriptive Datenanalyse aufgezeigt werden kann. In der Tabelle 35 befinden sich die Blutlaktatwerte der Ex-perimentalgruppe (EG) und der Wartekontrollgruppe (KG) zu beiden Testzeitpunkten (TZP) t0 und t1.

Tabelle 35: Blutlaktatkonzentration in mmol/l an der IAS der EG und KG zu beiden TZP

	t0	t1		t0	t1
EG			KG		
MW	3,539	3,144	MW	3,353	3,427
SD	0,240	0,584	SD	0,602	0,602
min.	2,500	2,500	min.	2,700	2,800
max.	5,100	4,700	max.	5,100	5,300

Beide Stichprobengruppen EG und KG gehören zum TZP t0 der gleichen Grundgesamtheit an (p=0,418). Davon ausgehend reduzierend sich die Blutlaktatkonzentration an der IAS bei der EG um statistisch signifikante (p=0,029) 9,9 %. Bei der KG erhöht sich der Wert um 2,2 % (p=0,085).

Tabelle 36: Treatmenteinwirkung auf die Blutlaktatkonzentration an der IAS

abhängig	TZP t0-t1	*Blutlaktatkonzentration an der IAS*
EG		
t-Test	T	2,379
	Freiheitsgrad	17
	P	0,029
Signifikanz p≤0,05		s.
KG		
t-Test	T	-1,852
	Freiheitsgrad	14
	P	0,085
Signifikanz p≤0,05		n. s.

Zusammengefasst lässt sich feststellen, dass es bei der EG zu einer statistisch signifikanten Treatmenteinwirkung gekommen ist, welche eine Verringerung der Blutlaktatkonzentration an der IAS hervorgerufen hat. Die Abbildung 30 zeigt grafisch die Veränderung der Variablenausprägung der EG und der KG zu den TZP t0 und t1.

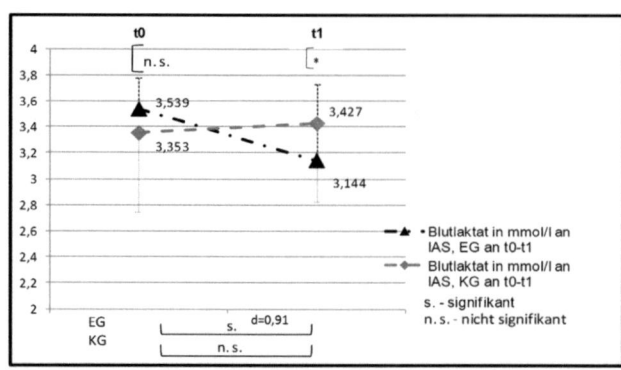

Abbildung 30: Veränderung der Blutlaktatkonzentration in mmol/l an der IAS der EG und KG zu beiden TZP (p<0,05)

Veränderung der relativen physikalisch-physiologischen Leistung an der IAS

Die deskriptiven Daten der relativen Leistung an der IAS befinden sich für die EG und die KG für beide TZP t0 und t1 in der Tabelle 37. Diese Werte basieren auf eine interpolierte Berechnung, welche sich auf die ermittelten Werte der IAS stützt.

Tabelle 37: Relative Leistung auf dem Ergometer in Watt pro kg KGw an der IAS der EG und KG zu beiden TZP

	t0	t1		t0	t1
EG			KG		
MW	1,544	1,567	MW	1,687	1,720
SD	0,238	0,141	SD	0,385	0,406
min.	1,100	1,400	min.	0,800	0,800
max.	2,100	1,800	max.	2,300	2,400

Beide Stichprobengruppen gehören zum TZP t0 in Bezug auf diese Variable zur gleichen Grundgesamtheit (p=0,203) an. Auch bei der zur Berechnung der relativen Leistung notwenigen Werte der Ausprägung des Körpergewichts (KGw) liegen zwischen den Stichprobengruppen zum TZP t0 keine statistisch signifikanten Unterschiede vor (p=0,621). Zudem verändern sich die

Körpergewichtswerte zwischen den TZP t0 und t1 statistisch nicht signifikant (EG: p=0,083; KG: p=0,774).

Tabelle 38: Treatmenteinwirkung auf die relative Leistung an der IAS

abhängig	TZP t0-t1	rel. Leistung an der IAS
EG		
t-Test	T	-0,372
	Freiheitsgrad	17
	P	0,714
Signifikanz p<0,05		n. s.
KG		
t-Test	T	-2,092
	Freiheitsgrad	14
	P	0,055
Signifikanz p<0,05		n. s.

Wie in der Tabelle 37 ersichtlich, erhöhen sich zwar die Werte der relativen Leistung in Watt pro kg KGw für die EG vom TZP t0 zu t1 von 1,544 auf 1,567. Dieser Unterschied weist aber keinerlei statistische Signifikanz auf (p=0,714, Tabelle 38).

Auch bei der KG ist die Differenz zwischen t0 und t1 statistisch nicht-signifikant (p=0,055).

Zusammengefasst lässt sich feststellen, dass es zu keiner statistisch signifikanten Erhöhung der relativen physikalisch-physiologischen Leistung an der jeweiligen IAS nach der Treatmentdurchführung kommt. Die Abbildung 31 zeigt grafisch die Veränderung der Variablenausprägung der EG und der KG zu den TZP t0 und t1.

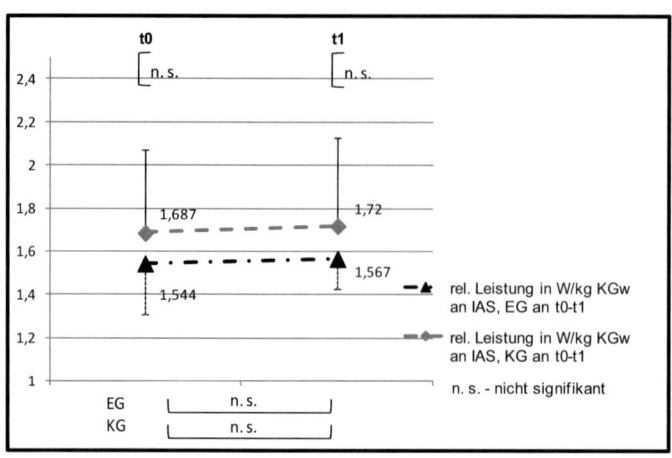

Abbildung 31: Veränderung der relativen Leistung in W/kg KGw an der IAS der EG und KG zu beiden TZP (p<0,05)

Veränderung der Herzfrequenz an der IAS

Die deskriptiven Daten der Höhe der Herzfrequenz an der IAS nach Dickhuth et al. (1988) befinden sich für die EG und die KG für beide TZP t0 und t1 in der Tabelle 39.

Tabelle 39: Herzfrequenz in S./min an der IAS der EG und KG zu beiden TZP

	t0	t1		t0	t1
EG			KG		
MW	144,94	141,78	MW	140,13	141,93
SD	10,66	13,23	SD	12,46	12,48
min.	126,00	119,00	min.	114,00	119,00
max.	162,00	171,00	max.	165,00	166,00

Beide Stichprobengruppen gehören zum TZP t0 in Bezug auf diese Variable zur gleichen Grundgesamtheit (p=0,241) an.

Tabelle 40: Treatmenteinwirkung auf die Herzfrequenz an der IAS

abhängig	TZP t0-t1	*rel. Leistung an der IAS*
EG		
t-Test	T	1,379
	Freiheitsgrad	17
	P	0,186
Signifikanz p<0,05		n. s.
KG		
t-Test	T	-1,281
	Freiheitsgrad	14
	P	0,221
Signifikanz p<0,05		n. s.

Wie in der Tabelle 39 ersichtlich, reduziert sich der Herzfrequenzmittelwert für die EG vom TZP t0 zu t1 144,94 auf 141,78 S./min. Dieser Unterschied weist aber keinerlei statistische Signifikanz auf (p=0,186, Tabelle 40).

Auch bei der KG ist die Differenz zwischen t0 und t1 statistisch nicht-signifikant (p=0,221).

Zusammengefasst lässt sich feststellen, dass es zu keiner statistisch signifikanten Erhöhung der physikalisch-physilogischen relativen Leistung an der IAS nach Dickhuth et al. (1988) aufgrund der Treatmentdurchführung kommt. Die Abbildung 32 zeigt grafisch die Veränderung der Variablenausprägung der EG und der KG zu den TZP t0 und t1.

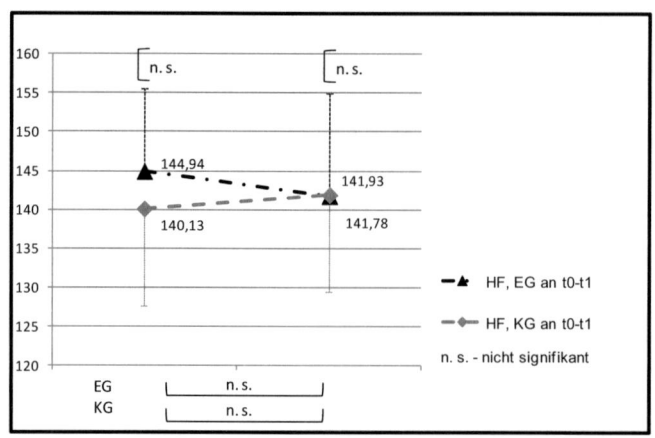

Abbildung 32: Veränderung der Herzfrequenz an der IAS der EG und KG nach der Treatmenteinwirkung

7.2 Vagale Modulation des autonomen Nervensystems

Um die vagale Modulation des autonomen Nervensystems (ANS) und damit die Aktivitäten des sympathischen Nervensystems widerspiegeln zu können wurden die Ausprägungen RMSSD, pNN50 sowie SD1 an den jeweiligen Leistungsstufen des Belastungstests untersucht.

Die Tabelle 41 beinhaltet die deskriptiven Werte der einzelnen Parameter in Bezug zur Ruhe-Vorstart-Phase und zu den einzelnen Leistungsstufen 1 bis 4. Die Ergebnisse betreffen einerseits beide Stichprobengruppen EG und KG. Andererseits beziehen sich die Werte auf die unterschiedlichen TZP t0 und t1.

Zusätzlich erfolgt die Überprüfung der Korrelation der HRV-Parameter an den jeweiligen Messzeitpunkten (MZP) zueinander. Alle drei Parameter kennzeichnen die vagale Aktivität des ANS (siehe Kapitel 2.2.3, S. 74). Das Ergebnis dient dazu im Kapitel Diskussion eine abschließende Bewertung der Treatmenteinwirkung auf die vagale Modulation vollziehen zu können.

Tabelle 41: Ergebnisse der Höhe der Parameter der vagalen Modulation des ANS

	Ruhe-Vormart			Stufe 1 – 25 Watt			Stufe 2 – 50 Watt			Stufe 3 – 75 Watt			Stufe 4 – 100 Watt		
	RMSSD	pNN50	SDI	RMSSD	pNN50	SDI	RMSSD	pNN50	SDI	RMSSD	pNN50	SDI	RMSSD	pNN50	SDI
EG t0															
MW	42,617	17,583	30,650	15,233	1,789	10,922	10,339	0,433	7,411	6,383	0,911	4,594	3,317	0,000	2,406
SD	22,543	16,335	16,045	7,543	3,877	5,404	7,416	1,025	5,320	6,980	3,866	5,036	1,570	0,000	1,120
min.	8,700	0,000	6,200	2,200	0,000	1,600	2,200	0,000	1,600	1,600	0,000	1,200	1,400	0,000	1,100
max.	95,000	56,500	68,200	33,200	16,500	23,800	29,500	3,000	21,200	33,100	16,400	23,900	7,600	0,000	5,500
EG t1															
MW	38,950	16,239	27,472	11,700	0,472	8,633	8,067	0,050	5,944	4,217	0,067	3,061	3,017	0,000	2,228
SD	21,128	16,225	15,081	5,915	0,957	4,820	4,937	0,212	4,331	2,041	0,283	1,448	1,345	0,000	0,891
min.	10,500	0,000	7,500	2,000	0,000	1,400	1,900	0,000	1,300	1,100	0,000	1,100	0,800	0,000	1,100
max.	88,300	57,700	63,300	23,200	3,700	21,100	19,600	0,900	19,000	9,900	1,200	6,600	5,300	0,000	3,900
KG t0															
MW	37,467	15,360	26,267	17,047	3,120	12,253	9,040	0,533	6,473	6,313	0,060	4,320	3,873	0,000	3,133
SD	21,498	17,496	15,704	7,340	3,537	5,287	4,493	1,006	3,363	2,885	0,232	2,159	1,639	0,000	2,034
min.	10,500	0,000	7,500	5,000	0,000	3,600	3,900	0,000	2,800	2,600	0,000	1,000	1,900	0,000	1,500
max.	91,500	56,900	66,300	28,400	8,800	20,400	20,000	3,100	14,300	13,900	0,900	9,900	7,000	0,000	9,600
KG t1															
MW	37,647	14,067	25,333	17,007	3,080	12,367	9,047	0,540	6,400	6,253	0,000	4,113	3,827	0,000	3,107
SD	19,712	14,118	12,836	6,737	3,330	4,750	3,878	0,975	2,802	2,469	0,000	1,638	1,392	0,000	1,571
min.	12,200	0,000	8,100	6,200	0,000	4,100	4,600	0,000	3,200	3,200	0,000	1,200	1,500	0,000	1,200
max.	86,200	44,300	56,200	24,500	8,900	18,500	17,900	2,600	12,300	12,900	0,000	8,400	6,500	0,000	7,900

Beide Stichprobengruppen EG und KG gehören zum TZP t0, bezogen auf die Ausprägungen der Parameter der vagalen Modulation des ANS, der gleichen Grundgesamtheit an. Die einzelnen P-Werte sind bitte der Tabelle 42 zu entnehmen. Die EG startet den Belastungstest, in Bezug auf die zu untersuchenden Parameter, an beiden TZP t0 und t1 von unterschiedlichen Ausgangswerten aus. So weisen die RMSSD- und die pNN50-Werte in Ruhe-Vorstart keine signifikanten Unterschiede (p=0,085 bzw. p=0,278) zwischen t0 und t1 auf. Der SD1-Wert zeigt eine statistische Signifikanz von p=0,0347 mit einer geringen Effektgröße von d=0,20 (Tabelle 43). Inwieweit diese Werte das Gesamtergebnis beeinflussen könnten wird im Kapitel Diskussion erläutert. Die Ergebnisse der KG in ‚Ruhe-Vorstart' zwischen den TZP t0 und t1 zeigen keine statistischen Signifikanzen auf (Tabelle 44).

Tabelle 42: Signifikanzüberprüfung der Ausprägungen der RMSSD, pNN50 und SD1 zum TZP t0 zwischen EG und KG

TZP t0	EG - KG	Mann-Withney-Test (U-Test)		
Stufe		Z	P	Signifikanz p<0,05
Ruhe	RMSSD	-0,759	0,448	n. s.
	pNN50	-0,527	0,598	n. s.
	SD1	-0,994	0,320	n. s.
Stufe 1 – 25W	RMSSD	-0,994	0,320	n. s.
	pNN50	0,903	0,367	n. s.
	SD1	-0,958	0,338	n. s.
Stufe 2– 50W	RMSSD	0,127	0,899	n. s.
	pNN50	0,632	0,527	n. s.
	SD1	0,054	0,957	n. s.
Stufe 3 – 75W	RMSSD	-1,158	0,247	n. s.
	pNN50	0,087	0,930	n. s.
	SD1	0,796	0,426	n. s.
Stufe 4 – 100W	RMSSD	-0,941	0,347	n. s.
	pNN50	----	----	Keine Berechnung möglich
	SD1	-1,122	0,262	n. s.

Trotz der Unterschiede der deskriptiven Daten aus der Tabelle 41 kommt es in einigen Fällen, ausschließlich bei der EG, zu so großen Differenzen, dass diese statistisch signifikant sind (Tabelle 43). So weisen die SD1-Werte auf der Stufe ‚Ruhe-Vorstart' mit p=0,0347 einen signifikanten Unterschied zwischen den TZP t0 und t1 auf, welche eine geringe Effektgröße mit d=0,20 hat. Auf der Stufe 1 (25 W) beläuft sich der RMSSD-Wert mit p=0,004 als hoch signifikant bei einer geringen Effektgröße von d=0,47. Auf der gleichen Leistungsstufe hat der pNN50-Werte eine statistische Signifikanz von p=0,041 (signifikant) bei einer Effektgröße von d=0,33 (gering). Der SD1-Wert hat eine ähnliche Ausprägung. Der P-Wert hat hierbei eine Höhe von 0,016 (signifikant). Die errechnete Effektgröße von d=0,42 kann abermals als gering klassifiziert werden. Alle anderen Werte der EG weisen keine statistisch relevanten Signifikanzen auf.

Alle Wertepaare der KG können als statistisch nicht-signifikant eingeordnet werden (Tabelle 43).

Tabelle 43: Signifikanzüberprüfung der Treatmenteinwirkung auf RMSSD+pNN50+SD1, EG, TZP t0-t1 (p<0,05)

EG	TZP t0-t1	Wilcoxon-Test			
Stufe		Z	P	Signifikanz p<0,05	SES-Effektstärke (cohen d)
Ruhe	RMSSD	-1,720	0,085	n. s.	
	pNN50	-1,086	0,278	n. s.	
	SD1	-2,112	0,0347	s.	0,21
Stufe 1 – 25W	RMSSD	-2,853	0,004	h. s.	0,54
	pNN50	-2,045	0,041	s.	0,48
	SD1	-2,417	0,016	s.	0,46
Stufe 2– 50W	RMSSD	-1,154	0,248	n. s.	
	pNN50	-1,461	0,144	n. s	
	SD1	-1,154	0,248	n. s	
Stufe 3 – 75W	RMSSD	-1,873	0,061	n. s	
	pNN50	-0,447	0,655	n. s	
	SD1	-1,758	0,079	n. s	
Stufe 4 –100W	RMSSD	-1,067	0,286	n. s	
	pNN50	----	----	Keine Berechnung möglich	
	SD1	-0,915	0,360	n. s	

Tabelle 44: Signifikanzüberprüfung der Treatmenteinwirkung auf RMSSD+pNN50+SD1, KG, TZP t0-t1 (p<0,05)

KG	TZP t0-t1	Wilcoxon-Test			
Stufe		Z	P	Signifikanz $p<0,05$	SES-Effektstärke (cohen d)
Ruhe	RMSSD	-0,398	0,691	n. s.	
	pNN50	-0,063	0,95	n. s.	
	SD1	-0,511	0,609	n. s.	
Stufe 1 – 25W	RMSSD	-0,114	0,91	n. s.	
	pNN50	-0,0445	0,965	n. s.	
	SD1	-0,54	0,589	n. s.	
Stufe 2– 50W	RMSSD	-0,227	0,820	n. s.	
	pNN50	-0,365	0,715	n. s.	
	SD1	-0,0852	0,932	n. s.	
Stufe 3 – 75W	RMSSD	-0,170	0,865	n. s.	
	pNN50	-1	0,317	n. s.	
	SD1	-0,682	0,496	n. s.	
Stufe 4 –100W	RMSSD	-0,114	0,91	n. s.	
	pNN50	----	----	Keine Berechnung möglich	
	SD1	-0,199	0,842	n. s.	

Zusammenfassend kann festgehalten werden, dass die Treatmentdurchführung einen interferenzstatistisch relevanten Einfluss auf die EG hat. Dies betrifft aber ausschließlich die Leistungsstufe 1 (25 Watt). Im Kapitel Diskussion wird dieses Ergebnis hinreichend diskutiert. Zur grafisch-übersichtlichen Darstellung der einzelnen Parameter der vagalen Modulation des ANS, welche der vagalen Modulation zugeordnet werden können, dienen die nach folgenden Abbildungen. Auch hier muss der Hinweis gegeben werden, dass es sich bei den Verbindunglinien nicht um mathematisch exakt errechnete Interpolationswerte handelt. Sie dienen ausschließlich der besseren visuellen Erfassung der Inhalte.

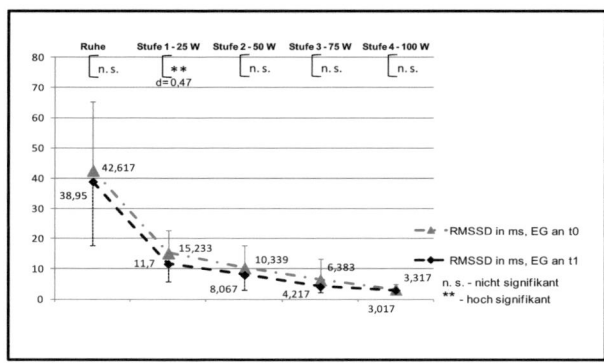

Abbildung 33: Signifikanzüberprüfung des RMSSD-Wertes an den jeweiligen Stufen, der EG zu TZP t0 und t1

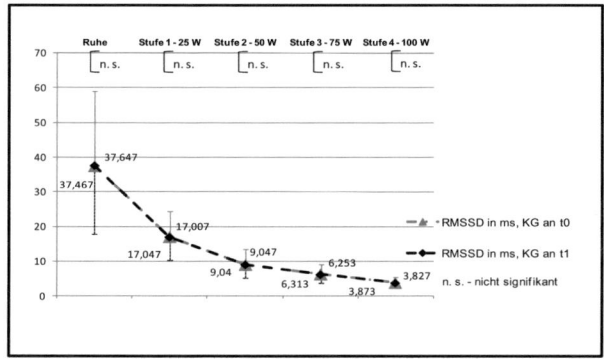

Abbildung 34: Signifikanzüberprüfung des RMSSD-Wertes an den jeweiligen Stufen, der KG zu TZP t0 und t1

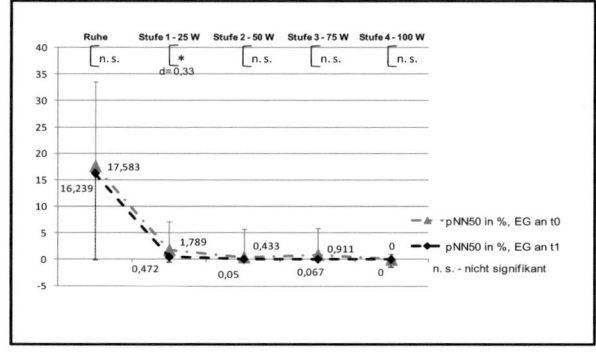

Abbildung 35: Signifikanzüberprüfung des pNN50-Wertes an den jeweiligen Stufen, der EG zu TZP t0 und t1

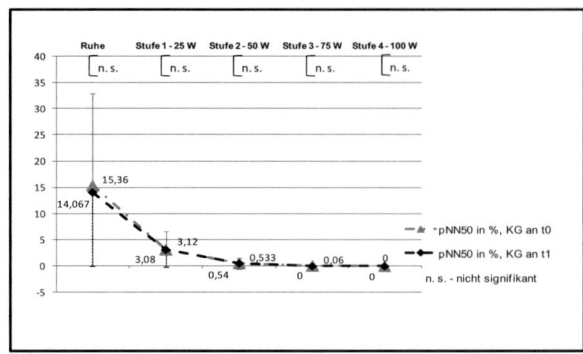

Abbildung 36: Signifikanzüberprüfung des pNN50-Wertes an den jeweiligen Stufen, der KG zu TZP t0 und t1

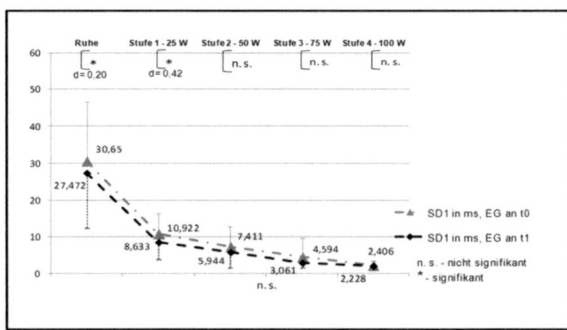

Abbildung 37: Signifikanzüberprüfung des SD1-Wertes an den jeweiligen Stufen, der EG zu TZP t0 und t1

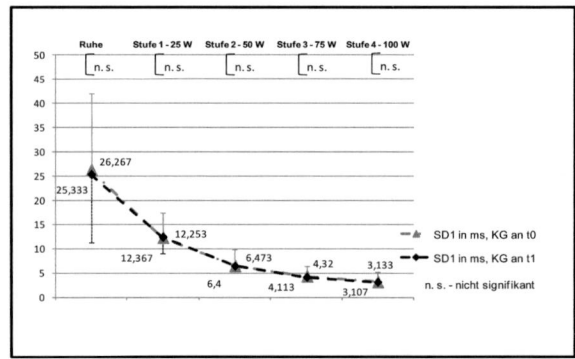

Abbildung 38: Signifikanzüberprüfung des SD1-Wertes an den jeweiligen Stufen, der KG zu TZP t0 und t1

Da es sich bei den Messwerten der HRV-Parameter z. T. um parameterfreie Verteilung handelt, erfolgte die Berechnung der Korrelationen zwischen diesen an den verschiedenen MZP mittels der Berechnungsvorschrift *„KENDALLs tau"* (Bortz & Lienert, 2003, S. 266; siehe Kapitel 6.4.2, S. 227 ff.). In den nachfolgenden Tabellen befinden sich die einzelnen Korrelationskoeffizienten, die gültigen Fälle N sowie das Ergebnis der einseitigen Signifikanzprüfung.

Tabelle 45: Korrelationsberechnung KENDALLS tau der HRV-Parameter der EG zum TZP t0

EG - TZP t0			Ruhe-Vorstart			Stufe1 – 25 Watt			Stufe2 – 50 Watt			Stufe3 – 75 Watt			Stufe4 – 100 Watt		
			RMSSD	PNN50	SD1	RMSSD	PNN50	SD1	RMSSD	PNN50	SD1	RMSSD	PNN50	SD1	RMSSD	PNN50	SD1
Ruhe-Vorstart	RMSSD	Korrelationskoeffizient	1,000	0,700	1,000												
		gültige N	18,000	18,000	18,000												
		Signifikanz	0,000	0,000	0,000												
	pNN50	Korrelationskoeffizient	0,700	1,000	0,700												
		gültige N	18,000	18,000	18,000												
		Signifikanz	0,000	0,000	0,000												
	SD1	Korrelationskoeffizient	1,000	0,700	1,000												
		gültige N	18,000	18,000	18,000												
		Signifikanz	0,000	0,000	0,000												
Stufe1 - 25 Watt	RMSSD	Korrelationskoeffizient				1,000	0,715	0,990									
		gültige N				18,000	18,000	18,000									
		Signifikanz				0,000	0,000	0,000									
	pNN50	Korrelationskoeffizient				0,715	1,000	0,733									
		gültige N				18,000	18,000	18,000									
		Signifikanz				0,000	0,000	0,000									
	SD1	Korrelationskoeffizient				0,990	0,733	1,000									
		gültige N				18,000	18,000	18,000									
		Signifikanz				0,000	0,000	0,000									
Stufe2 – 50 Watt	RMSSD	Korrelationskoeffizient							1,000	0,556	0,993						
		gültige N							18,000	18,000	18,000						
		Signifikanz							0,000	0,001	0,000						
	pNN50	Korrelationskoeffizient							0,556	1,000	0,556						
		gültige N							18,000	18,000	18,000						
		Signifikanz							0,001	0,000	0,001						
	SD1	Korrelationskoeffizient							0,993	0,556	1,000						
		gültige N							18,000	18,000	18,000						
		Signifikanz							0,000	0,001	0,000						
Stufe3 - 75 Watt	RMSSD	Korrelationskoeffizient										1,000	0,336	0,997			
		gültige N										18,000	18,000	18,000			
		Signifikanz										0,000	0,026	0,000			
	pNN50	Korrelationskoeffizient										0,336	1,000	0,337			
		gültige N										18,000	18,000	18,000			
		Signifikanz										0,026	0,000	0,026			
	SD1	Korrelationskoeffizient										0,997	0,337	1,000			
		gültige N										18,000	18,000	18,000			
		Signifikanz										0,000	0,026	0,000			
Stufe4 – 100 Watt	RMSSD	Korrelationskoeffizient													1,000	0,000	0,993
		gültige N													18,000	18,000	18,000
		Signifikanz													0,000	0,000	0,000
	pNN50	Korrelationskoeffizient													0,000	1,000	0,000
		gültige N													18,000	18,000	18,000
		Signifikanz													0,000	0,000	0,000
	SD1	Korrelationskoeffizient													0,993	0,000	1,000
		gültige N													18,000	18,000	18,000
		Signifikanz													0,000	0,000	0,000

Tabelle 46: Korrelationsberechnung KENDALLS tau der HRV-Parameter der EG zum TZP t1

EG - TZP t1			Ruhe-Vorstart			Stufe1 – 25 Watt			Stufe2 – 50 Watt			Stufe3 – 75 Watt			Stufe4 – 100 Watt		
			RMSSD	PNN50	SD1	RMSSD	PNN50	SD1	RMSSD	PNN50	SD1	RMSSD	PNN50	SD1	RMSSD	PNN50	SD1
Ruhe-Vorstart	RMSSD	Korrelationskoeffizient	1,000	0,894	0,957												
		gültige N	18,000	18,000	18,000												
		Signifikanz	0,000	0,000	0,000												
	pNN50	Korrelationskoeffizient	0,894	1,000	0,898												
		gültige N	18,000	18,000	18,000												
		Signifikanz	0,000	0,000	0,000												
	SD1	Korrelationskoeffizient	0,957	0,898	1,000												
		gültige N	18,000	18,000	18,000												
		Signifikanz	0,000	0,000	0,000												
Stufe1 – 25 Watt	RMSSD	Korrelationskoeffizient				1,000	0,457	0,997									
		gültige N				18,000	18,000	18,000									
		Signifikanz				0,000	0,004	0,000									
	pNN50	Korrelationskoeffizient				0,457	1,000	0,468									
		gültige N				18,000	18,000	18,000									
		Signifikanz				0,004	0,000	0,003									
	SD1	Korrelationskoeffizient				0,997	0,468	1,000									
		gültige N				18,000	18,000	18,000									
		Signifikanz				0,000	0,003	0,000									
Stufe2 – 50 Watt	RMSSD	Korrelationskoeffizient							1,000	0,295	0,957						
		gültige N							18,000	18,000	18,000						
		Signifikanz							0,000	0,044	0,000						
	pNN50	Korrelationskoeffizient							0,295	1,000	0,298						
		gültige N							18,000	18,000	18,000						
		Signifikanz							0,044	0,000	0,042						
	SD1	Korrelationskoeffizient							0,957	0,298	1,000						
		gültige N							18,000	18,000	18,000						
		Signifikanz							0,000	0,042	0,000						
Stufe3 – 75 Watt	RMSSD	Korrelationskoeffizient										1,000	0,334	0,957			
		gültige N										18,000	18,000	18,000			
		Signifikanz										0,000	0,026	0,000			
	pNN50	Korrelationskoeffizient										0,334	1,000	0,336			
		gültige N										18,000	18,000	18,000			
		Signifikanz										0,026	0,000	0,026			
	SD1	Korrelationskoeffizient										0,957	0,336	1,000			
		gültige N										18,000	18,000	18,000			
		Signifikanz										0,000	0,026	0,000			
Stufe4 – 100 Watt	RMSSD	Korrelationskoeffizient													1,000	0,000	0,842
		gültige N													18,000	18,000	18,000
		Signifikanz													0,000	1,000	0,000
	pNN50	Korrelationskoeffizient													0,000	1,000	0,000
		gültige N													18,000	18,000	18,000
		Signifikanz													1,000	0,000	1,000
	SD1	Korrelationskoeffizient													0,842	0,000	1,000
		gültige N													18,000	18,000	18,000
		Signifikanz													0,000	1,000	0,000

Tabelle 47: Korrelationsberechnung KENDALLS tau der HRV-Parameter der KG zum TZP t0

KG - TZP t0			Ruhe-Vorstart			Stufe1 – 25 Watt			Stufe2 – 50 Watt			Stufe3 – 75 Watt			Stufe4 – 100 Watt		
			RMSSD	PNN50	SD1	RMSSD	PNN50	SD1	RMSSD	PNN50	SD1	RMSSD	PNN50	SD1	RMSSD	PNN50	SD1
Ruhe-Vorstart	RMSSD	Korrelationskoeffizient	1,000	0,894	0,957												
		gültige N	18,000	18,000	18,000												
		Signifikanz	0,000	0,000	0,000												
	pNN50	Korrelationskoeffizient	0,894	1,000	0,898												
		gültige N	18,000	18,000	18,000												
		Signifikanz	0,000	0,000	0,000												
	SD1	Korrelationskoeffizient	0,957	0,898	1,000												
		gültige N	18,000	18,000	18,000												
		Signifikanz	0,000	0,000	0,000												
Stufe1 – 25 Watt	RMSSD	Korrelationskoeffizient				1,000	0,457	0,997									
		gültige N				18,000	18,000	18,000									
		Signifikanz				0,000	0,004	0,000									
	pNN50	Korrelationskoeffizient				0,457	1,000	0,468									
		gültige N				18,000	18,000	18,000									
		Signifikanz				0,004	0,000	0,003									
	SD1	Korrelationskoeffizient				0,997	0,468	1,000									
		gültige N				18,000	18,000	18,000									
		Signifikanz				0,000	0,003	0,000									
Stufe2 – 50 Watt	RMSSD	Korrelationskoeffizient							1,000	0,295	0,957						
		gültige N							18,000	18,000	18,000						
		Signifikanz							0,000	0,044	0,000						
	pNN50	Korrelationskoeffizient							0,295	1,000	0,298						
		gültige N							18,000	18,000	18,000						
		Signifikanz							0,044	0,000	0,042						
	SD1	Korrelationskoeffizient							0,957	0,298	1,000						
		gültige N							18,000	18,000	18,000						
		Signifikanz							0,000	0,042	0,000						
Stufe3 – 75 Watt	RMSSD	Korrelationskoeffizient										1,000	0,334	0,957			
		gültige N										18,000	18,000	18,000			
		Signifikanz										0,000	0,026	0,000			
	pNN50	Korrelationskoeffizient										0,334	1,000	0,336			
		gültige N										18,000	18,000	18,000			
		Signifikanz										0,026	0,000	0,026			
	SD1	Korrelationskoeffizient										0,957	0,336	1,000			
		gültige N										18,000	18,000	18,000			
		Signifikanz										0,000	0,026	0,000			
Stufe4 – 100 Watt	RMSSD	Korrelationskoeffizient													1,000	0,000	0,842
		gültige N													18,000	18,000	18,000
		Signifikanz													0,000	0,000	0,000
	pNN50	Korrelationskoeffizient													0,000	1,000	0,000
		gültige N													18,000	18,000	18,000
		Signifikanz													0,000	0,000	0,000
	SD1	Korrelationskoeffizient													0,842	0,000	1,000
		gültige N													18,000	18,000	18,000
		Signifikanz													0,000	0,000	0,000

Tabelle 48: Korrelationsberechnung KENDALLS tau der HRV-Parameter der KG zum TZP t1

KG - TZP t1			Ruhe-Vorstart			Stufe1 - 25 Watt			Stufe2 - 50 Watt			Stufe3 - 75 Watt			Stufe4 - 100 Watt		
			RMSSD	PNN50	SDI	RMSSD	PNN50	SDI	RMSSD	PNN50	SDI	RMSSD	PNN50	SDI	RMSSD	PNN50	SDI
Ruhe-Vorstart	RMSSD	Korrelationskoeffizient	1,000	0,894	0,957												
		gültige N	18,000	18,000	18,000												
		Signifikanz	0,000	0,000	0,000												
	pNN50	Korrelationskoeffizient	0,894	1,000	0,898												
		gültige N	18,000	18,000	18,000												
		Signifikanz	0,000	0,000	0,000												
	SDI	Korrelationskoeffizient	0,957	0,898	1,000												
		gültige N	18,000	18,000	18,000												
		Signifikanz	0,000	0,000	0,000												
Stufe1 - 25 Watt	RMSSD	Korrelationskoeffizient				1,000	0,457	0,997									
		gültige N				18,000	18,000	18,000									
		Signifikanz				0,000	0,004	0,000									
	pNN50	Korrelationskoeffizient				0,457	1,000	0,468									
		gültige N				18,000	18,000	18,000									
		Signifikanz				0,004	0,000	0,003									
	SDI	Korrelationskoeffizient				0,997	0,468	1,000									
		gültige N				18,000	18,000	18,000									
		Signifikanz				0,000	0,003	0,000									
Stufe2 - 50 Watt	RMSSD	Korrelationskoeffizient							1,000	0,295	0,957						
		gültige N							18,000	18,000	18,000						
		Signifikanz							0,000	0,044	0,000						
	pNN50	Korrelationskoeffizient							0,295	1,000	0,298						
		gültige N							18,000	18,000	18,000						
		Signifikanz							0,044	0,000	0,042						
	SDI	Korrelationskoeffizient							0,957	0,298	1,000						
		gültige N							18,000	18,000	18,000						
		Signifikanz							0,000	0,042	0,000						
Stufe3 - 75 Watt	RMSSD	Korrelationskoeffizient										1,000	0,334	0,957			
		gültige N										18,000	18,000	18,000			
		Signifikanz										0,000	0,026	0,000			
	pNN50	Korrelationskoeffizient										0,334	1,000	0,336			
		gültige N										18,000	18,000	18,000			
		Signifikanz										0,026	0,000	0,026			
	SDI	Korrelationskoeffizient										0,957	0,336	1,000			
		gültige N										18,000	18,000	18,000			
		Signifikanz										0,000	0,026	0,000			
Stufe4 - 100 Watt	RMSSD	Korrelationskoeffizient													1,000	0,000	0,842
		gültige N													18,000	18,000	18,000
		Signifikanz													0,000	0,000	0,000
	pNN50	Korrelationskoeffizient													0,000	1,000	0,000
		gültige N													18,000	18,000	18,000
		Signifikanz													0,000	0,000	0,000
	SDI	Korrelationskoeffizient													0,842	0,000	1,000
		gültige N													18,000	18,000	18,000
		Signifikanz													0,000	0,000	0,000

Wie die Ergebnisse zeigen, bestehen prinzipiell zwischen den abhängigen Variablen RMSSD, pNN50 und SD1 an den jeweiligen Testzeitpunkten eine positive Rangkorrelation, da die Korrelationskoeffizienten größer Null sind (Bortz & Lienert, 2003, S. 266 ff.; Bortz & Schuster, 2010, S. 153 ff.; Pospeschill, 1996, S. 160). Dabei reicht die Spanne der Ausmaße vom Korrelationskoeffizienten *tau* von 0,295 bis 1,000. Die Werte von *tau* = 0,000 werden im Kapitel Diskussion gesondert hinterfragt. Alle Ergebnisse der einseitig gerichtete Signifikanzprüfung (gerichtete H_1, α=0,05; Bortz & Lienert, 2003, S. 269; Pospeschill, 1996, S. 149 ff.) bestätigen statistisch die Korrelationswerte *tau*.

Zusammenfassend kann festgehalten, dass eine positive Korrelation zwischen den HRV-Parametern RMSSD, pNN50 und SD1 bei beiden Stichprobengruppen EG und KG zu beiden TZP t0 und t1 besteht.

8 Diskussion

Das Ziel dieser Arbeit liegt in der kritischen Auseinandersetzung mit einem neuartigen Kreistrainingsprogramm (nKTP), ob es die genannten gesundheitsfördernden – insbesondere kardioprotektiven – Auswirkungen (Dammer, 2007; Meichsner, 2008; Wilser, 2007; Wilser, Würtenberger &Volland, 2007) auch hervorruft. Bezogen auf die auf den Seiten 193 ff. niedergeschriebenen Vergleichen mit den Inhalten von klassischen Kreistrainingsprogrammen (kKTP) sowie trainingsmethodischen Kenntnisständen zur notwenigen Einhaltung der allgemeinen Trainingsprinzipien, kann an der kardioprotektiven Wirkung gezweifelt werden.

Mit Hilfe der Funktionsdiagnostik (Neumann & Schüler, 1994, S. 34) sollte diesen Zweifeln nachgegangen werden. Hierbei wurden die sportbiologischen/-medizinischen Messarameter Herzfrequenz, Blutlaktatkonzentration, Ausprägungen der vagalen Modulation, physikalisch-physiologische Leistung daraufhin untersucht, inwieweit sich diese nach der Durchführung des Treatments nKTP verändert haben. Hierzu wurden Unterschiedshypothesen (Bortz & Döring, 2006, S. 524) genutzt, welche die Erhöhung einer kardioprotektiven Wirkung aufzeigen.

Das Ziel dieses Kapitels liegt in der kritischen Auseinandersetzung der im Kapitel 7 (s. S. 234 ff.) niedergeschriebenen Ergebnisse. Ausgehend von dieser Diskussion werden die Hypothesenpaare 1 bis 12 auf deren Annahmen bzw. Ablehnung hin untersucht, um die dazugehörigen aufgestellten wissenschaftlichen Fragen beantworten zu können. Zusätzlich erfolgt die Diskussion der Methodik, welche zum Erkenntnisgewinn eingesetzt wurde.

8.1 Methodendiskussion

Einen erheblichen Einfluss auf die Ergebnisbildung haben Faktoren, welche nicht mittelbar zum Erkenntnisgewinn beitragen. Diese sogenannten Störvariablen werden in den nachfolgenden Kapiteln auf deren Einwirkung sowie auf deren Limitierung hin diskutiert. Daraufhin folgt die kritische Betrachtung des Einsatzes verschiedener Beanspruchungsparameter. Das grundlegende Untersuchungsdesign wird ebenso kritisch erörtert, wie auch die empirischen Ergebnisse der Beanspruchungsparameter selbst. Auch wenn das methodische Vorgehen im Kapitel 6 (s. S. 202ff.) erläutert wurde, so muss deren Einfluss auf die Ergebnisbildung *nach* dem Testzeitpunkt (TZP) t1 diskutiert werden.

8.1.1 Störvariablen

Das auf Kerlinger (1975) zurückgehende MAX-KON-MIN-Prinzip beschreibt, neben der MAXimierung der Primärvarianzen und der MINimierung der Fehlervarianz, dass der Einfluss von Störvariablen[64] weitestgehend Kontrolliert werden sollte. Nachfolgend werden verschiedene Störvariablen auf den Einfluss in dieser Untersuchung hin diskutiert.

Der nach Bortz & Döring (2006, S. 524 ff.) beste Weg um personengebundene Störvariablen zu kontrollieren und weitestgehend zu neutralisieren, besteht in einer Randomisierung. Diese, für experimentelle Studien, notwendige Technik zur Kontrolle von personengebundener Störvariablen konnte aus einem Hauptgrund nicht durchgeführt werden, was zur Folge hatte, dass diese Studie eine quasi-experimentellen Charakter aufweist: Interessierte Studienteilnehmer hatten eine feste Meinung, wie sie selbst an der Untersuchung teilnehmen werden. Entweder sie wollten die Studie inkl. des Treatmenteinflusses durchführen oder sie hatten nur Interesse an den Inhalten der TZP t0 und t1. Eine vor dem TZP t0 zusammenrekrutierte ‚Gesamtgruppe' konnte nicht gebildet werden, damit anschließend eine Randomisierung durchgeführt werden konnte. Dieser Versuch hätte die Gefahr mit sich gebracht, dass es bei dieser Untersuchung mit diesen Fragestellungen zu einem vorzeitigen Untersuchungsabbruch käme. Denn durch eine Randomisierung hätten ggf. ‚bewegungs-

---

[64] Bortz & Döring (2006, 529) schreiben, neben dem Begriff der Störvariablen, auch vom ‚Confounder'.

interessierte Probanden' das Treatment nicht durchführen dürften, obwohl sie es wollten, bzw. ‚bewegungs*un*interessierte' das Treatment durchführen müssen, obwohl sie es nicht wollten. So wurde, so gut es ging, die interne Validität so hoch wie möglich gehalten, indem die personenspezifischen Störvariablen auf deren Konstanthaltung zwischen den TZP t0 und t1 hin überprüft bzw. deren Gleichheit zwischen den Stichprobengruppen EG und KG zum TZP t0 (siehe Kapitel 6.3, S. 221 ff.), auch mit der Gefahr dass die externe Validität verringert wurde (Bortz & Döring, 2006, S. 526).

Anthropometrische Daten

Vor der Durchführung des sportmotorischen Tests zum Testzeitpunkt (TZP) t0 wurde darauf geachtet, dass beide Stichprobengruppen EG und KG zur gleichen Grundgesamtheit angehören. Dies ist zwingend notwendig, denn es muss gewährleistet werden, dass im Fall der Bestätigung der Nullhypothese beide Gruppen auch nach dem TZP t1 der gleichen Population angehören. Dabei haben verschiedene anthropometrische Daten inkl. Körperbau und Funktion bestimmter Körperbaumerkmale einen starken Einfluss auf die Testergebnisse (Hollmann & Hettinger, 2000, S. 110 f., S. 349; Tittel & Wutscherk, 1972; Weineck, 2010, S. 67).

Dieser Aspekt wurde in dieser Arbeit dahingehend berücksichtigt, dass die anthropometrischen Daten Körpergröße, Körpergewicht, Ruheherzfrequenz-Vorstart (zum TZP t0 und t1), mittels angemessener statistischer Rechenverfahren für abhängige und unabhängige Stichproben, auf deren Zugehörigkeit zur gleichen Grundgesamtheit hin überprüft. Siehe dazu die Inhalte der Kapitel 6.3 (s. S. 221 ff.).

Detaillierter Körpermerkmale wie z. B. biomechanische Hebelverhältnisse oder weitere Parameter wie die Sauerstoffaufnahme, das Blutvolumen, die Vitalkapazität (Hollmann & Hettinger, 2000 S. 110) konnten nicht berücksichtigt werden. In künftigen Untersuchungen sollte zudem der Blutdruck als Parameter hinzugezogen werden und in Korrelation zu den diagnostischen Parametern der Herzfrequenzvariabilität gesetzt werden (Esperer, 2006, S. 64 ff.; Hoos, 2006, S. 28 ff.; 2009; Hottenrott, 2002, S. 15 f.; Task Force, 1996). Der Grund liegt in der großen Einflussnahme des arteriellen Baroreflexes auf den Nucleus Tractus Solitarii sowie der nachfolgenden Regelsysteme, welche insgesamt die Sinusknotenaktivität verändert (Esperer, 2004, S. 20 ff. Esperer, 2009, S. 11 ff.; Hottenrott, 2002, S. 9 ff.; Hottenrott & Hoos, 2009a, S. 34 ff; Hoos, 2009; Schmidt et al., 2009, S. 41 ff.). Aus ökonomischen Gründen konnte bei dieser Untersuchung der Einsatz eines Blutdruckmessgerätes nicht realisiert werden, welches den hohen qualitativen Ansprüchen an die Messgenauigkeit unter funktionsdiagnostischen Bedingungen genügte. Aufgrund dessen ist es besonders notwendig gewesen, Steady-State-Bedingungen für die Datenaufnahme zu erreichen (Levy & Martin, 1996, S. 201 ff.).

Aktuelle emotionale Befindlichkeit

Wie auf den Seiten 72 ff. beschrieben, hat die aktuelle emotionale Befindlichkeit, neben anderen exogenen und endogenen Faktoren, einen erheblichen Einfluss auf die Beanspruchungsparameter der Funktionslage des autonomen Nervensystems (ANS) (Esperer, 2009, 11 ff.; Hottenrott, 2002, S. 9 ff.; Hottenrott & Hoos, 2009a, S. 34 ff; Hottenrott & Hoos, 2012; Hoos, 2009; Schmidt et al., 2009, S. 41 ff.). Um diese Störvariable einigermaßen ausschließen zu können, wurde mit Hilfe des Fragebogens von Abele-Brehm & Brehm (1986) geschaut, ob beide Stichprobengruppen EG und KG zu beiden TZP t0 und t1 der gleichen Grundgesamtheit angehören (Stichproben abhängige und unabhängige Betrachtung), siehe dazu die Ergebnisse auf der Seite 222. Somit soll die interne Validität gering gehalten werden. Aufgrund aller beschriebenen Ergebnisse kann davon ausgegangen werden, dass sich beide Stichprobengruppen, bezogen auf dieses Merkmal, zu beiden TZP der gleichen Population angehören. Entscheidend beigetragen hat aber auch der Versuchsaufbau, dass die Probanden die Ergebnisse vom TZP t0 bis nach dem TZP t1 nicht einsehen konnten. Somit sollten sozialpsychologische Störeffekte vermieden werden, welche auf spezifische Erwartungen und Reaktionen in der Untersuchungssituation innerhalb der Versuchsperson sowie zwischen Proband und Testleiter entstehen können (Bös, Hänsel & Schott, 2004, S. 77 f.). Zudem wurde vom Testleiter darauf geachtet, dass alle Probanden die Beantwortung dieses Fragebogens zum standardisierten Zeitpunkt unter den gleichen Bedingungen beantworteten.

Wiederholend wird geschrieben, dass der Einsatz dieses Fragebogens dazu diente, dass Störvariablen erkannt und eliminiert bzw. konstant gehalten werden. Dabei ist es in dieser Untersuchung unerheblich, welche qualitativen Merkmalsausprägungen zu den verschiedenen TZP t0 und t1 auftraten. Entscheidend ist die statistische Übereinstimmung der quantitativen Ausprägungen zwischen den Stichprobengruppen zum TZP t0 bzw. innerhalb der Gruppe zwischen t0 und t1. Trotz dessen müssen bei der Interpretation dieser Ergebnisse möglicherweise eintretende Urteilsfehler von Seitens der Probanden berücksichtigt werden. Da der Fragebogen eine bipolare 5er-Likert-Ratingskala aufweist, besteht die Möglichkeit dass der Urteilsfehler der „Zentralen Tendenz" (Korman, 1971, S. 180 f.) auftritt. Hierbei beantworten die Befragten die Fragen mit Angaben im mittleren Skalenbereich. Dies kann besonders Fragen bzw. vorgegeben Antworten betreffen, welche vom Befragten nicht bzw. schwer zu interpretieren sind. Ein zweiter Urteilsfehler, welcher besonders häufig auftreten könnte, ist der „Self-Serving-Bias" (Bortz & Döring, 2006, S. 184). Aufgrund selbstwertschützender Gründe werden Fragen so beantwortet, wie diese mit dem Selbstkonzept übereinstimmen. Inwieweit diese Urteilsfehler das Gesamtergebnis des Einsatzes des Fragebogens von Abele-Brehm & Brehm (1986) beeinflusst hat und möglicwerweise eine fehlerhafte Datenlage hervorbringt, kann nicht abschließend beurteilt werden.

Umgebungsvariablen inkl. Verhalten von Testpersonen und Testleiter

Die als Laborstudie angelegte Untersuchung wurde in Räumlichkeiten durchgeführt welche nicht als „laborähnliche Räume" (Bortz & Döring, 2006, S. 299) bezeichnet werden können. Trotzdessen wurde auf eine Standardisierung der Bedingungen geachtet. Die Umgebung (inkl. Testraum) konnte auf Flüsterlautstärke reduziert und beibehalten werden. Ein Zugang zum Testraum wurde während der Untersuchungen verhindert. Ein Gespräch zwischen dem Testleiter und dem Probanden wurde nur dann geführt, wenn es der Untersuchungsablauf (siehe Organigramm, S. 209) vorsah. Trotz dass sich die Werte der Luftfeuchtigkeit und die Raumtemperatur im vorgesehen Rahmen der Empfehlungen der Forschungskomitee des International Centre for the Study of Planned Events (ICSPE) bewegten (Schadt, 2005, S. 88f; s. S. 218 f.), so hätte ein künstlich klimatisierter Raum diese Störvariablenausprägungen noch besser kontrollieren können, was eine Reduzierung der externen Validität zur Folge hätte (Bortz & Döring, 2006, S. 57 f.). Prinzipiell werden durch das standardisierte Vorgehen auch vergleichbare Gegebenheiten geschaffen. Trotzdessen kann davon ausgegangen werden, dass die mentale Verfassung von Seitens der Probanden zum TZP t1 eine andere war als zum TZP t0, auch wenn der BFS-Fragebogen (Abele-Brehm & Brehm, 1986) keine eindeutigen statistischen Signifikanzen aufweist. Hierzu sei besonders der Umstand genannt, dass alle Probanden zum TZP t1 den Untersuchungsablauf nicht nur theoretisch kannten sondern ihn auf persönlich erlebt hatten. Dies, so die hypothetische Ableitung daraus, hat vermutlich zu einer verminderten sympathischen Aktivierung vor dem bzw. zum Beginn des Untersuchungsablaufes geführt (Hottenrott & Hoos, 2009b).

Respiratorische Sinusarrhythmie

Die Atemfrequenz inkl. deren Modulatoren hat einen starken Einfluss auf die Funktionslage des ANS (Esperer, 2009, 11 ff.; Hottenrott, 2002, S. 9 ff.;

Hottenrott & Hoos, 2009a, S. 34 ff; Hottenrott & Hoos, 2012; Hoos, 2009; Schmidt et al., 2009, S. 41 ff.). Um diesen Aspekt als Störvariable so gering wie möglich zu halten, wurde mittels des HRV-Biofeedback-Gerätes ‚Stesspilot' Modell HRV 107 die respiratorische Sinusarrhythmie (RSA) sichtbar gemacht. Erst wenn unmittelbar vor der ersten Leistungsstufe (siehe Organigramm, s. S. 209) die RSA erreicht wurde, folgte der Start der körperlichen Beanspruchung durch das Radergometer. Außer bei einem Probanden erreichten alle Versuchspersonen die RSA innerhalb vier Minuten. Dieser Proband wurde zu einem anderen Termin erneut untersucht. Insgesamt konnte diese Störvariable (entsprechend des Untersuchungsablaufes, s. S. 209), entsprechend des MAX-KON-MIN-Ansatzes von Kerlinger (1975) auf deren Einwirkung auf die HRV-Modulation kontrolliert werden.

8.1.2 Biologische Beanspruchungsparameter

Biotelemetrie zum Erkenntnisgewinn bei den Parametern der Herzfrequenz und -variabilität

Um einen Erkenntnisgewinn bei den untersuchten Parametern der Herzfrequenz (HF) und der Herzfrequenzvariabiltiät (HRV) erreichen zu können, wurde auf die Biotelemetrie zurückgegriffen. Dabei ist die Biotelemetrie ein spezifisches Anwendungsgebiet der Telemetrie mit biomedizinischer Technik, um biologische Vorgänge untersuchen zu können (Hutten, 1973, S. 3.). Dabei stellt den Begriff ‚Telemetrie' nicht zwingend eine drahtlosen Übertragung dar. Dies gleiche betrifft auch die drahtlose Übertragung. Sondern: „Ein Messsystem ist immer dann ein Telemetriesystem, wenn sein Aufbau vorwiegend durch Forderungen bestimmt wird, die sich aus dem Vorgang der Messwertübertragung ableiten." (Hutten, 1973, S. 2) Dies schließt nicht zwingend ein, dass bestimmte Entfernungswege oder spezifische übertragende Energieformen vorhanden sind. (Hutten, 1973, S. 2 f.). Ein telemetrisches Messsystem sollte diesen prinzipiellen Aufbau haben:

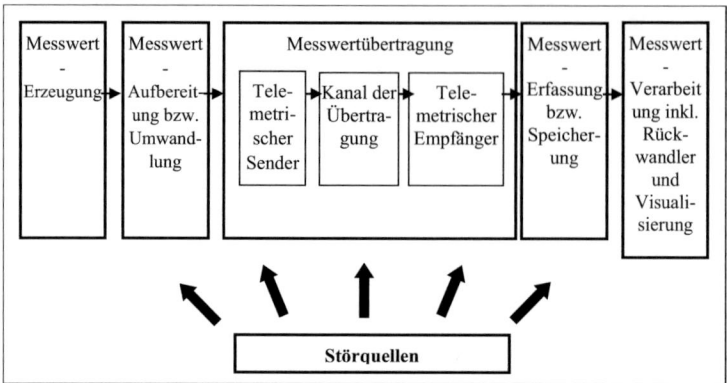

Abbildung 39: Grundaufbau eines biotelemetrischen Mess- und Übertragungssystems (modifiziert nach Börnert, 1974, S. 13; Hutten, 1973, S. 3, Schandry, 1996, S. 95)

Wie in der Abbildung 39 ersichtlich können in allen Teileinheiten Störquellen den Prozess beeinflussen, wobei Messfehler auftreten können (Börnert, 1974, S. 13; Hutten, 1973, S. 3).

Technische Artefakte

Das Entstehen von technischen Artefakten betrifft umso mehr die drahtlose Biotelemetrie. Hierbei müssen Besonderheiten beachtet werden: (1) Das Messsignal muss in einem geeigneten Frequenzbereich transformiert werden, welches dann übertragen wird. (2) Die Frequenztransformation sollte möglichst störungs- und verlustfrei geschehen (Hutten, 1973, S. 13). Wenn diese Besonderheiten zu gering berücksichtigt werden, dann kann es zur Artefaktebildungs-Problematik beitragen (Bortz & Döring, 2006, S. 279). Börnert (1974, S. 111) nutzt die Begrifflichkeit der technisch rückwirkungsfreien Messwerterfassung und beschreibt sie so:

„Für die technisch rückwirkungsfreie und unverfälschte Messwerterfassung muss der Messaufnehmer als Bindeglied zwischen biologischem Objekt und technischer Übertragungseinrichtung eine einwandfreie Anpassung (im technischen Sinn!) garantieren, das gesamt Frequenzspektrum der Messgröße amplituden- und phasen-

getreu aufnehmen, ggf. in entsprechende elektrische Signale umsetzen und an die nachfolgenden elektronischen Baustufen weiterleiten."

Das in dieser Untersuchung eingesetzte Herzfrequenzmesssystem RS800sd der Firma Polar (Finnland) wurde zur Messwerterfassung genutzt. Hiermit konnten die physiologischen Parameter der Anzahl der Herzschläge pro Minute (Hf) sowie der Zeitabstände der R-Zacken des QRS-Komplexes quantifiziert werden (Esperer, 2004, S. 11 ff.; Hottenrott, 2002, S. 9 ff.; Schandry, 2006, S. 588 f.). Damit dies, mit dieser nicht-invasiven Methode durchführbar ist, nutzt man die Biopotenziale der elektrischen Biosignale auf der Haut. Diese Potenziale sind Differenzen zwischen den Ableitungspunkten. Im Fall des o. g. Messsystems handelt es sich bei den Punkten um Messfühler (Elektroden), welche die elektrische Spannung auf der Hautoberfläche ableiten (Bortz & Döring, 2006, S. 278 ff.; Schandry, 1996, S. 92 ff.; 2006, S. 591). Diese Elektroden befanden sich an der Brustkorbwand, in Höhe des Brustbeins. Beide Elektroden befinden sich an Ableitungsorte, was als bipolare Ableitung bezeichnet wird (Schandry, 1996, S. 94). Das Anbringen der Elektroden an diesem Ort hat den Vorteil, dass bewegungsinduzierte Artefakte weniger auftreten können, als wenn die Elektroden an den Extremitäten befestigt wären (Schandry, 2006, S. 588). Bei der Elektrodenart handelt es sich um textile Elektroden, welche ein leitendes Material auf der Hautkontaktseite eingewebt hatten. Dies können beispielsweise Silberfäden sein (Ishijima, 1993, 1997). Der Vorteil liegt darin, dass zusätzliches Elektrolyte (Gel etc.) nicht verwendet werden müssen. Ein einfaches Befeuchten mit Wasser genügt. Der Nachteil liegt aber in einem viel höheren Kontaktwiderstand (Catrysse et al, 2004) und damit in einem höheren Rauschen der Elektroden gegenüber Elektrolyt-Elektroden (Puurtinen, Komulainen, Kauppinen, Malmivuo & Hyttinen, 2006). Zusätzlich besteht die Gefahr einer höheren Bewegungsartefakteanfälligkeit (Rattfalt et al., 2006).

Der Nachteil des verringerten Signal-Rausch-Abstandes aufgrund der verwendeten Trockenelektroden scheint durch angemessene Verstärker und

Filtersysteme im Messsystem RS800 reduziert bzw. beseitigt worden zu sein. Denn wenn man sich die Herzfrequenz- und RR-Rohdaten ansieht, so erkennt man klare impulsbasierte Daten, welche hypothetisch auf einen Datenreduktionsprozess inkl. z. B. Hoch- und Tiefpassfilter beruhen (Schandry, 1996, S. 103 f.). Die Abtastrate[65] des RS800-Messsystems[66] hat eine Höhe von 1000 Hz, was eine Messgenauigkeit[67] von ± 1-3 ms in 95 % der Fälle entspricht (Hottenrott & Hoos, 2009b; Weippert, Arndt, Kreuzfeld & Stoll, 2009, S. 152 ff.). Die hohe Messgenauigkeit wurde von Löllgen, Jung & Mück-Weymann (2004, S. 121 ff.) untersucht und bestätigt. Da die Firma Polar Deutschland auf Anfrage keine genauen Auskünfte über die Messwertverarbeitung gibt, wird vermutet, dass die Messwertaufbereitung nach dem folgenden Grundprinzip (Ruha, Sallinen & Nissiä, 1997) stattfindet. Ein ähnlicher Aufbau ist schon in Börner (1974, S. 160) beschrieben worden.

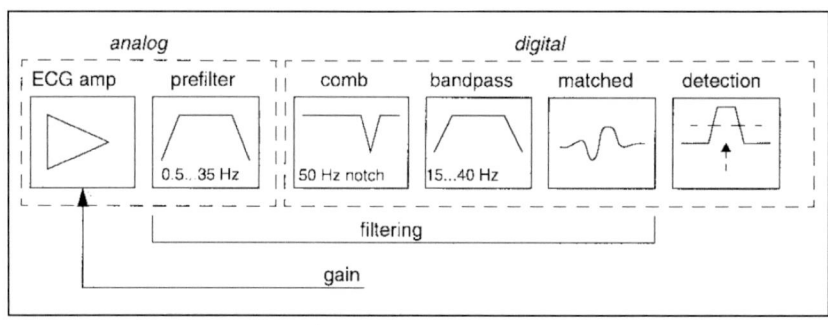

Abbildung 40: Das Grundprinzip der R-Zacken-Bestimmung des QRS-Komplexes (Ruha, Sallinen & Nissiä, 1997)

Neben der Störanfälligkeit bei der Messwerterfassung und –verarbeitung kann die drahtlose Datenübertragung vom telemetrischen Sender zum Empfänger ebenfalls artefaktebildend bzw. informationsverlierend wirken (Börner, 1974, S. 111; Hutten, 1973, S. 13). Als Übertragungstechnik wurde die von der Firma Polar bezeichnete W.I.N.D. – Technologie verwendet. Diese Übertragungs-

---

[65] Börnert (1974, S. 162 f.) verwendet das Synonym Abtastfrequenz.
[66] Das RS800-Messsystem von der Firma Polar (Finnland) besitzt die gleiche Messmethodik und –genauigkeit wie die untersuchten Messsysteme ‚Polar Vantage NV' und ‚Polar S810' (Hottenrott & Hoos, 2009).
[67] Börnert (1974, S. 162 f) verwendet das Synonym Abtastgenauigkeit.

technologie arbeitet im Frequenzbereich von 2,4 GHz (POLAR, 2013a). Im Benutzerhandbuch weist Polar auf mögliche Frequenzüberlappungen durch verschiedene Geräte (Mikrowellen, Computer, WLAN-Geräte) hin, welche sich als Störsignale darstellen können (POLAR, 2013b, S. 67 f.). Dies ist damit begründbar, da es sich bei dem Frequenzbereich von 2,4 GHz (300 – 3000 MHz) um den Dezimeterwellenbereich mit einer Wellenlänge von 1 – 10 dm handelt. Bei diesem und dem benachbartem Zentimeterwellenbereich (Wellenlänge 1 – 10 cm bei einem Frequenzbereich von 3 – 30 GHz) handelt es sich um den Mikrowellenbereich, wo auch die handelsüblichen Wärme- und Kochgeräte arbeiten (Schluchter, 1998, S. 23 ff.). In dem Frequenzbereich um 2,4 GHz senden und empfangen u. a. WLAN-Anlagen (Wireless Local Area Networks), welche aufgrund des Telekommunikationsgesetzes (TKG, § 55) die Datenübertragung bewerkstelligen können (Bundesnetzagentur, 2013).

Um Interferenzen durch verschiedene Sendern zu vermeiden, insbesondere wenn sie im gleichen Frequenzbereich übermitteln, wurden im Nahfeldbereich von 10^0 bis 10^1m (Börnert, 1974, S. 33) weitestgehend alle Geräte ausgeschaltet (Kuhn & Platen, 2004, S. 67; Schandry, 1996, S. 114 ff.). Auf Geräte, welche sich nicht im Zugriffssektor und/bzw. außerhalb des Nahfeldbereiches befanden, wie z. B. WLAN-Router, Mobilfunksender, konnte kein Einfluss genommen werden. Der Einflussnahme durch Umgebungstemperaturschwankungen sowie Feuchtigkeit und Druck (Börnert, 1974, 113) wurde dahin gehen entgegengewirkt, dass sich einerseits der telemetrische Sender und Empfänger in einem druckstabilen und wasserbeständigem[68] Hartplastikgehäuse befand, und andererseits die Störvariablen Umgebungstemperatur und Feuchtigkeit relativ stabil gehalten wurden (siehe vorherige Kapitel). Die Spanne der zulässigen Umgebungstemperatur wird für den Sender mit -10 bis 40° C und für den Empfänger mit -10 bis 50° C angegeben (POLAR, 2013, S. 69). Die

---

[68] Wasserbeständigkeit besteht bis ‚Water resistent 50 m' = zum Schwimmen und Baden geeignet (nach ISO 228; POLAR, 2013, S. 70)

Überprüfung einer möglichen fehlerhaften Auswirkung auf die Messdaten geschah während der manuellen Sichtung der Rohdaten (s. S. 228).

Neben den beschriebenen Artefakte durch externe elektrische Einstreuungen (Schandry, 1996, S. 114 ff.), beeinflussen weitere Störquellen Messwerterfassung: physiologische, bewegungsspezifische Aspekte (Bortz & Döring, 2006, S. 279; Schandry, 1996, S. 112 f.;).

Physiologische Artefakte

Verschiedene Artefakte, welche aufgrund physiologischer Gegebenheiten entstehen, beeinflussen die Rohdaten. Hierzu gehören elektrische Muskelaktivitäten, die Hautpotentialveränderungen des untersuchten Körperbereiches beeinflussen (Pinel & Pauli, 2007, S. 139 f.; Schandry, 1996, S. 112). Die Atemfrequenz, im komplexen Zusammenhang mit dem arteriellen Baroreflex sowie dem Hering-Breuer-Reflex hat ebenso einen physiologischen Einfluss. Dies betrifft insbesondere den inspiratorischen Herzfrequenzanstieg und den exspiratorischen Herzfrequenzabfall, was auf einen dominierenden Vaguseinfluss hindeutet. Dieser Zusammenhang wird auch als respiratorische Sinusarrhythmie (RSA) bezeichnet, was einen kohärenten Herzrhythmus darstellt (Esperer, 2004, S. 28 f.; Hottenrott & Hoos, 2009b). Wenn diese HF-Modulation aufgrund der In- und Exspiration nicht vorliegt (inkohärent), kann nicht von einer standardisierten Bedingung gesprochen werden, die eine Funktionsdiagnostik zulässt. Die Folge wäre, dass es zu kontinuierlich ablaufenden sowie plötzlich eintretenden Herzfrequenzänderungen kommt, welche damit auch (ungewollte) RR-Zeitintervalle modulieren (Schandry, 1996, S. 141). Um diesen Einfluss im Sinne des MAX-KON-MIN-Prinzips (Kerlinger, 1975) kontrollieren zu können, wurde die RSA a priori an den Messzeitpunkten VPh 3, 4, 5 (siehe Organigramm, S. 209) mit Hilfe einer visuellen Darstellung (s. S. 211) so moduliert, dass die $HF_{Ruhe-Vorstart}$- sowie die $HRV_{Ruhe-Vorstart}$-Werte unter dieser standardisierten Bedingung gemessen werden konnten und die

Belastungsphase bei allen Probanden unter der gleichen Voraussetzung gestartet werden konnte. Weitere physiologische Einflussfaktoren sind verschiedene Oszillatoren, welche sich z. T. gegenseitig so beeinflussen, dass deren biologische Rhythmen sich auch koppeln können (Entrainment). Zum aktuellen Stand sind 48 verschiedene Schwingungserzeuger bekannt. Neben der Atmung (z. B. arterielle Chemoreflexe), des ANS (sympathische und parasympathische Aktivitäten), des Gehirns (z. B. mentale Vorgänge, Medulla oblongata, Hypothalamus, Amygdala), Volumenregulierung der extrazellulären Flüssigkeit (Renin-Angiotensin-System), die Thermoregulation (Thermo-Regulations-System) und des Herzens (z. B. intrinsische Herzfrequenz, Sinusknoten als Tiefpassfilter, Bainbridge-Reflex), beeinflussen unter anderem die Schwingungen des Verdauungssystems die Messwerterfassung (Esperer, 2004, S. 11 ff.; Hottenrott, 2002, S. 9 ff.; Hottenrott & Hoos, 2009b). Um den Einfluss dieser Störquellen so gut wie möglich zu kontrollieren, sind die Probanden angehalten gewesen, die auf der Seite 222 angegebenen Verhaltensregeln (Bezug zur Nahrungsaufnahme) einzuhalten. Um den Aspekt eines veränderten Hautleitfähigkeitniveaus (SCL = skin conductance level) und einer umgeformten Hautleitfähigkeitsreaktion (SCR = skin conductance response) aufgrund der aktuellen emotionalen Befindlichkeit (Schandry, 1996, S. 186 ff.), im Sinne des MAX-KON-MIN-Prinzip weitestgehend kontrollieren zu können, wurden einerseits den Probanden alle Teile der Funktionsdiagnostik im Vorfeld erläutert und andererseits immer wieder darauf hingewiesen, dass sie die Tests jederzeit ohne Konsequenzen abbrechen können. Damit sollte eine weitestgehende Angstreaktion (Tachykardie, Hypertonie, respiratorische Beeinflussung usw.) aufgrund Sorgen und Furcht in Abwesenheit einer unmittelbaren Bedrohung vermieden (Jänig & Birbaumer, 2010, S. 223) und damit auch eine phasische HF-Veränderungen eliminiert werden (Pinel & Pauli, 2007, S. 615; Schandry, 2006, S. 589). Mit Hilfe der Visualisierung der RSA vor der Belastungsphase (s. S. 211) wurden die vagalen Vorgänge quantifiziert.

Ebenso half der BFS-Fragebogen von Abele-Brehm & Brehm (1986) um etwaige erhöhte sympathische Aktivitäten aufgrund der aktuellen emotionalen Befindlichkeit zum TZP t0 und t1 zu erfassen, welche aber erst nach der Funktionsdiagnostik als Diskussionsgrundlage ausgewertet werden konnten.

Trotz a priori Vermeidungsstrategien wurden mit verschiedenen Filtertechniken und frequenzanalytischen Verfahren Artefakte a posteriori erkannt, und konnten so bearbeitet werden, dass spezifische Biosignale eliminiert bzw. hervorgehoben werden (Ruha, Sallinen & Nissilä, 1997). Dazu gehören allgemein Verfahren der signaladaptiven Filterung (Horn et al., 2004, S. 220), der Trendbereinigung inkl. Glättung (Löllgen, Jung & Mück-Weymann, 2004, S. 126) sowie das Zero-Crossing, die Fast Fourier Transformation mit und ohne Autokorrelation, das modulierte autoregressive Verfahren sowie die Wavelet-Analyse (Hottenrott, 2002, S. 19 ff.) und weitere. Wie auf den Seiten 228 f. beschrieben, erfolgte die Artefaktsichtung und –bereinigung weitestgehend manuell.

Bewegungsspezifische Artefakte

Neben der o. g. Problematik der physiologischen Artefaktenbildung besteht die Gefahr der verstärkten Störsignale aufgrund Bewegungen. Dies betrifft besonders bei dem Einsatz von mobilen Messwerterfassungssystemen (Hoos, Gläser & Sommer, 2006, S. 188 ff.). Folgende bewegungsspezifische Artefakte seien besonders hervorgehoben, da diese weitestgehend a priori eliminiert bzw. mittels a posterior Massnahmen erkannt und behoben wurden.

Dynamische Bewegungen erzeugen bei den Messwertaufnehmern und – wandlern aufgrund deren Eigenmasse Beschleunigungskräfte, was zu Fehlausschlägen (erhöhte Amplituden in den Messwerten) kommen kann (Börnert, 1974, S. 112). Zusätzlich besteht die Gefahr aufgrund einer veränderten Kontaktfläche zwischen den Elektroden und der Haut, auch durch eine erhöhte Elektrizität aufgrund einer verstärkten mechanischen Reibung (Hoos, Gläser & Sommer, 2006, S. 189), zu einem ungewollt veränderten

Niveau der Hautleitfähigkeit und Hautleitfähigkeitsreaktion führt und demnach die elektrodermale Aktivität (EDA) beeinflusst (Ruha, Sallinen & Nissilä, 1997; Schandry, 1996, S. 187; 2006, S. 591). Aufgrund dessen wurde beim Anlegen des HF-Messbrustgurts darauf geachtet, dass die Gurtspannung so hoch ist, dass ‚ein Finger noch straff zwischen Gurt und Haut passt (lateral)'. Dieser Vorgang wurde ausschließlich vom Testleiter im Einverständnis mit allen Probanden gemacht.

Körperliche Lagewechsel haben ebenso einen starken Einfluss als Störquelle. So führen Trägheitskräfte der in den Gefäßen befindlichen Blutmassen zu Volumenschwankungen (Börnert, 1974, S. 112). Diese Schwankungen führen zur Reaktion des arteriellen Baroreflexes und demnach zu Veränderungen in den weiteren Stellgrößen, was zu einer Modifikation der sympathiko-vagalen Aktivitäten führt (Esperer, 2004, S. 11 ff.). Den gleichen Effekte der Verschiebung der sympathiko-vagalen Balance (Hottenrott, 2002, S. 18) kann auch durch den vestibuloautonomen Reflex geschehen. (Spontane) Lageveränderungen aktivieren diesen Reflex und führen zu orthostatisch bedingten Reaktionen des Baroreflexes mit der Veränderung des Blutdrucks (Esperer, 2004, S. 23). Um dieser Problematik a priori Vorkehrungen zu treffen, wurde auf folgende standardisierte Bedingungen besonders geachtet, welche auch im Kapitel Methodik beschrieben sind. Aus gesundheits-physiologischer Sicht ist die Aktivierung des Baroreflexes notwendig. Um diesen als Störquelle so gering wie möglich zu halten, wurde darauf geachtet, dass sich die Probanden bei allen HF- und HRV-Messzeitpunkten (Ruhe-Vorstart und Belastung) auf dem Ergometer in ‚Fahrposition' befanden. Um eine insgesamt bewegungsarme Ausführung auf dem Ergometer hervorzurufen, mussten die Hände immer am Oberlenker gewesen sein, um ein Aufrichten des Körpers zu vermeiden. Zudem ist kein Wiegetritt möglich gewesen, dies hätte sonst bedeutet, dass sich die von der Ableitung betroffenen Körperregionen bewegt hätten, was verstärkt zu Bewegungsartefakten geführt hätte (Schandry, 1996, S. 113). Das standardisierte Belastungsprofil musste eingehalten werden und es wurde im Vorfeld darauf geachtet, dass diese Probanden die Möglichkeit hatten einen Steady-State-Zustand zu erreichen (Levy & Martin, 1996, S. 201 ff.). Aufgrund dessen musste die Stufendauer von 2 auf 3 Minuten, gegenüber dem klassischen WHO-Test, gesteigert werden (siehe Organigramm, S. 209). Hypothetisch gesehen, könnte die Steigerung von 2 auf 3 Minuten künftige Studienvergleichbarkeiten erleichtern. Der immer vermehrter eingesetzte Messparameter Fettflussrate steht im Zusammenhang mit Gesundheits- und Präventionsmaßnahmen der Insulinsensitivität (Bruce & Hawley, 2004) und Übergewicht (Melanson, MacLean, & Hill, 2009) und wird bei Leistungsstufendauern von 3 bis 6 min eruiert (Scharhag-Rosenberger & Meyer, 2013).

Blutlaktatdiagnosik unter der Beachtung von Fehlerquellen und -bereinigung

Um auch dem MAX-KON-MIN-Prinzip nach Kerlinger (1975) gerecht zu werden, erfolgt die kritische Betrachtung der Blutlaktatbestimmung. Dabei werden a priori und a posteriori Fehlervermeidung-Maßnahmen hinterfragt und welchen Einfluss sie auf den Erkenntnisgewinn hatten. Faude & Meyer (2008) fassen es so zusammen: „Das Wissen um diese Einflüsse auf Blutlaktatbestimmungen ist von wesentlicher Bedeutung, wenn eine realistische Beurteilung von Messwerten erfolgen soll."

Um eine strukturierte Diskussion des Einsatzes der Blutlaktatbestimmung zu gewährleisten, wird auf den Inhalt der

Abbildung 41 (Faude & Meyer, 2008) zurückgegriffen. Sie zeigt den Weg des Laktats vom Entstehungsort bis zur Anzeige der Akkumulationshöhe auf dem Messgerät. Anhand dieser auf die Blutlaktatkonzentration beeinflussender Faktoren wird nachfolgend der Weg zum Erkenntnisgewinn in dieser Arbeit kritisch hinterfragt und diskutiert.

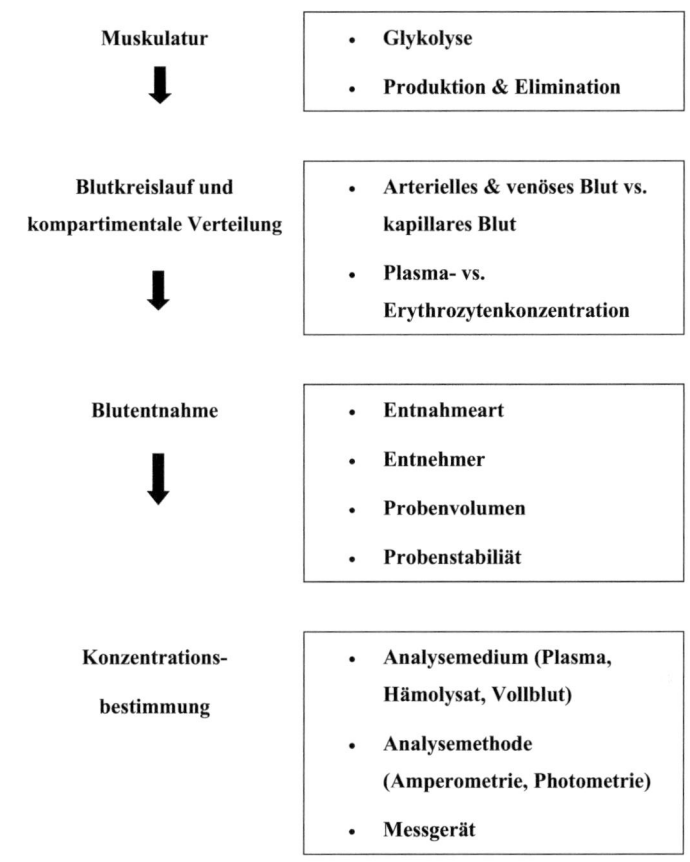

Abbildung 41: Weg des Blutlaktats vom Muskel bis zur Analyse im Messgerät sowie mögliche laktatkonzentrationsbeeinflussende Faktoren (Faude & Meyer, 2008)

Der in der Funktionsdiagnostik eingesetzte Belastungsstufentest (siehe Organigramm, S. 209) führte zu erhöhten Blutlaktatwerten, welche mit Hilfe des eingesetzten Messsystems ‚Lactate Scout' ermittelt wurden. Um diese Erhöhung der Werte, in Bezug zu den methodischen Gesichtspunkten, nachvollziehen zu können, sei darauf hingewiesen, dass es während der belastungsansteigenden Radergometrie zu einer verstärkten anaeroben Glykolyse u. a. in den Erythrozyten und der arbeitenden Muskulatur kommt. Die in den Erythrozyten stattfindende anaeroben Glykolyse (da keine Mitochondrien und demnach keine Atmungskette vorhanden ist) führt dazu, dass der Abbau der Kohlenhydraten eine Erhöhung von Pyruvat mit sich bringt. Dieses wird daraufhin durch das Enzym Laktat-Dehydrogenase (LDH) in Laktat reduziert. Parallel dazu erfolgt die Oxidation von NADH/H$^+$ in NAD$^+$. Das anfallende Laktat[69] wird anschließend in die Blutbahn abgegeben. Bei dem zweiten Laktat-Hauptproduzenten, der arbeitenden Muskulatur, geschieht dies in vergleichbarer Form. Durch die langsame aber stetig steigende Belastung während des Radergometer-Tests muss der Organismus, um den vermehrten Energiebedarf zu decken, die anaerobe Glykolyse zusätzlich aktivieren. Das ebenfalls beim Abbau von Glucose anfallende Pyruvat wird entweder dem oxidativen Stoffwechsel überführt oder als Laktat mittels LDH umgebaut und ebenfalls in das Blut abgegeben (Hollmann & Hettinger, 2000, S. 65 ff.; Horn, 2012, S. 94 ff.; Schardt, 2005, S. 44 f.; Stryer, 1995, S. 607 ff.).

Grundsätzlich ist die Laktatkonzentration während der Radergometrie im arteriellen höher als im venösen Blut. Dies können Werte oberhalb von 4 mmol/l[70] in Ausbelastungssituationen sein (Foxdal, Bergqvist, Eckerbom & Sandhagen, 1990; Linderman et al., 1990; Oyono-Enguelle et al., 1989; Robergs et al. 1990). Einer der Gründe dafür liegt in der „Dazwischenschaltung" von laktataufnehmenden und -verwertenden Organen und Organsystemen. So nehmen u. a. Leber (Abschnitt des Cori-Zyklus), Nieren und das Myocard das Laktat auf und oxidieren es mittels des katalysierenden Enzyms LDH wieder zu Pyruvat (Hollmann & Hettinger, 2000, S. 65 ff.; Horn, 2012, S. 94 ff.; Mörike, Betz & Mergenthaler, 2001, S. 72 ff.; Stryer, 1995, S. 607 ff.). Zumal repräsentiert die Laktatkonzentration des venösen Blutes der nichtarbeitenden Extremitäten nicht die richtige Beanspruchung (Hollmann & Hettinger, 2000, S. 432). Die Ergebnisse von Williams, Armstrong & Kirby (1992) widersprechen der Ansicht, dass es statistisch signifikante Unterschiede zwischen dem

---

[69] In anderen Quellen wird nicht von Laktat geschrieben, welches in die Blutbahn abgeben und von der Leber und vom Myocard aufgenommen wurden, sondern in Form der Milchsäure (Laktat plus dessen Proton).
70 Leistungsstufe 350 W (14,5 zu 9,7 mmol/l), maximaler Belastung (15,5 zu 11,39 mmol/l) (Robergs et al., 1990)

venösem und arteriellem Blut gibt. Zu beachten sei aber hier, dass es sich um eine sehr geringe Stichprobe (n=9) handelt, die einen Laufbandstufentest absolvierten.

Um die Differenz zwischen der arteriellen und venösen Laktatkonzentration zu berücksichtigen wurde einerseits auf die Integration einer Vasodilatation und einer Hyperämisierung mittels Erwärmung (Finalgon® der Fa. Boehringer, Ingelheim) geachtet (s. S. 214) (Hütler, Beneke & Böning, 2000; Röcker & Dickhuth, 2001). Andererseits wurde auf die cubital-venöse Blutentnahme, schon während der Konstruktion des Untersuchungsablaufes, verzichtet. Zusätzlich wurde mittels des Eingangsfragebogens und der Probandenauswahl (s. Kapitel 6.1, S. 202 ff.) a priori sichergestellt, dass keine Probanden teilnahmen, welche akute und/oder chronische gesundheitliche Einschränkungen mit der Leber, den Nieren und dem Myocard hatten. Zusätzlich wurden die Probanden instruiert, keine Genussmittel, wie Alkohol, zu sich zu nehmen. Auch sollten die Probanden darauf achten, dass die letzten Nahrungsaufnahmen (Funktion der Leber) etwas zurücklagen und dass genügend Wasser (Funktion der Nieren) getrunken wurde. Zusätzlich sollte auf das unmittelbare Rauchen von Zigaretten etc. verzichtet werden, um die Erythrozytentätigkeit (z. B. durch die Anhaftung von Kohlenmonoxid an das Hämoglobin) nicht zu beeinträchtigen (s. Verhaltensregeln, S. 222). Sollten diese Hinweise nicht umgesetzt worden sein, so besteht, bezogen auf die oben geschriebenen biochemischen Prozesse, die Gefahr einer Verfälschung der Laktatkonzentration. Aus methodenkritischer Sicht muss aber auch festgehalten werden, dass es, trotz aller Bekundungen zur Einhaltung dieser Hinweise durch die Probanden, letztendlich sogar die gesamte Stichprobe verfälschte Laktatkonzentrationswerte haben könnte. Eine medizinisch-diagnostische Überprüfung u. a. der Leber- und Nierenfunktion wäre zwar im Sinne der Kontrolle von Störvariablen (MAX-KON-MIN-Prinzip) sinnvoll, aber mit den personellen und finanziellen Ressourcen, welche für diese Forschungsarbeit zur Verfügung standen, nicht vereinbar.

Bezogen auf den Blutentnahmeort wurde sich für das Ohrläppchen entschieden. Die gemischt-venöse bzw. lungenarterielle Blutentnahme wurde schon bei der Untersuchungsplanung ausgeschlossen, da dies mit den möglichen Ressourcen für diese Arbeit nicht vereinbar gewesen ist. Obwohl diese Art der Blutentnahme als besonders repräsentativ angesehen wird, da sich hierbei die Laktatkonzentration des gesamten Körpers widerspiegelt (Röcker & Dickhuth, 2001). Im Gegensatz zur Ohrläppchen-Abnahme wurden bei der Fingerbeeren-Abnahme statistisch signifikant höhere Laktatwerte identifiziert. Diese Differenz zwischen Ohrläppchen und Fingerbeere kann bei Ruderbewegungen folgende Ausnahme aufweisen: 76,4 %Hf_{max} 5,29 zu 6,36 mmol/l, 91,9 %HF_{max} 8,41 zu 8,81 mmol/l (Feliu, J., 1999; Forsyth & Farrally, 2000). Der Grund für die Wahl am Ohr lag darin begründet, dass einerseits viele Forschungsergebnisse auf der Grundlage der Ohrläppchenabnahme basieren und somit eine bessere Vergleichbarkeit hergestellt werden kann. Dieser Entnahmeort wird bei Microblutproben als repräsentativ gewertet wird (Hollmann & Hettinger, 2000, S. 342). Andererseits haben vasokonstriktive Aspekte einen Einfluss auf die Laktatkonzentration (Forsyth & Farrally, 2000). So wird vermutet, dass das Festhalten am Lenker zu einer muskulären Verspannung und demnach zu einer Vasokonstriktion der Kapillare der Finger(beere) und zu einer Verfälschung der Laktatwerte führen könnte. Zudem ist es notwendig, statische Zusatzbelastungen zu vermeiden, welche durch die Wegnahme von einer Hand vom Lenker auftreten würden, um keine zusätzliche sympathische Aktivierung (Hottenrott, 2002, S. 13) und Bewegungsartefakte (Schandry, 1996, S. 113) zu provozieren. Der Blutentnahmeort Ohrläppchen hat dahingehend noch den Vorteil gehabt, dass der Zugriff auf die Einstichstelle immer gewährleistet gewesen war (längere Haare wurden mittels Gummiband hochgebunden). Der Testleiter konnte den unmittelbar anfallenden Schweiß mit

Wasser (s. S. 224) wegwischen. Untersuchungen zeigen eine z. T. eine 10-fache erhöhte Laktatkonzentration im Schweiß auf, welche personen- und belastungsspezifisch ist (Jeschke & Lorenz, 1999; Meyer, Laitano, Bar-Or, McDougall & Heigenhauser, 2007). Die Zeitdifferenz zwischen des Einstiches ins Ohrläppchen und des Auftragens des Bluttropfens auf den Messstreifen[71] wurde in dieser Arbeit auf die maximale Dauer von fünf Sekunden festgelegt, um die Probeninstabilitäten (z. B. weitere in-vitro-Laktatproduktion) weitestgehend auszuschließen (Hildebrand et al., 2000; Williams, Armstrong & Kirby, 1992). Die Zeitdauer ‚fünf Sekunden' erfüllt den Anspruch der Probenstabilität, denn die Halbwertzeit für den Übertritt des Plasmalaktats in die Erythrozyten wird in der Literatur bei einer Temperatur von 37 Grad Celsius in vitro mit zwei Minuten und bei 0 Grad Celsius in vitro mit 20 Minuten angegeben (Johnson, Edwards, Dill & Wilson, 1945). Hierbei wurde das nicht-hämolysierte Vollblut mittels eines enzymatisch-amperometrischen Messverfahrens in vitro untersucht (SensLab, 2011; Weippert et al., 2008). Die Messwertdifferenzen zwischen Plasma und nichthämolysiertem Vollblut bzw. hämolysiertes und nichthämölysiertes Vollblut unterscheiden sich (Foxdal, 1992, Röcker & Dickhuth, 2001). Bei dem nichthämolysiertem Vollblut wird die Laktatkonzentration ausschließlich aus dem Plasma gewonnen, aber auf das Vollblutvolumen abgeschätzt (Faude & Meyer, 2008). Die Laktatkonzentration im Plasma ist im Vergleich zur Laktatanhäufung in den Erythrozyten höher. In der Fachliteratur werden Verhältnisse Ery:Plasma von ca. 0,6 bis 0,4 angegeben (Buono & Yeager, 1986; Foxdal et al., 1990; Hildebrand et al., 2000; Smith et al., 1997). Als Hauptgrund wird das ausgeglichene Ionen-Verhältnis beider Räume (Donnan-Gleichgewicht bzw. -Verteilung) angeben (Eckert, 1986, S. 87 ff.; Moore & Hummel, 1986, S. 649 ff; Penzlin, 1977, S. 57 f.; Smith et al.,

---

[71] Messstreifen beinhaltet das Enzym Laktatoxidase, welches das Laktat in Pyruvat und Wasserstoffperoxid (H_2O_2) umwandelt. Das Wasserstoffperoxid oxidiert an einer ionenselektiven Elektrode, wobei elektrischer Strom entsteht. Dieser wird gemessen. Und da dieser im proportionalen Verhältnis zum Laktat steht, kann die Laktatkonzentration ermittelt werden (Heck & Beneke, 2008; Gespräch mit Herrn Weyer der Fa. SensLab am 02.07.2009 in Leipzig; Weippert, 2008).

1997). Bei dem durch Hämolyselösung (mit Detergentium [Röcker & Dickhuth, 2001]) aufbereiteten Vollblutes wird die Differenz des intra- und extraerythrozytärem Raums beseitigt, was die Laktatkonzentrationsmessung des Vollblut ermöglicht (Buono & Yeager, 1986; Röcker & Dickhuth, 200). Auch wenn die Validierungsuntersuchung des eingesetzten Messsystems *Lactate Scout* von Weippert, Kreuzfeld, Arndt & Stoll (2008) zu einem photometrischen Gerät[72] mit hämolysiertem Vollblut einerseits eine statisisch hohe Korrelation (Pearson`s r=0,95; p<0,001) zwischen den gemessenen Laktatwerten aufzeigt, so zeigen die Ergebnisse aber auch eine z. T. sehr viel höhere Konzentration beim Lactate Scout. Insgesamt sollten die in dieser Arbeit gewonnenen Erkenntnisse immer dahingehend betrachtet, verglichen und diskutiert werden, dass es sich bei der eingesetzten Analysemethode um eine mit nichthämolysierten Vollblutes handelte.

Neben den o. g. methodischen Problemen und deren Lösungsansätzen bei der Laktatbestimmung, können prinzipiell intraindividuelle Differenzen in Ruhe-Vorstart und unter submaximaler Belastung auftreten. So wurden bei 15 männlichen Läufern (Alter: 27±5 Jahre) im submaximalen Bereich Laktatwerte von MW 2,9±1,1 mmol/l gemessen, was einem Gesamtvariationskoeffizienten von 38 % entspricht. Dies ist der von allen untersuchten physiologischen Parametern der höchste Wert, im Mittel wird eine Variation der intraindividuellen Werte von 12,5 % gefunden (Bagger, Petersen & Peterson, 2003). Dieser Inhalt kann durch die Aussagen in Jeschke & Lorenz (1999) untermauert werden: Prinzipiell besteht der Einfluss des Blutvolumens und des interstitiellen Raumes des Blutes sowie intraindividuelle Unterschiede, besonders bei untrainierten Erwachsenen, auf die Laktatkonzentration.

---

[72] Laktatanalysegerate Miniphotometer 8 (Fa. Dr. Lange, Berlin)

8.2 Ergebnisdiskussion

Das Thema der aeroben Ausdauerleistungsfähigkeit wird seit langem in verschiedenen Facetten in der Wissenschaftslandschaft untersucht und diskutiert. Die Zahl der Publikationen steigt seit vielen Jahren. Einerseits kommt dies aufgrund der globalen Zugriffsmöglichkeit via Internet (Bühl, 2000, S. 116 ff.), andererseits trägt die ‚Verwissenschaftlichung der Gesellschaft' einen Teil dazu bei (Sarasin & Tanner, 1998). So wird der Begriff ‚aerob' in Bezug zu Stoffwechselvorgängen unterschiedlich eingesetzt. In der Blutlaktatdiagnostik zeigt sich dies z. B. darin, dass verschiedene Blutlaktatwerte mit dem Begriff ‚aerob' in Verbindung gebracht wird. Das Gleiche bezieht sich auch auf die verwendeten Schwellenkonzepte. Die anwendungsbezogene Umsetzung inkl. der Ableitungen für die Trainingsprozesse, kann sich daraufhin als schwierig erweisen. Dies kann die Wissenschaftsgemeinschaft, die Trainer und Sportler, aber auch den Laien betreffen. Seit einigen Jahren besteht für ‚Jedermann' die Möglichkeit, eine Blutlaktatdiagnostik mit Hilfe von mobilen Geräten durchzuführen. Obwohl es unbestritten ist, dass eine hohe körperliche Versorgung mit Sauerstoff als kardioprotektiv angesehen wird (s. S. 130 ff.), so scheint es, wird der Begriff ‚aerob' unterschiedlich gebraucht. Zielbeschreibungen von neuartige Kreistrainingsprogramme (nKTP) verwenden auch den ‚aeroben Begriff' um eine gesundheitsfördernde Wirkung durch das Trainingsprogramm darzustellen. Es wird vermutet, dass diese Gesamt-Terminologische-Problematik in den kommenden Jahren nicht lösbar ist. Dazu trägt hypothetisch dazu bei, dass die Blutlaktatdiagnostik an sich in Frage gestellt wird (Gladden, 2008; Heck & Beneke, 2008; Jeschke & Lorenz, 1999; Kochs, 1999; Mertzlufft, Biedler & Bauer, 1999, Russel, 1995, S. 145 ff., Wahl, Bloch & Mester, 2009). Trotz dieser Schwierigkeiten, soll diese Arbeit einen Beitrag dazu dienen, dass einerseits Aussagen zur Wirkung der nKTP untersucht und diskutiert werden, andererseits sollen daraufhin praxisrelevante Ableitungen vollzogen werden, welche den Trainern und Sportlern die Möglichkeit geben, kardioprotektive

Schutzfaktoren aufzubauen. Auch auf die Gefahr hin, dass aufgrund der aktuellen forschungsmethodischen Unklarkeiten, die Ergebnisse neu interpretiert und diskutiert werden müssten.

Neben der o. g. grundlegenden Zielsetzung dieses Forschungsvorhabens, soll diese Arbeit einen Beitrag dazu leisten, dass die Forschungsgemeinschaft weitere Erfahrungen und Erkenntnisse erhält, welche sich auf den Einsatz des Forschungsinstrumentes ‚Herzfrequenzvariabilitäts-Analyse' bezieht. Die Anzahl der Publikationen in den verschiedenen Anwendungsbereichen sind in den vergangenen Jahren exponentiell gestiegen. Parallel dazu werden auch die methodischen Verfahren der Lang- und Kurzzeitvariabilität hinterfragt und modifiziert. So werden z. T. Ergebnisse von älteren Forschungsbeiträgen und deren Interpretationen kritisch betrachtet, welche sich ausschließlich auf die klassischen Zeit- und Frequenzbereichsparametern beziehen. Dazu rücken insbesondere Datenanalysen in den Fokus, welche die nicht-lineare Dynamik der RR-Zeitreihen berücksichtigen (RQA, DFA, Entropie-Maße etc.). Mit Hilfe der Darstellung, Hinterfragung und Diskussion von Ergebnissen der linearen und nicht-linearen Datenanalyse der Kurzzeitvariabilität, werden Auswirkungen des Treatments nKPT erforscht um auch hier Ableitungen treffen zu können, welche die gesundheitsfördernde Wirkung für die Trainierenden erhöhen. Zusätzlich wird ein Beitrag getätigt, der die Auswirkungen eines kraftausdauerorientierten Kreistrainings auf die vagale Modulation gesunder Frauen im mittleren Erwachsenenalter diskutiert. Nach Sichtung von umfangreicher Literatur, ist erkennbar geworden, dass es hier einen großen praxisbezogenen Forschungsbedarf gibt.

Dazu wurden die Probanden einer ersten Funktionsdiagnostik zum Testzeitpunkt t0 unterzogen. Der submaximale Radergometerstufentest erfolgte nach dem auf den Seiten 207 ff. dargestellten und begründeten Testprofil. Es wurden folgende Beanspruchungsparameter untersucht: Herzfrequenz, physikalisch-physiologische Leistung des Muskel-Skelett-Systems sowie der Blutlaktatkonzentration. Die Experimentalgruppe EG musste dann ein 10-wöchiges kraftausdauerorientiertes Kreistraining absolvieren, welches auf den Seiten 219 ff. beschrieben ist. Die Wartekontrollgruppe KG führte dieses sowie andere sportliche Tätigkeiten innerhalb dieser Zeit nicht durch. Nach dem Treatmentzeitraum erfolgte abermals die Funktionsdiagnostik. Nach der im Kapitel 6.4.2 (Seite 227) dargestellten Datenaufbereitung, konnten folgende Ergebnisse extrahiert werden. Dabei wird sich bevorzugt auf die Ergebnislage der EG konzentriert.

8.2.1 Biologische Beanspruchungsparameter

Die nachfolgende Diskussion basiert auf den Erkenntnissen, dass das untersuchte Treatment neuartige Kreistrainingsprogramm (nKTP) der konditionellen Mischform Kraftausdauer zugeordnet werden konnten (s. S. 180 ff.). Aus Sicht des Ausdauertrainings und der vorhandenen Energiebereitstellung im aerob-anaeroben Übergangsbereich können die Begriffe des Grundlagenausdauertrainings 2 sowie des Kraftausdauertrainings 1 bis 2 mit dem nKTP assoziiert werden. Aufgrund der Gestaltung der Belastungskomponente Dichte mit einer Pausengestaltung von 5 sek. wird die Zugehörigkeit des nKTP zur konditionellen Fähigkeit Ausdauer unterstrichen (siehe Tabelle 20, S. 174). Das nKTP kann aber auch aus dem Blickwinkel des Krafttrainings gesehen und dort zugeordnet werden (siehe Tabelle 21, S. 176), auch wenn die meisten Krafttrainingsprogramme eine längere Pausengestaltung aufweisen.

Die aerobe Ausdauerleistung und die Kraftfähigkeit sind gesundheitsfördernde Determinanten mit einer kardioprotektiven Wirkung (Boeckh-Behrens & Buskies, 2006, S. 256; Brehm & Bös, 2006, S. 21; Hollmann & Hettinger, 2000, S. 199, S. 382; Martin, Carl & Lehnertz, 2001, S. 320 ff.; Neumann, Pfützner & Berbalk, 2005, S. 26 ff., 73 ff.). Die nachfolgend beschreibenden physiologischen Adaptationen, welche durch das Treatment hervorgerufen wurden, stehen demnach im direkten Zusammenhang mit diesem kardioprotektiven Effekt.

Relative physikalisch-physiologische Leistung des Muskel-Skelett-Systems an fixen Blutlaktatwerten 2, 3 und 4 mmol/l

Wie in der Tabelle 29 und der Tabelle 30 (S. 236) ersichtlich, erhöhen sich bei der Experimentalgruppe EG die relativen Leistungswerte an den fixen Blutlaktatwerte (2, 3 und 4 mmol/l) signifikant. Bei 2 bzw. 4 mmol/l ergaben sich nach interferenzanalytischen Berechnungen signifikante Unterschiede ($p<0,05$) mit SES-Effektgrößen d=0,53 bzw. d=0,63. Eine hoch signifikanten Differenz ($p<0,01$) mit d=0,68 zeigen die Werte bei 3 mmol/l Lakat arteriellen Blutes. Dagegen weisen die Daten der Wartekontrollgruppe KG keine statisch signifikanten Unterschiede ($p>0,05$) auf. Aus deskriptiver Sicht erhöhen sich die Werte der EG bei 2 mmol/l um 16,27 %, bei 3 mmol/l um 14,08 % und bei 4 mmol/l um 15,12 %. Zu berücksichten sei dabei, dass sich die Werte des Körpergewichts zwischen beiden Testzeitpunkten TZP t0 und t1 nicht einwirkend verändert haben (EG: $p>0,05$; KG: $p>0,05$). Aus der Datenlage ist ersichtlich, dass das Treatment zu einer Erhöhung der physikalisch-physiologischen Leistung an den fixen Blutlaktatwerten 2 mmol/l (aerober Bereich) sowie 3 und 4 mmol/l (aerob-anaerober Übergangsbereich) bewirkte.

Auch wenn die Übungen des Treatments keine bein-ergometerspezifischen Bewegungsabläufe aufweisen, so konnte, aufgrund der Aussagen in der Literatur, von diesem Ergebnis ausgegangen werden. Wie in der Treatmentbeschreibung auf Seite 219 f. dargestellt, handelt es sich hierbei um ein Ganzkörpertraining. Dieses bewirkt eine Ermüdung der beanspruchten (Teil)Systeme mit anschließenden Adaptationen. Da es sich bei der Probandengruppe um untrainierte Personen handelte, kann davon ausgegangen werden, dass die bei dem Ergometertest primär eingesetzten Hüftgelenk- und Kniegelenkstreckmuskulatur mindestens einen vollständigen muskelzellulären Adaptationsprozess durchliefen (s. S. 108). Insbesondere die Veränderung des motorischen Steuerprogramms in den ersten Wochen (Hottenrott & Neumann, 2010a, S. 59; Hottenrott & Hoos, 2013, S. 444 f.; Neumann, 1993; Neumann, Pfützner & Berbalk, 2005, S. 40) führen zu Verbesserungen der inter- und intramuskulären Koordination (Hollmann & Hettinger, 2000, S. 132 ff.; Zimmermann, 2002, S. 52). Stemper & Wastl (1995, S. 23) heben hervor, dass die Kraftzunahme zu Beginn eines kraftausdauerorientierten Programms hauptsächlich aufgrund dieses verbesserten koordinativen Zusammenspiels der agonistische, synergistischen und antagonistischen Muskulatur geschieht. Diesen Ansatz unterstützen die Ausführungen in Felder (1994): Durch eine Kraft(ausdauer)training kommt es zu einer Reduktion der Antagonistentätigkeit und demnach zu einer Krafterhöhung. Im Anschluss erfolgt die weitere Leistungserhöhung aufgrund morphologischer Adaptationen. Dieser zeitliche Ablauf wird auch in Hottenrott & Neumann (2010a, S. 59) und Neumann, Pfützner & Berbalk (2005, S. 40) dargestellt. Diese Auffassung unterstützt auch Zimmermann (2002, S. 52). So kommt es, nach einer inter- und intramuskulärkoordinativen Verbesserung, aufgrund hämodynamischer bzw. metabolischer Adaptationen zu einer Erhöhung der Leistungsfähigkeit der Kraftentfaltung. Gutenbrunner (1990, S. 60 f.), Nöcker (1989, S. 45 ff.) und Tittel (1990, S. 161 f.) zeigen, dass es in Folge eines kraftausdauerorientierten Training zu einer funktionellen Zunahme des kapillaren Blutgefäßbetts mit einer Erhöhung der energetische Kapazität kommt. Zusätzlich steigen die Mitochondrienzahl und –größe inkl. einer stärkeren differenzierten Binnenstruktur. Der Myoglobingehalt erhöht sich. Die intramuskulären Glykogen-, Lipid-, Kalzium- Phosphatdepots und die aeroben sowie anaeroben Enzymkapazitäten vergrößern sich. Ob es auch zu einer Erhöhung der Kapillardichte infolge einen Kraftausdauertrainings kommt, wird in der Literatur nur vermutet, da keine juvenilen Endothelzellen nachweisbar sind (Gutenbrunner, 1990, 60 f.; Zimmermann, 2002, S. 53). Um eine weitere mittel- bis langfristige Erhöhung der Leistungsfähigkeit auf dem Ergometer hervorzurufen, bedarf es eine verstärkte Berücksichtigung von sporttechnisch-koordinativen Anforderungen (Neumann, 1993). Diese scheint aber durch das Treatment nicht gegeben zu sein, da der Bewegungsablauf ‚Rad fahren' des Ergometertests nicht explizit trainiert wird. Abschließend kann einerseits festgehalten werden, dass sich die physikalisch-physiologisch Leistungsfähigkeit an festgelegten Blutlaktatkonzentrationspunkten bei der EG nach der Treatmentdurchführung erhöht hat. Andererseits kann nicht abschließend beurteilt werden, ob sich die Kraftfähigkeit der Hüftgelenk- und Kniegelenksstreckmuskulatur auch wirklich erhöht hat. Eine andere Messmethode, wie z. B. mittels Dehnmessstreifen oder piezoelektrischen Quarzkristallen, sind zur Beurteilung der Kraftfähigkeit vorzuziehen (De Marees, 2003, S. 187), um so einen Bezug zu Forschungsergebnissen wie z. B. Marcinik et al. (1991) herstellen zu können, welche eine Erhöhung der Beinkraft gemessen haben. Demnach kann noch keine endgültige Aussage getroffen werden, ob sich die Kraftfähigkeit als Determinant der relativen Leistungs-fähigkeit und demnach als kardioprotektischer Faktor auch erhöht hat.

Fragenkomplex und Hypothese 1:

Die Frage nach der Erhöhung der relativen physikalisch-physiologischen Leistung wird folgendermaßen beantwortet. Es kommt auf allen Leistungsstufen (25 bis 100 Watt) des submaximalen Stufenergometrietests zu einer Erhöhung der relativen Leistung ($p<0,05$). Aufgrund der vorliegenden Ergebnisse wird die Alternativhypothese H_1 vorläufig angenommen.

<u>Blutlaktatkonzentration und Herzfrequenz an Leistungsstufen</u>

Die Blutlaktatergebnisse aus der Tabelle 32 (s. S. 240) zeigen, dass eine statistisch signifikante Treatmenteinwirkungen ($p<0,05$) auf allen Leistungsstufen (25 bis 100 Watt) zu verzeichnen ist. Die dazugehörigen SES-Effektstärken reduzieren sich kontinuierlich von $d=0,75$ bis auf $d=0,37$.

Die Ergebnisse der interferenzanalytische Berechnung der Höhe der Herzfrequenz (s. S. 242 ff.) zeigen keinerlei statistisch signifikanten Treatmenteinwirkungen (p>0,05). Auf keiner Leistungsstufe (Ruhe-Vorstart, 25 bis 100 Watt) sind Effekte sichtbar.

Davon ausgehend, dass die maximale Sauerstoffaufnahme VO_{2max} das Bruttokriterium der kardiopulmonalen Kapazität widerspiegelt (Fleck, 1994, S. 309; Hollmann et al., 1992; Hollmann & Hettinger, 2000, S. 314, S. 371) und die Höhe dieser aerobe Leistungsfähigkeit durch das Regulationsverhalten der Atmung, des Herz-Kreislauf-Systems und des Energiestoffwechsels bestimmt wird (Neumann, Pfützner & Berbalk, 2005, S. 75), erfolgt die Diskussion der Ergebnisse auf der Grundlage der VO_{2max}-Messwerte anderer Autoren im Allgemeinen und der Herzfrequenz- sowie Blutlaktatkonzentrationswerte im Speziellen. Neben der VO_{2max} werden auch O_2-Aufnahmekapazitäten mit deren Teilsystemen auf gegebenen submaximalen Belastungsstufen untersucht, welche als Parameter für die submaximale aerobe Leistungsfähigkeit dienen (Hollmann et al., 1992).

Die Reduzierung der Herzfrequenz unter submaxialer Belastung spielt dabei eine hervorstehende Rolle. Eine verbesserte Herzarbeit (Teilsystem: Herzminutenvolumen [Hollmann, 1992]; Schlagvolumen und/oder reduzierter Herzfrequenz) führt zum ökonomischeren Umgang des myokardialen Sauerstoffverbrauchs mit der Folge einer Balanceverschiebung von der ergotrop-adrenergischen zur trophotrop-chonlinergischen Regulation (Hollmann & Hettinger, 2000, S. 19 f.; Martin, Carl & Lehnertz, 2001, S. 320 ff.).

Insgesamt kann man festhalten, dass ein Kraftausdauertraining die maximale Sauerstoffaufnahme erhöht und damit zur kardioprotektiven Leistung beiträgt. In der Literatur wird aber darüber diskutiert, ob es sich auch um Verbesserungen der sauerstoffaufnehmenden, -weiterleitenden und -verwertenden Systeme handelt, welche jeweils die maximale Sauerstoffaufnahmekapazität beeinflussen

(Zintl & Eisenhut, 2009, S. 61 f.). Während Gettman, Ward & Hagan (1982) davon ausgehen, dass sich das Schlagvolumen, die Kapillarisierung, die Mitochondriengröße und –anzahl sowie die Kapazität der oxidativen Enzyme erhöhen, lehnen Griandola & Katch (1973) sowie Kass & Castiotta (1994) diese Ursachenbegründung ab. Sie sehen die Verbesserung der VO_{2max} aufgrund einer sich veränderten Körperzusammensetzung – hin zu einer Erhöhung der fettfreien Masse – und nicht aufgrund eines verstärkten Herzminutenvolumens HMV oder einer arteriovenösen Sauerstoffdifferenz $AVDO_2$. Zusätzlich wird hinterfragt, inwieweit sich die Ergebnisse von aeroben Ausdauertrainingsprogrammen unterscheiden. Dazu gibt es uneinheitliche Aussagen. In Gettman, Ward & Hagan (1982), Kaikkonen et al. (2000), Poole & Graesser (1985), McKay, Paterson & Kowalchuk (2009) sowie Wilmore, Royce, Girandola, Katch & Katch (1970) zeigen die Ergebnisse keine statistisch signifikanten Unterschiede ($p>0,05$), bezüglich der Verbesserung der VO_{2max} zwischen den Kraftausdauer- und den Ausdauerprogrammen, auf. Hingegen weisen Gettman, Ayres, Pollock, Durstine & Grantham (1979) und Gettman & Pollack (1981) auf statistisch signifikante Differenzen zwischen den verschiedenen Trainingsprogrammen hin, sofern es sich um ein klassisches kraftausdauerorientiertes Kreistrainingsprogramm handelt. Als klassisch bezeichnen sie: Gesamtdauer von 8 bis 12 Wochen, 25 bis 30 min Dauer pro Trainingseinheit, 2 bis 3 Kreisdurchgänge, 10 bis 15 Wiederholungen pro Übung, ca. 50 % F_{max}, 15 bis 30 sek. Pause zwischen den Übungen. Wenn, so Gettman & Pollack (1981), die Intensität steigt und die Wiederholungszahl pro Übung fällt, so verringert sich der Effekt auf die kardiorespiratorische Fitness. Insgesamt zeigen die Ergebnisse und die Diskussionen, dass die kardiovaskulären Effekte stark mit den Ausprägungen der Belastungskomponente Intensität, Dauer und Dichte zusammenhängen (Zimmermann, 2002, S. 103) und der kardioprotektive Effekt der aeroben Ausdauerleistungsfähigkeit mit einer Reduzierung der Intensität und Dichte bei gleichzeitiger Erhöhung der Dauer korreliert.

Interessant sind die Ergebnisse der unkontrollierten Studie von Lagerstöm, Geist und Hollmann (1985, S. 553 ff.), denn sie zeigen ergebnisbezogene Parallelen auf. Nach einem 6wöchigen Training (5 x 30 sek. kontinuierliche Belastung inkl. Gerätewechsel – 30 sek. Pause – 10 x 30 sek. kontinuierliche Belastung inkl. Gerätewechsel) an isokinetischen Kraftgeräten mit einer Herzfrequenz an der Laktatschwelle von 4 mmol/l, zeigten die Ergebnisse folgendes Bild: Auf allen Leistungsstufen des Belastungstests reduzierten sich die HF-Werte aus deskripiv-statistischer Sicht. Die interferenz-statische Überprüfung der Unterschiede zeigt aber keine Treatmenteinwirkung auf den Leistungsstufen bis 100 Watt ($p>0,05$). Die fixe anaerobe Schwelle von 4 mmol/l verschob sich ebenfalls ‚nach rechts'. Ob es sich auch um signifikante Unterschiede der Blutlaktatkonzentration auf dem niedrigeren Beanspruchungsniveau handelt wurde in der Publikation nicht angegeben. Zu beachten sei außerdem die Möglichkeit, dass es sich bei der metabolischen Beanspruchung an der 4-mmol-anaeroben Schwelle auch um einen Belastungsbereich oberhalb des maximalen Laktat-steady-state (maxLass, MLSS) handeln könnte, da sich die indivuelle anaerobe Schwelle sehr stark von der fixen 4-mmol-Schwelle unterscheiden kann (Kindermann, 1985, S. 68 ff.; Kindermann, 2004; Röcker, Prettin, Pottgiesser, Schumacher & Dickhuth, 2010; Tomasits & Haber, 2008, S. 57 f., 2011, S. 51 ff.; Westhoff et al., 2013). Bei der randomisierten und kontrollierten Untersuchung von Marcinik et al. (1991) kommt es nach einem 12-wöchigen Krafttraining am ‚lactate threshold'-Punkt zu einer statistisch signifikanten Reduktion der Plasmalaktatkonzentration auf den Leistungsstufen 55 bis 75 % VO_{2max}, ohne dass sich der Wert der maximalen Sauerstoffaufnahme änderte. Bezogen auf Literaturangaben kann von einer Reduktion der Blutlaktatkonzentration auf den angegeben Belastungsstufen ausgegangen werden. Die Grundlage dafür liegt in der, während der Treatmentdurchführung akkumulierten Blutlakatkonzentration (s. S. 169), welche dem aerob-anaeroben Übergangsbereich zugeordnet werden kann (Hottenrott & Hoos, 2013, S. 461;

Hottenrott & Neumann, 2010a, S. 27 ff.; Reiss, 1990). Diese führt zur physiologischen Adaptation einer verbesserten Blutlaktatkompensation und -elimination mit einer Erhöhung der aeroben Kapazität (Grosser, Starischka & Zimmermann, 2008, S. 133 f.; Harre, 1997e, S. 258 ff.; Zintl & Eisenhut, 2009, S. 118 ff.). Diese ‚rechtsverschobene Laktatkinetik' wäre ein Indiz für die Trainingswirkung und der Anhebung der aeroben Leistungsfähigkeit (Hottenrott & Hoos, 2013, S. 463), was wiederum einen kardioprotektiven Aspekt beinhaltet. Um aber eine abschließende Beurteilung der Erhöhung der aeroben Leistungsfähigkeit abgeben zu können, bedarf es der Beachtung und Diskussion des Ergebnisse zur Herzfrequenz (HF) an den jeweiligen Leistungsstufen. Wie in der Tabelle 34 (S. 243) ersichtlich, hat sich die Höhe der HF statistisch nicht relevant verändert ($p>0{,}05$), trotz obwohl es im Mittel zu einer Reduktion von 4,05 % kam. Wenn es sich also um eine Verbesserung der kardioprotektiv aeroben Ausdauerleistungsfähigkeit handelt, so hätte man erwarten können, dass sich die Belastungs-HF reduziert. Insbesonders aus der Sichtweise heraus, dass es sich dabei um die am schnellste eintretende Adaptation handelt: „Sie kann bereits nach acht Tagen Training signifikant abnehmen." (Neumann, Pfützner & Berbalk, 2005, S. 38). Als Ursache dafür werden von Hottenrott & Neumann (2010a, S. 167) und Sandercock, Bromley & Brodie (2005) vegetative Einflüsse (Vagotonie) genannt. Auch Hollmann & Hettinger (2000, S. 383) heben die Korrelation von Belastungs-HF und dem Katecholaminspiegel hervor. Dieser Effekt scheint durch das nKTP aber nicht eingetreten zu sein, da einerseits die HF-Werte unter Belastung auch nach 10 Wochen Training sich nicht reduziert haben und andererseits sich die linearen vagalmodulierten HRV-Kurzzeitparameter RMSSD und pNN50 auch nicht verändert haben (siehe nachfolgende Diskussion im Kapitel 8.2.2 ab Seite 301).

Um eine abschließende Beurteilung abgeben zu können, müssen die Ausprägungen beider Messparameter – HF und Blutlaktatkonzentration – hinzugezogen werden. Kindermann et al. (2007, S. 2) und Hartmann (2001, S.

66) schreiben dazu, dass neben der reduzierten Blutlaktatkonzentration insbesondere eine niedrige Herzfrequenz die aerobe Ausdauerleistung widerspiegeln. Neumann, Pfützer & Hottenrott (1993, S. 66) geben zudem folgendes an: „Im Fall der Zunahme der aeroben Leistungsgrundlagen nehmen Laktatkonzentration und Herzfrequenz ab." Der Inhalt dieser Aussage findet in Maassen, Scheider, Caspers, Matthews & Busse (1994, S. 6, S. 189 ff.) und Weicker (1994, S. 24) Unterstützung. Auch sie gehen davon aus, dass ein Trainingsfortschritt durch die Reduktion beider Parameter erkennbar ist.

Das nKTP führt an den Leistungsstufen des submaximalen Radergometertests einerseits zu einer Verminderung der Blutlaktatkonzentration, andererseits kommt es aber nicht zu einer Reduktion der Belastungs-Herzfrequenz[73], obwohl diese als besonders notwendig angesehen wird, um eine kardioprotektive Sauerstoffversorgung des Myocards sicherzustellen bzw. den myocardialen Sauerstoffverbrauch zu reduzieren (Bös & Banzer, 2006, S. 243; Hollmann & Hettinger, 2000, S. 383 ff.).

In der Literatur wird so ein Ergebnisse, welches sich aufgrund dieser inkonkruenten Ausprägungen der Messparameter ergibt, folgendermaßen diskutiert. Allgemein ist bekannt, dass es zu einer alleinigen Verringerung der Blutlaktatkonzentration auf submaximalen Belastungsstufen kommt, was sich in einer flacheren Laktatkinetik bzw. einer ‚Rechtverschiebung des Schwellenbereichs' zeigt, wenn eine akute Glykogenverarmung der Skelettmuskelzelle vorliegt (De Marées, 2003, S. 471 f.; Kindermann, 2004; Röcker & Dickhuth, 1994, S. 39 f.; Weicker & Baumann, 1994, S. 229 ff; Westhoff et al., 2013; Zintl & Eisenhut, 2009, S. 75). Dies wird bei untersuchten Stichprobe aber ausgeschlossen, da die Belastungs-Beanspruchungs-Zeit mit ca. 10 min zu gering sein dürfte, um eine Hypoglykämie zu verursachen. Zudem führte die Stichprobe keine ketogene Ernährung durch. Wenn aber die theoretische

---

[73] Hollmann & Hettinger (2000) nutzen die Synonyme Arbeitsherzfrequenz (S. 382) und Arbeitspulsfrequenz (S. 383).

Möglichkeit für diese Ursache bestehen sollte, so wäre es notwendig, weitere Parameter als Prüfgrößen wie z. B. die Ammoniak- und die RQ-Messung hinzuziehen, um dies als Ursache zu quantifizieren (Weicker & Braumann, 1994, 229 ff.). Zusätzlich sollte auch der nachfolgende Aspekt überprüft und berücksichtigt werden. Eine höhere Belastungs-HF bei gleichzeitiger niedrigerer Blutlaktatkonzentration kann als (erstes) Anzeichen einer nicht ausreichenden Regeneration interpretiert werden (Maassen et al., 1994, S. 6, S. 189 ff.). Wie auf Seite 169 dargelegt, wurde bei der Experimentalgruppe EG in einer Voruntersuchung festgestellt, dass die durchschnittliche metabolische Beanspruchung bei 3,689 ± 0,624 mmol/l lag und damit oberhalb der durchschnittlichen individuellen anaeroben Schwelle (IAS nach Dickhuth et al.,1988) zum TZP t0 von 3,539 ± 0,680 mmol/l bzw. t1 von 3,144 ± 0,584 mmol/l lag (Tabelle 35, S. 245). Diese Beanspruchung, so Neumann, Pfützner & Berbalk (1999, S. 304), ist eine der Ursachen, welche zu Über- und Fehltrainingserscheinungen führt. Sie stellen dar, dass Intensitätsanteile oberhalb 3 mmol/l Blutlaktat von über 30 % der Gesamttrainingsbelastung zu negativen Erscheinungen im sympathischen und parasympathischen Nervensystem führen. In diesem Zusammenhang schreibt Hottenrott (2014, S. 21 ff.) auch von Functional Overreaching.

Insgesamt gibt es deutliche Hinweise darauf, dass das Treatment nKTP zu ersten Übertrainingserscheinungen aufgrund der fehlenden ergotrop-adrenergische – trophotrop-cholinergischen Verschiebung (Martin, Carl & Lehnertz, 2001, S. 320 ff.) führt. Ob es trotzdem zu einer Erhöhung der aeroben Leistungsfähigkeit führt, kann nicht gesagt werden. So besteht die Möglichkeit, dass sich diese Functional Overreaching-Effekte nach einer angemessenen Regenerationszeit entsprechend reduzieren und die Erhöhung der aeroben Ausdauerleistungsfähigkeit erst dann sichtbar wird.

Blutlaktatkonzentration, relative physikalisch-physiologische Leistung und Herzfrequenz an der individuellen anaeroben Blutlaktatschwelle nach Dickhuth et al. (1988)

Die Blutlaktatkonzentration reduzierte sich signifikant (p<0,05, SES d=0,91) bei der EG nach der Treatmenteinwirkung von 3,539 auf 3,144 mmol/l. Keine Veränderung erfolgte bei der KG (S. 244). Dieses Ergebnis kann als eine Erhöhung der aeroben Ausdauerleistungsfähigkeit interpretiert werden, da Stegmann, Kindermann & Schnabel (1981) mittels linearer Regressionsanalyse feststellten, dass es eine inverse Beziehung zwischen der Blutlaktatkonzentration an der individuellen anaeroben Schwelle und der aeroben Leistungsfähigkeit gibt. Dabei reflektiert die anaerobe Schwelle Adaptationen des aeroben Metabolismus der Skelettmuskelzelle. Durch sie ist es möglich, die aerobe Leistungsfähigkeit valide zu beurteilen (Kindermann, 1985, S. 68 ff.). In der Literatur liegt insgesamt darüber ein Konsens vor, dass die individuelle anaerobe Schwelle eine bessere Aussagekraft zum maximalen Laktat-steady-state (maxLass, MLSS) hat als der fixe Bezug zu fixen metabolischen Schwellen. Der Grund liegt in der Möglichkeit, dass verschiedene metabolische Situationen besser reflektiert werden können, so dass die persönliche Laktatkinetik unter Belastung bei dynamischen Prozessen berücksichtigt werden kann. Zudem weisen die maxLass-Werte z. T. deutliche Unterschiede zur fixen 4 mmol/l-Schwelle auf (Coen, 1997, S. 69; Kindermann, 1985, S. 68 ff.; Kindermann, 2004; Röcker et al., 2010; Tomasits & Haber, 2008, S. 57 f., 2011, S. 51 ff.; Westhoff et al., 2013).

Die Ergebnisse aus der Tabelle 37 (S. 246). zeigen bei der EG eine Erhöhung der relativen Leistung an der IAS von 1,544 auf 1,567 Watt pro Kilogramm Körpergewicht (W/kg KGw) bei einer gleichzeitigen Erhöhung bei der KG von 1,687 auf 1,720 W/kg KGw. Nach einer interferenzanalytischen Berechnung weisen diese Werte keinerlei statistisch signifikante Unterschiede (p>0,05) einer treatmenteinwirkenden Veränderung zwischen den TZP t0 und t1 auf (Tabelle 38, S. 247). Ein ähnliches Ergebnis liegt bei der Veränderung der HF an der IAS vor. Die Ergebnisse in der Tabelle 39 (S. 248) und in der Tabelle 40 (S. 249) zeigen, dass es sich bei der EG um eine HF-Reduzierung von MW 144,94 auf 141,78 S./min handelt, welche aber statistisch nicht-signifikant ist ($p>0,05$). Bei der KG kam es zu einer leichten – nicht-signifikanten ($p>0,05$) – HF-Erhöhung von MW 140,13 auf 141,93 S./min. Auf den ersten Blick hätte man davon ausgehen können, dass eine HF-Reduzierung (Neumann, Pfützner & Hottenrott, 1993, S. 66) und eine höhere physikalisch-physiologischen Leistung eine erhöhte aerobe Ausdauerleistungsfähigkeit widerspiegeln bzw. deren Nichteintreten keine Verbesserung darstellen. Das oben angegebene Ergebnis könnte demnach als inhomogen interpretiert werden. Auf der einen Seite kommt es zu einer Erhöhung der aeroben Ausdauerleistungsfähigkeit (Parameter: Blutlaktatreduktion) und auf der anderen Seite zu keiner Verbesserung derer (Parameter: HF und Leistung). Im Falle der Gesamtinterpretation dieser Parameter an der IAS liegt eine gesonderte Situation vor.

Die nachfolgende Abbildung 42 zeigt den Zusammenhang dieses scheinbaren Paradoxons. Die einzelnen Datenreihen beinhalten die Werte der Herzfrequenz und der Blutlaktatkonzentration der verschiedenen Testzeitpunkte t0 und t1 im Bezug zu den entsprechenden Leistungsstufen des submaximalen Radergometertest. Die IAS-Laktatwerte A1 und A2 weisen eine statistische Signifikanz ($p<0,05$) auf. Parallel zeigen die Werte Herzfrequenz und physikalisch-physiologischen Leistung an der IAS keine Signifikanzen auf ($p>0,05$).

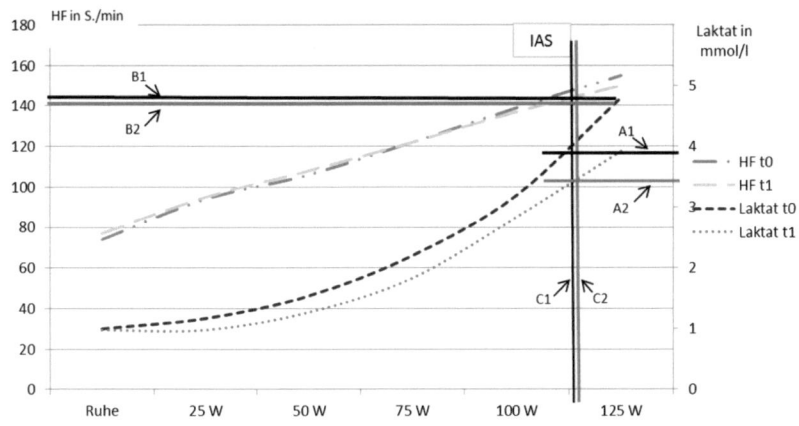

Abbildung 42: Zusammenhang Blutlaktatkonzentration, Herzfrequenz und Leistung an der IAS

Daraus wird abgeleitet, dass eine Erhöhung der aeroben Leistungsfähigkeit vorhanden ist, da die von Stegmann, Kindermann & Schnabel (1981) beschriebene inverse Beziehung vorliegt. Die in Neumann, Pfützner & Hottenrott (1993, S. 66) dargelegten Ausführung, dass die Reduktionen der Herzfrequenz *und* der Blutlaktatkonzentration als Indikator einer verbesserten aeroben Leistungsfähigkeit dienen, trifft in diesem Fall nur bedingt zu. Auch die alleinige Reduktion der Blutlaktatkonzentration an der IAS kann als Indikator angesehen werden.

Abschließende Beurteilung: Das Treatment ‚neuartiges Kreistrainingsprogramm' ruft bei der untersuchten Stichprobe nach einer 10-wöchigen Dauer eine ambivalente aerobe Adaptation hervor. Aus der metabolischen Sicht heraus kommt es zu einer Reduzierung der Laktatkonzentration im arteriellen Blutplasma an den Leistungsstufen des submaximalen Radergometertests und an der individuellen anaeroben Blutlaktatschwelle (IAS) nach Dickhuth et al. (1988) Dieses Ergebnis deutet auf eine Verbesserung der aeroben Leistungsfähigkeit hin.

Die zudem notwendige Reduktion der Herzfrequenz (Neumann, Pfützner & Hottenrott, 1993, S. 66) bleibt aber aus. Sie verändert sich nicht signifikant.

Dieses Ergebnis wird abschließend als erstes Anzeichen eines Functional Overreaching bzw. Über-/Fehltrainings interpretiert (Hottenrott, 2014, S. 21 ff.; Neumann, Pfützner & Berbalk, 1999, S. 304), welche sich aufgrund der überwiegenden Belastung oberhalb der IAS herausbildet.

Die physikalisch-physiologische Leistung hat sich verbessert. Dies verdeutlicht den verbesserten Wirkungsgrad des kardiopulmonalen Funktionssystems und demnach zu einer Erhöhung der aeroben Leistungsfähigkeit (Hollmann & Hettinger, 2000, S. 322, S. 412; Meyer, 2007, S. 51; Neumann, Pfützner & Berbalk, 2005, S. 75; Stegemann & Heinrich, 1966, S. 53; Tomasits & Haber, 2008, S. 93; 2011, S. 123).

Fragenkomplex und Hypothese 2 bis 5:

Die Frage nach der Treatmenteinwirkung auf die Messparameter Blutlaktatkonzentration, Herzfrequenz und physikalisch-physiologische Leistung wird folgendermaßen beantwortet. Das Gesamtergebnis weist darauf hin, dass diese Trainingsbelastung zu einem Functional Overreaching bzw. zu ersten Anzeichen eines Übertrainings führt. Eine Bewertung einer Verbesserung der aeroben Ausdauerleistung kann nicht vorgenommen werden, da prinzipiell vermutet werden kann, dass sich das Gesamtergebnis nach einer angemessenen Regenerationszeit verändert darstellen wird.

Die Nullhypothese H_0 der Hypothese 2 (Blutlaktatkonzentration an den Leistungsstufen) wird abgelehnt und die Gültigkeit der Alternativhypothese H_1 wird vorläufig angenommen.

Die Alternativhypothese H_1 der Hypothese 3 (Herzfrequenz an den Leistungsstufen) wird abgelehnt und die Gültigkeit der Nullhypothese H_0 bleibt bestehen.

Die Alternativhypothese H_1 der Hypothese 4 (relative Leistung an der IAS) wird abgelehnt und die Gültigkeit der Nullhypothese H_0 bleibt bestehen.

Die Alternativhypothese H_1 der Hypothese 5 (Herzfrequenz an der IAS) wird abgelehnt und die Gültigkeit der Nullhypothese H_0 bleibt bestehen.

Die Nullhypothese H_0 der Hypothese 6 (Blutlaktatkonzentration an der IAS) wird abgelehnt und die Gültigkeit der Alternativhypothese H_1 wird vorläufig angenommen.

8.2.2 Beanspruchung des autonomen Nervensystems

Korrelation der HRV-Parameter RMSSD, pNN50 und SD1

Um die Ausprägungen der zu untersuchten HRV-Parameter RMSSD, pNN50 sowie SD1 zu diskutieren, bedurfte es der Überprüfung der Korrelation dieser Werte, welche die vagale Modulation symbolisieren. Wie auf den Seiten 256 ff. niedergeschrieben, besteht prinzipiell eine Korrelation zwischen diesen Parametern. Auffallend ist dabei, dass einige Korrelationskoeffizienten *tau* den Wert 0,000 haben und demnach keinen Zusammenhang darstellen würden (Bös, Hänsel & Schott, 2004, S. 169; Bortz & Lienert, 2003, S. 266 ff.; Bortz & Schuster, 2010, S. 153 ff., Pospechill, 1996, S. 169). Diese Werte bleiben aber bei der Gesamtbetrachtung der Modifikation der vagalen Aktivitäten unberücksichtigt, da es sich hierbei um Messwertreihen handelt (pNN50), welche ausschließlich den Wert 0,000 (siehe Tabelle 41, S. 251) aufweisen. Dieser Wert besagt, dass keine RR-Intervalle einen Abstand oberhalb 50 ms vorhanden sind (Hottenrott, 2002, S. 15; Löllgen, 1999). Aufgrund der (ausschließlichen) Werte von pNN50 = 0,00 % ist eine verlässliche Berechnung des Korrelationskoeffizienten *tau* nicht möglich (Pospeschill, 1996, S. 165 ff.), da diese gleichen Messwerte zu Rangbindungen führen und die maximal zulässige Gesamtanzahl von Rangbindungen (20 % aller Rangplätze) übersteigt (Bortz & Schuster, 2010, S. 179). Bezugnehmend dieser Berechnungs- und Interpretationsvorgaben, sind auch die niedrigen *tau*-Werte, wo der Parameter pNN50 hinzugezogen wird, kritisch betrachtet werden. Insgesamt kann aber festgehalten werden, dass es möglich ist, alle hier verwendeten HRV-Parameter zur abschließenden Ergebnisinterpretation und -diskussion zusammenfassend als „einen Parameter" anzusehen, welcher die vagale Modulation widerspiegelt. Dieses Ergebnis findet seine Bestätigung auch in der Arbeit von Allen, Chambers & Towers (2007).

Leistungsstufe Ruhe-Vorstart

Wie im Kapitel Ergebnis (Tabelle 43, S. 253) niedergeschrieben, bestehen bei den linearen Zeitbereichs-Parametern RMSSD (p=0,085) und pNN50 (p=0,278) nach der Treatmenteinwirkung keine statistisch signifikanten Unterschiede. Die Messung erfolgte in sitzender Postion. Der SD1-Wert der Poincaré Plot-Analyse weist mit einem P-Wert von 0,035 und einer SES-Effektgröße nach Cohen (1988, cohen d) von 0,21 auf eine Treatmenteinwirkungen hin. Dabei muss beachtet werden, dass der SD1-Wert eine geringere(!) vagale Aktivität beinhaltet (MW bei t0=30,65 zu t1=27,47). Bezugnehmend auf die Korrelationsberechnung der Parameter untereinander, hätte man davon ausgehen können, dass auch der nicht-lineare Zeitbereichs-Parameter SD1 ein statistisch nicht-signifikantes Ergebnis haben müsste, denn auch andere Autoren weisen auf die Korrelation zwischen diesen Werten hin (Carrasco et al., 2001; Kamen, Krum & Tonkin, 1996; Otzenberger et al., 1998). Die Diskrepanz zwischen den RMSSD-/pNN50-Werten einerseits und dem SD1-Wert andererseits könnte in der Ursache begründet liegen, da es sich um zwei unterschiedliche Datenanalyseverfahren handelt. Im Gegensatz zu den Zeitbereichswerten RMSSD und pNN50 handelt es sich beim SD1 um einen Wert aus der zweidimensionalen Poincaré Plot[74]-Analyse (Esperer, 2006, S. 84 f.; Hottenrott, 2002, S. 16 f.; Huikuri et al., 1996), welches zwar auch diese Zeitbereichswerte zur Analyse nutzt, aber neben den quasiperiodischen auch nichtlinear-dynamische Anteile untersucht (Esperer, 2006, S. 64 ff). Wie schon erwähnt wurden statistische Korrelationen zwischen den o. g. HRV-Parametern eruiert.

---

[74] In anderen Quellen auch als Lorenz-, Return- bzw. Scatter-Plot bezeichnet (Esperer 2006; Hottenrott & Hoos, 2009).

Trotzdessen scheint die nicht-lineare Analyse mittels Poincaré Plot mit dessen SD1-Wert eine höhere Messwert-Darstellungsgenauigkeit zu haben (Dabiré, Mestivier, Jarnet, Safar & Chau, 1998; Hoyer et al., 1996; Mestivier, Dabiré & Chau, 2001), da neben den quasiperiodischen Anteilen auch sollte berücksichtigt werden, welche der chaotischen Oszillation biologischer Signale zugeordnet werden können. Dieses ‚Chaos' beruht insbesondere auf Rückkopplungsprozesse zwischen den physiologischen Systemen und ist für das Funktionieren des Gesamtorganismus notwendig (Kleen, 1999; Esperer, 2006, S. 64). Zudem sind nicht-lineare HRV-Parameter, wie der SD1-Wert, weniger anfällig gegenüber Artefakten und Extrasystolen, so dass diese auch unter nicht-stationären Bedingungen und körperlichen Aktivitäten weniger problematisch eingesetzt werden können (Esperer et al, 2003; Esperer 2006, S. 65). Insgesamt besteht dennoch eine hohe Relevanz der weiteren Chaosforschung in der Kardiologie (Löllgen, 1999b).

Unter der hypothetischen Annahme, dass das Ergebnis des SD1-Wertes (Messzeitpunkt VPh 4; $RR_{Ruhe-Vorstart}$ zum TZP t1) und dessen statistische Signifikanz der Experimentalgruppe EG (p=0,035; cohens d = 0,21) höher zu bewerten sei, hat die EG zum TZP t1 eine niedrigere vagale Aktivität als zum TZP t0. Dies hat zur Folge, dass die EG zum TZP t1, in Bezug auf diese Parameter, einer anderen Grundgesamtheit angehört als zum TZP t0. Die Interpretation der Ergebnisse der Stufen 1 bis 4 des submaximalen Tests könnte demnach nicht unabhängig von der sich veränderten Stichprobenvoraussetzung erfolgen. Zuvor ist es aber notwendig das Ergebnis der Poincaré Plot-Analyse der Leistungsstufe ‚Ruhe-Vorstart' und deres Unterschied zu den anderen ausgewählten HRV-Parametern weiter zu diskutieren. So könnten sozialpsychologischen Störvariablen (Bös, Hänsel & Schott, 2004, S. 77 f.) einen Einfluss auf die sympathiko-vagale Balance haben. Dies kann z. B. aufgrund von mentalen Prozessen (Hottenrott, 2002, S. 10) geschehen, denn die Probanden kannten zum TZP t1 die funktionsdiagnostische Abläufe genauer.

(Erwartungs)Angstreaktionen könnten so reduzierter sein, was weitere physiologische und psychologische Prozesse (Esperer, 2004, S. 11 ff.; Jänig & Birbaumer, 2010, S. 223; Hottenrott, 2002, S. 10) beeinflusst und demnach die sympathiko-adrenerge Aktivitäten reduzieren (Strobel, 2002). Diese Veränderung der symatho-adrenerge Aktivität würde eine phasische HF-Veränderung hervorrufen (Pinel & Pauli, 2007, S. 615; Schandry, 2006, S. 589). Wenn dies im vorliegenden Fall so sei, dann könnte man aber erwarten, dass dieser Einfluss auch bei der Wartekontrollgruppe KG sichtbar wäre, denn auch diese Stichprobe kannte den Untersuchungsablauf zum TZP t1. Dies ist aber nicht der Fall. Andererseits hätte auch eine Erhöhung der sympathiko-adrenerge Aktivität nicht verwunderlich sein dürfen. Wie im Kapitel 8.1.1 (S. 264 ff.) beschrieben, handelt es sich um eine quasiexperimentelle Studie. Die Probanden interessierten sich spezifisch für die Teilnahme in der Experimental- oder der Wartekontrollgruppe. Es wird davon ausgegangen, dass die Teilnehmer eigene Ziele verfolgten und auch entsprechenden Erwartungen an sich selbst verfassten. Dies kann z. B. mit dem Erwartungs-Wert-Modell nach Pascal erklärt werden (Schmalt & Langens, 2009, S. 27). Die Teilnehmer der EG haben eine bestimmte Erwartung, welche sich auf das Ergebnis des Funktionstests bezieht und sehen darin auch einen persönlichen Wert, denn es spiegelt auch den eigenen Erfolg der Trainings-Bemühungen wider. Diese Motivationslage ist, gegenüber dem Zeitraum vor der Treatmentdurchführung, eine andere. Die Folge, so die hypothetische Bewertung, hätte auch zu einer veränderten sympathiko-vagalen Balance mit einer Erhöhung der sympathiko-adrenerge Aktivitäten (aufgrund der Ausschüttung von Katecholaminen) führen können. Diese veränderte Motivationslage betreffe in erster Linie die EG und nicht zwingend die KG. Die SD1-Werte können aber auch eine Treatmenteinwirkung widerspiegeln, da sich eine signifikante Veränderung ausschließlich bei der EG aufzeigt. Dabei kann der unveränderte Zustand der Ruheherzfrequenz-Vorstart zwischen TZP t0 und t1 bei der EG ($p=0,108$; siehe Tabelle 34, S. 243) vernachlässig werden, obwohl die Ruheherzfrequenz allgemein ein Indiz für eine verbesserte gesundheitsorientierte Leistungsfähigkeit darstellt (Hollmann & Hettinger, 2000, S. 382; Neumann, Pfützner & Berbalk, 2005, S. 55 f.; aus der Fünten et al., 2013, S. 178). Der Grund liegt in der nicht-linearen HRV-Analyse selbst, da hierbei der lineare Bezug zur (Ruhe)Herzfrequenz ausbleibt. Ob es sich wirklich um eine Treatmenteinwirkung handelt, könnte nur auf einer sehr wagen hypothetischen Ebene beurteilt werden, da weitere Messwerte fehlen, welche eine ausreichende Diskussionsgrundlage – besonders aufgrund des sich rückkoppelnden Gesamtorgansystems – bilden würden. Abschließend wird dieses Ergebnis folgendermaßen interpretiert: Bei einer Effektgröße von $d=0,21$ wird auf einen stochastisch bedingten Zufallswert geschlossen. Diese Interpretation findet dahingehend Unterstützung, da die nachträgliche interferenzanalytische Untersuchung mittels des Mann-Whitney-Test zum TZP t0 keine statistische Signifikanz ($p<0,05$) zwischen beiden Stichproben EG und KG festgestellt aufzeigt (RMSSD: $p=0,786$; pNN50: $p=0,800$; SD1: $p=0,664$). Die EG zum TZP t1 wird der gleichen Grundgesamtheit wie zum TZP t0 zugeordnet.

Ein Vergleich zu anderen Forschungsergebnissen ist nur unter starken Einschränkungen statthaft. Zumeist handelt es sich Ergebnisse, welche sich auf ein ausdauerorientiertes Training beziehen. Unterschiede zwischen anthropometrischen und biometrischen Daten sowie z. T. divergenten Situationen der Datenaufnahmeverfahren (sitzend, stehend, liegende, im Wach- oder Schlafzustand, mit/ohne Beachtung einer vorhandenen respiratorischen Sinusarrhythmie etc.). Zudem korrelieren die Auspägungen der linearen und nichtlinearen Parametern mit dem Lebensalter. Es kommt zu einer Reduktion der Variabiltät mit steigendem Alter (De Meersman & Stein, 2007; Jokinen, Syvänne, Mäkikallio, Airaksinen & Huikuri, 2001). In diesem Zusammenhang wurden verstärkte Komplexitätsverluste eruiert, welche insbesondere ab dem 40. Lebensjahr erkennbar sind (Beckers, F., Verheyden, B. & Aubert, A. E., 1996;).

In Fromme, Geschwinde, Mooren, Thorwesten & Völker (2002, S. 89 ff.) zeigten die Ergebnisse, dass es zu einer Veränderung des Zeitbereichs-HRV-Messwertes RMSSD in Ruhe gekommen ist. Untersucht wurden dabei sechs untrainierte Frauen und ein untrainierter Mann im mittleren Erwachsenenalter (39,9 ± 4,9 Jahre). Die Untersuchung wurde als unkontrollierte Ein-Gruppen-Pilotstudie mit Prä- und Posttest konzipiert. Die Messung der RR-Intervalle erfolgte in sitzender Position. Bei dem Treatment handelte es um ein max. 60-minütiges Lauftraining, welches zweimal die Woche mit wechselnden Lauf- und Gehphasen absolviert wurde. Ähnliche Ergebnisse führen Hottenrott, Lauenroth & Schwesig (2004, S. 191 ff.) in Bezug auf ihre kontrollierte, randomisierte Längsschnittuntersuchung auf. Auch hier kommt es zu einer Erhöhung der vagalen Aktivität (RMSSD und SD), welche ebenfalls durch ein Ausdauertraining (hier: Walking, acht Wochen mit je zwei Trainingseinheiten mit Intensitäten von <55 bis 85 % Hf_{max}) hervorgerufen wurde. Bei der Stichprobe handelte es sich um inaktive, aktuell gesunden, Senioren im Alter von über 60 Jahren (EG: n=20, 64,4 ± 4,3 Jahre; KG: n=10, 61,9 ± 1,7 Jahre). Die Datenaufnahme der RR-Intervalle erfolgte ebenfalls im Sitzen. Esperer, Schädlich & Hottenrott (2009, S. 187 ff.) zeigen, dass ein acht-wöchiges Walkingtraining, mit einer Häufigkeit von bis zu 3x und einer Dauer bis zu 90 min, bei 42 Probanden (Alter: 62,1 ± 6,4 Jahre; 70 % Frauen) zu statistisch signifikanten Änderungen kommt. Die Werte W_{max} und L_{max} des Poincaré Plot (Esperer, 2006, S. 86 f.) erhöhten sich während eines Lagewechseltests in Bereichen von p<0,001 bzw. p<0,0001. De Marresman (1992) untersuchte mit einer unkontrollierten Studie neun junge Leichtathletiksportler (Altersspanne 18 bis 22 Jahre), um die Einwirkung eines acht-wöchigen hochintensiven Lauftrainings zu erkennen. Die vagale Aktivität erhöhte sich (p=0,009) nach der Treatmentdurchführung. Ein ebenfalls hochintensives Training ist bei Al-Ani, Munir, White, Townend & Coote (1996) durchgeführt wurden. Dabei absolvierten 11 junge gesunde Studenten (Alter: 20 ± 1 Jahre; 1x weiblich, 10x männlich; unkontrollierte Studie) ein sechs-wöchiges, täglich stattfindendes, 25 min dauerndes Radtraining mit Intensitäten bis 85 % HF_{max}. Bei neun Probanden kam es zu einer signifikanten Erhöhung (p<0,05) der RR-Werte im Hochfrequenzbereich, bei zwei zu einer Erniedrigung (p<0,05). Die Messung erfolgte in eine halb-liegenden Position. Mit Intensitäten bis zu 80 % $HF_{Reserve}$ trainierten, während einer kontrollierten Studie in Melanson & Freedson (2001), elf untrainierte Männer (Alter: 36,6 ± 1,7 Jahre). Das Treatment bestand aus drei wöchentlichen Trainingseinheiten mit einer Dauer von jeweils 30 min über 16 Wochen. Die Werte der Zeitbereichs-Parameter RMSSD und pNN50 veränderten sich nach 12 Wochen statistisch signifikant (jeweils p<0,01). Nach 16 Wochen Training verringerten sich allerdings die vagale Aktivität wieder. Interferenzanalysisch veränderten sich die RMSSD-Werte auf p=0,05. Beim pNN50-Wert ist nach den 16 Wochen kein signifikanter Unterschied mehr erkennbar. Ähnlich ist die Ausprägung des Frequenzbereichs-Parameters HF-Power (nach 12 Wochen: p<0,01; nach 16 Wochen: p=0,05). Die Messung erfolgte in liegender Position. Ob dies auf erste Anzeichen eines Übertraining hindeutet, wäre zu diskutieren.

Dem entgegen führen Hoos, Künkel, Betz & Sommer (2006, S. 197 ff.) auf, dass es bei ihnen zu keiner statistisch signifikanten Veränderung der vagalen Aktivität in Ruhe (liegend und stehend) kommt. Wobei es sich hierbei um Personen (15 Frauen, 3 Männer) im mittleren Erwachsenenalter (MW: 37,9 ± 11,0 Jahre mit einem durchschnittlichen Bodymassindex von 29,0 ± 3,2 kg/m^2) handelt, welche ebenfalls ein Ausdauertraining mit einer zusätzlichen Ernährungsintervention durchführten. Die Längsschnittanalyse von Stein, Ehsani, Domitrovich, Kleiger & Rottman (1999) beinhaltet die Ergebnisse eines 12-monatigen hochintensiven Trainingsprogramms. Dabei absolvierten 17 ältere, gesunde Erwachsenen (Alter: 66,2 ± 4,2 Jahre) über die ersten drei Monate ein Beweglichkeitstraining und anschließend über neun Monate eine Trainingsprogramm mit unterschiedlichen Bewegungsformen bei einer

Intensität von anfänglichen 60-70% bis späteren 70-85% VO_{2max} über 45 bis 60 min (5x Woche). Der VO_{2max}-Wert basierte auf ein Laufbandtest. Es zeigten sich keinerlei statistisch signifikante Unterschiede der Zeitbereichsparameter RMSSD und pNN50 (p>0,05). In Davy, Willis & Seal (1997) ist von einem vergleichbaren Ergebnis zu lesen. Dabei führten acht postmenopausale Frauen (Alter = 54,5 ± 1,3 Jahre; Hypertonie Stufe 1) ein 12-wöchiges aeroben Ausdauertraining durch. Dieses erfolgte 3x die Woche über eine jeweilige Dauer von ca. 45 min bei einer Intensität von 70 % HF_{max}. Alle liegende Messungen der Zeitbereichs-Parameter führten zu keinen statistisch signifikanten Unterschieden (p>0,05). Ein ähnliches Ergebnis publizierten Loimaala, Huikuri, Oja, Pasanen & Vuori (2000). In der kontrollierten und randomisierten Studie konnten die Daten von 80 Männern im mittleren Alter ausgewertet werden. Die Stichprobe wurde als untrainiert eingeordnet. Über den Zeitraum von 20 Wochen absolvierte die Ausdauergruppe 1 („low"; n=26; Alter: 45,6 ± 6,2 Jahre) ein 4 bis 6x wöchentlich stattfindendes Jogging- bzw. Walking-Training mit einer Mindestdauer von jeweils 30 min. Die Intensität wurde auf max. 55 % VO_{2max} festgelegt. Die Ausdauergruppe 2 („high"; n=28; Alter: 46,8 ± 5,8 Jahre) verfolgte ein ähnliches Training. Hierbei wurde die Intensität während der Laufbewegung mit 75 % VO_{2max} begrenzt. Die Messung der RR-Intervalle erfolgte im Schlaf. Die Ruhe-Herzfrequenz reduzierte sich ausschließlich bei der Gruppe „high" statistisch signifikant. Nach den 20 Trainingswochen zeigen sich zudem keinerlei relevante Veränderungen der vagalen Aktivität bei beiden Gruppen. Diese Ergebnis sollte daringehend hinterfragt und diskutiert werden, dass in der Publikation von Loimalla et al. (2000) keine klaren Angaben zu den Leistungsvoraussetzungen der Stichprobe vorhanden sind. Zudem absolvierten die Teilnehmer ausschließlich eine Trainingseinheit pro Woche unter Aufsicht, die anderen absolvierten sie zu Hause. Bei einer Häufigkeit von 4 bis 6x pro Woche und einer (möglichen) fehlenden physischen und psychischen Voraussetzung von Seitens der

Stichprobe sollte das Ergebnis auch unter dem Aspekt eines Übertrainings diskutiert werden. Takahashi, Melo, Quitério, Silva & Catai (2009) führten ein Krafttraining über 12 Wochen bei älteren, gesunden Männern (n=9; Alter: 62 ± 2 Jahre) durch. Hierbei wurden keine Veränderungen des HRV-Parameter RMSSD ermittelt (p>0,05). Wie Takahashi et al. (2009) kamen auch Madden, Levy & Stratton (2006) zu dem Ergebnis, dass es nach der Durchführung des Treatments Krafttraining zu keiner signifikanten Veränderung der HRV-Parameter kommt. In Uusitalo, Uusitalo & Rusko (2000) wurde durch ein 7-maliges Training pro Woche, mit hochintensiven (>anaeroben Schwelle, Umfang: 5 bis 12 km intermittierend sowie kontinuierlich) und niedrigintensiven (<anaeroben Schwelle, Dauer: 50 min bis 3 Stunden) Trainingseinheiten, über 6 bis 9 Wochen, bei neun Ausdauersportathletinnen eine sympathische Aktivitätserhöhung (p<0,05; Kipp-Tisch-Test [head-up tilt]) festgestellt und als Zeichen von Übertraining diskutiert. Forte, De Vito & Figura (2003) untersuchten in einer Zwei-Stichproben-Studie (mit zwei Prä-Tests, ohne Wartekontrollgruppe) 20 gesunde Frauen im höheren Erwachsenenalter (68,9 ± 2,8 Jahre) die Auswirkungen eines dynamischen Widerstandtrainings (dynamic resistance training) auf die verschiedenen HRV-Parameter. Das Treatment lässt sich folgendermaßen beschreiben: Auf einen Radergometer trainierten beide Stichproben jeweils 3x die Woche 16 Wochen lang mit unterschiedlichen Belastung-Beanspruchungs-Gefügen (die eine Gruppe [n=10] mehr volumen-, die andere [n=10] mehr intensitätsorientiert). Die Ausprägung des HRV-Parameter RMSSD reduzierte sich bei beider Gruppen nach der Treatmentdurchführung. Der SDRR-Wert (Gesamtvariablität, Hottenrott [2002, S. 15]) reduzierte sich bei der intensitätsorientierten Gruppe. Bei der volumenorientierten erhöhte sich dieser Wert. Aufgrund der fehlenden Kontrollgruppe ist es schwierig zu erkennen, ob die Veränderung des RMSSD-Wertes ursächlich in der Treatmentdurchführung liegt. Aufgrund der Belastungsgestaltung des Treatments kann die intensitätsorientierte Gruppe (8

Pedalumdrehungen [revolutions] bei 80 % des maximalen Widerstandes bei zwei Pedalumdrehungen) verstärkt der Maximal-Kraftausdauer zugeordnet werden. Die volumenorientierte Gruppe (16 Pedalumdrehungen bei 40 % des maximalen Widerstandes bei zwei Pedalumdrehungen) gehört der aeroben Kraftausdauer an (Grosser, Starischka & Zimmermann, 2012, S. 44; Zintl & Eisenhut, 2009, S. 41). Mit einer kontrollierten und randomisierten Mehr-Stichproben-Untersuchung erforschten Karavirta et al. (2009) die Auswirkung verschiedener Treatments an insgesamt 93 untrainierten Männern mit einem Altersmittelwert von 55,6 ± 7,4 Jahren. Das Training dauerte insgesamt 21 Wochen. Die Ausdauergruppe (n=23) trainierte 2x die Woche nach folgendem Schema: Woche 1 bis 7 - jeweils 30 min (unter der aeroben Schwelle); Woche 8 bis 14 – 1x45 min (15 min unter aeroben Schwelle + 10 min zwischen aeroben und anaeroben Schwelle + 5 min oberhalb anaeroben Schwelle + 15 min unter der aeroben Schwelle) plus 1x60 min (unter der aeroben Schwelle); Woche 15 bis 21 – 1x60 min (15 min unter aeroben Schwelle + 10 min zwischen aeroben und anaeroben Schwelle + 5 min oberhalb anaeroben Schwelle + 10 min zwischen aeroben und anaeroben Schwelle + 5 min oberhalb anaeroben Schwelle + 15 min unter der aeroben Schwelle) plus 1x90 min (unter der aeroben Schwelle). Die Kraftgruppe (n=25) trainierte ebenfalls 2x die Woche ein 3-Satz-Stationstraining mit 7 Übungen nach folgendem Schema: Woche 1 bis 7 – 15 bis 30 Wiederholungen bei 40 bis 60 % 1 RM (one-repetion maximum); Woche 8 bis 14 – 8 bis 14 Wiederholungen bei 60 bis 80 % 1RM; Woche 15 bis 21 bei 70 bis 85 % 1RM. Die dritte Gruppe kombinierte beide Trainingsprogramme und trainierte 4x die Woche (je 1x Ausdauer- und Kraftprogramm). Die Messung der RR-Intervalle erfolgte in Rückenlage. In der Datenauswertung wurde das trendbereinigte Analyseverfahren DFA (Detrended Fluctuation Analysis) mit α1 zur Betrachtung der vagalen Aktivität (Hottenrott & Hoos, 2009b) eingesetzt. Nach 21 Wochen Training erhöhte sich bei der Ausdauergruppe sowie bei der Kombinationsgruppe die vagale Aktivität in

Ruhe statistisch signifikant ($p<0,05$). Bei der Kraftgruppe sowie der Kontrollgruppe blieben die Ausprägungen statistisch unverändert. Die Rohdaten sind mit der Publikation von Karavirta et al. (2009) nicht veröffentlicht wurden, so kann keine interferenzanalytische Nachberechnung erfolgen. Es ist interessant zu wissen, ob es statistische Signifikanzen der abhängigen Variablen zwischen der Woche 0 (Null) und der Woche 10 vorhanden sind. Karavirta et al. (2009) veröffentlichen die jeweiligen $\alpha 1$-Werte inkl. SD zu den Testzeitpunkten Woche 0, Woche 10 und Woche 21 (siehe Tabelle 49, S. 311).

Tabelle 49: DFA ($\alpha 1$) – Werte, der Untersuchung in Karavirta et al. (2009)

	Ausdauer	Kraft	Kombination	Kontroll
Woche 0	1,21 (0,19)	1,17 (0,18)	1,18 (0,20)	1,06 (0,27)
Woche 10	1,16 (0,18)	1,10 (0,20)	1,20 (0,20)	
Woche 21	1,11 (0,22)	1,17 (0,18)	1,11 (0,21)	1,08 (0,25)

Wenn man sich ausschließlich die Werte zwischen der Woche 0 und der Woche 10 ansieht, so kann die hypothetische Aussage getroffen werden, dass das Krafttraining mit dessen Trainingsprogramm bis zur Woche 10, gegenüber dem Ausdauer keine oder nur sehr geringe statistisch signifkante Unterschiede hat. Es kann zudem vermutet werden, dass dieses Krafttrainingsprogramm in diesem Zeitraum eine höhere vagale Aktivität hervorruft als das Ausdauertraining. Dieses Krafttraining kann, der Einteilung nach von Grosser, Starischka & Zimmermann (2012, S. 44) und Zintl & Eisenhut (2009, S. 41), für die ersten sieben Wochen als aerobes und für die Wochen 8 bis 10 als submaximales Kraftausdauertraining bezeichnet werden.

In Bezug auf die dargestellten Forschungsergebnisse gibt es divergierende Ergebnisse bezüglich des Einflusses eines Bewegungsprogrammes in Allgemeinen und eines kraftausdauerorientierten Trainings im Speziellen auf die Gesamtvariabiltät und die vagale Aktivität im Ruhezustand. Eine verallgemeinerte Aussage über die Wirkung von verschiedenen

Bewegungsprogrammen auf die vagalen Aktivitäten im Ruhezustand ist somit nicht möglich. Tendeziell kann aber festgehalten werden, dass ein aerobes Training einen gesundheitsfördernden Einfluss auf die vagalen Aktivitäten in Ruhe hat. Dabei haben Sandercock, Bromley & Brodie (2005) mit einer Metanalyse (12 Studien, n=298) festgestellt, dass durch das aerobe Training ein positiver Effekt auf die RR-Intervalle (Effektgröße[75] d=0,75; Spanne im Vertrauensbereich 0,51-0,96) zu verzeichnen ist. Aber auch sie weisen darauf hin, dass die einzelnen Studien zueinander sehr heterogen sind. Eine Metaanalyse, welche das Treatment Kraft- bzw. Kraftausdauertraining untersuchte, ist nicht recherchiert wurden. Somit kann ausschließlich auf die oben dargestellten einzelnen Studien zurückgegriffen werden. Zudem muss klar unterschieden werden, unter welchen Bedingungen die 'Ruhe-Messungen' stattgefunden haben. So müssen die Ergebnisse entsprechend der Körperlage (sitzend, (halb)liegend), nach dem Messzeitpunkt (nach dem Aufwachen, kurz vor dem Funktionstest) unterschieden werden.

Fragenkomplex und Hypothesen 7 bis 9:

Aufgrund der vorherigen Darstellung und Diskussion der Ergebnisse dieser Arbeit und der beschriebenen Treatmentwirkungen in anderen Publikationen, wird die Frage nach der Auswirkung des ‚neuartiges Kreistrainingsprogramm nKTP' auf die vagalen Aktivitäten in Ruhe-Vorstart wie folgt beantwortet. Das über zehn Wochen mit drei Trainingseinheiten pro Woche durchgeführte nKTP führt mit dem aktuellen Belastungsgefüge bei gesunden, untrainierten Frauen im mittleren Erwachsenenalter zu keiner Erhöhung der vagalen Aktivitäten in Ruhe-Vorstart in sitzender Position. Es wird angenommen, dass es zu keiner kardioprotektiven Wirkung gekommen ist. Die Nullhypothesen H_0 der Hypothesen 7 bis 9 behalten ihre Gültigkeit. Die Alternativhypothesen H_1 der Hypothesen 7 bis 9 werden abgelehnt.

---

[75] Sandercock, Bromley, & Brodie (2005) geben nicht an, welches genaue Berechnungsmodell genutzt wurde.

Leistungsstufe 1 bis 4

Die Ergebnisse der Funktionsdiagnostik zeigen ausschließlich auf der Stufe 1 – 25 Watt signifikante bis hoch signifikante Unterschiede auf (siehe Tabelle 43, S. 253). Dabei sind Effektgrößen von 0,46 bis 0,54 erkennbar. Zu beachten sei dabei die Reduzierung der vagalen Aktivitäten. Auf allen weiteren Stufen 2 bis 4 des Ergometertests sind keine signifikanten Einwirkungen vorhanden. Bei dem Treatment handelt es sich um ein kraftausdauerorientiertes Kreistraining (KA 1 im Übergang zu KA 2, s. S. 180 ff.), welches der aerob-anaeroben Energiebereitstellung (Hottenrott & Neumann, 2010a, S. 27 ff.; Reiss, 1990) bei einer Blutlaktatkonzentration im Mittel von 3,689 ± 0,624 mmol/l (s. S. 169) zugeordnet werden kann.

Eine anfängliche Diskussionüberlegung darüber, dass es zu einer Verbesserung des Wirkungsgrades der Atmung gekommen ist, wie sie von verschiedenen Autoren dargestellt wird (Hollmann & Hettinger, 2000, S. 322, 412; Tomasits & Haber, 2008, S. 93; 2011, S. 123), konnte nicht weiter verfolgt werden. Denn die Grundannahme darüber, dass sich durch dieses Belastungsschema, der Ventilationsaufwand verringert und im Sinne eines Rückkopplungsprinzips aller beteiligten Systeme des ANS im Allgemeinen (Birbaumer & Schmidt, 2001, S. 71, S. 437 ff.; Jänig, 2010, S. 411 ff.; Kirschbaum & Heinrichs, 2011, S. 193 ff.; Silbernagl & Despopoulos, 2003, S. 78 ff, S. 212 ff., S. 326 f. S. 330 f.) und der zentralen respiratoren Taktung der efferenten Vagusaktivität im Speziellen (Esperer, 2004, S. 28 ff.; Malpas, 2002, Marshall, 1998) die vagalen Aktivitäten erhöhen, kann nicht dargelegt werden.

Da es ausschließlich auf der ersten Leistungstufe zu einer Erhöhung der sympathischen Aktivitäten kam, wird in Bezug zum Erwartungs-Wert-Modell nach Pascal (Schmalt & Langens, 2009, S. 27) und zu den Angaben von Hollmann & Hettinger (2000) die spezifische Situation der Experimentalgruppe EG, wie schon auf Seite 304 beschrieben, als Grund für diese sympathiko-vagalen Aktivitäten angesehen. Zudem erkennbar ist, dass sich diese Aktivitäten nach ca. 3 Minuten reduzieren und statistisch nicht mehr signifikant (p>0,05) sind. Dieses ‚Phänomen' wird in Hollmann & Hettinger (2000) beschrieben. Nach ca. 3-5 min verschwinden anfängliche psychische Belastungen während eines Ergometertest. Wenn diese zwei Aspekte und damit die erhöhten sympathischen Aktivitäten auf der Leistungsstufe 1 außer Acht gelassen werden, so zeigt sich insgesamt keine Erhöhung der vagalen Aktivitäten.

Ein Vergleich zu anderen Forschungsergebnissen erfolgt insbesondere unter der Beachtung der unterschiedlichen Belastungsprotokolle während der Datenaufnahme, da diese einen starken Einfluss auf den Erkenntnisgewinn haben (Horn et al., 2004, S. 219 ff.). Nach intensiver Recherchearbeiten fiel auf, dass es kaum Forschungsdesigns gibt, welche die vagalen Aktivitäten während standardisierten sportspezifischen Bedingungen (Funktionsdiagnostik bzw. Leistungstest) untersuchten, obwohl Berbalk & Neumann (2002, S. 27 ff.) eine verlässliche Reproduzierbarkeit der HRV-Untersuchung mittels stufenförmiger Fahrradergometrie aufzeigten. So werden nachfolgend auch Forschungsergebnisse präsentiert, welche nur unter Vorbehalt zur Diskussion herangezogen werden können.

Martinmäki, Häkkinen, Mikkola & Rusko (2008) nutzen einen maximalen Stufen-Ergometer-Test (Stufendauer: 2 min, Anfangsleistung: 75 Watt, Leistungserhöhung: 25 Watt) um Auswirkungen des Treatments auf die HRV-Frequenzbereichs-Parameter HF-Power, LF-Power und T-Power (Esperer, 2004, S. 34 f.; Hottenrott, 2002, S. 17 f.; Task Force, 1996) unter submaximalen Bedingungen zu erforschen. Vor der eigentlichen Treatment-Durchführung absolvierten die 11 untrainierten Männer (Alter: 36,8 ± 7,2 Jahre) ein vorbereitendes Training über sieben Wochen. Dieses hatte eine Intensität an der aeroben Schwelle, eine Dauer von jeweils 30 min bei zwei Trainingseinheiten pro Woche. Dieser Zeitraum wurde als Kontrollzeitraum genutzt. Anschließend erfolgten über 14 Wochen abermals zwei Trainingseinheiten pro Woche. Eine wurde unter Beobachtung absolviert und beinhaltet ein Ausdauertraining von anfänglichen 45 bis späteren 75 min. Dieses Trainingsprogramm ist von einer Auf- und Abwärmungsphase unter der aeroben Schwelle gekennzeichnet. Dazwischen mussten (mehrmals) Belastungsabschnitte im Bereich des aerob-anaeroben Übergangsbereiches (10 min) sowie oberhalb der anaeroben Schwelle (5 min) absolviert werden. Die zweite wöchentliche Trainingseinheit belief sich zwischen 60 und 90 min unterhalb der aeroben Schwelle ohne Forschungsleiterbeobachtung daheim. Im Labor wurde das Radergometer eingesetzt. Daheim konnten die Teilnehmer aus verschiednen Bewegungsformen wählen - Rad fahren, Laufen oder Nordic Walking. Der Funktionsvergleich zwischen dem Pre- und dem Posttest zeigte auf allen Leistungsstufen (75 W bis 175 W) eine Erhöhung in den HRV-Parametern (p<0,05) und eine Reduzierung der Herzfrequenz. Al-Ani et al. (1996) untersuchten bei 11 jungen und gesunde Studenten (Alter: 20 ± 1 Jahre; 1x weiblich, 10x männlich) die Veränderung der HRV-Frequenzbereichsparameter ‚high frequency' (HF in ms^2) und ‚low frequency' (LF in ms^2) (Esperer, 2004, S. 34 f.; Hottenrott, 2002, S. 17 f.; Task Force, 1996), welche während einer isometrischen Muskelkontraktion der Armflexoren bei 60 % der maximalen willkürlichen Kontration (MVC) auftraten. Dazu wurde der Atemzyklus in 10 Phasen (0 bis 9) eingeteilt. Der Zyklus begann mit der Expiratio und endete mit der Inspiratio. Die Datenaufnahme der RR-Intervalle erfolgte einerseits als Mittelwert während der Phasendauer 0 bis 2 und andererseits während der Phasendauer von 3 bis 9. So konnte der Expiration-Zyklus und der Inspiratio-Zyklus gesondert betrachtet werden. Als Treatment wurde ein sechs-wöchiges, täglich stattfindendes, 25 min dauerndes Radtraining mit Intensitäten bis 85 % HF_{max}. absolviert. Bei neun Probanden kam es zu einer signifikanten Erhöhung (p<0,05) der HF- und LF-Werte, bei zwei zu einer Erniedrigung. Als Kontrollgruppe wurden die gleichen Probanden eingesetzt, nur erfolgte hierbei keine Muskelkontraktion (p>0,05).

Abschließend wird dieses Gesamtergebnis folgendermaßen interpretiert: Das Treatment bewirkt vorerst keine Erhöhung der vagalen Aktivitäten. Der Grund liegt in dem Schema von ausschließlichen aerob-anaeroben Belastungen an bzw. oberhalb der individuellen anaeroben Schwelle IAS nach Dickhuth et.al. (1988). Diese Trainingsbelastung führt nach Neumann, Pfützner & Berbalk (1999, S. 304) zu Anzeichen eines sympathikotonen Übertrainings (Israel, 1976) sowie eines Functional Overreaching (Hottenrott, 2014, S. 21 ff.) Ob die Ausprägungen der Messparameter nach einer angemessenen Regenerationszeit die kardioprotektive Vagalerhöhung aufzeigen, kann zum aktuellen Zeitpunkt nicht abschließend bewertet werden.

Fragenkomplex und Hypothesen 10 bis 12:

Die Frage nach einer Erhöhung der vagalen Aktivität unter standardisierten, submaximalen Belastungen wird folgendermaßen beantwortet. Das Treatment kraftausdauerorientiertes Kreistraining, welches dem aerob-anaeroben Übergangsbereich zugeordnet wird, ruft ausschließlich auf der geringsten Leistungsstufe (25 Watt) eine Reduzierung der vagalen Aktivitäten hervor ($p<0,05$ bzw. $p<0,01$). Auf den Leistungsstufen 2 bis 4 (50 bis 100 Watt) kommt es zu keinerlei signifikanten Veränderung ($p>0,05$). Aufgrund der vorliegenden Ergebnisse werden alle Alternativhypothese H_1 abgelehnt und die Gültigkeit aller Nullhypothese H_0 bestätigt.

9 Schlussfolgerung und Ausblick

Insgesamt zeigen die Ergebnisse, dass das Treatment zum aktuellen Zeitpunkt ungenaue Adaptationen hervorruft, welche als kardioprotektiv eingeordnet werden können. Sowohl die Parameter der aeroben Leistungsfähigkeit als auch die der vagalen Modulation weisen in ihren Ausprägungen darauf hin, dass das so gestaltete Trainingsprogramm zu Erscheinungen beiträgt, welche dem Bereich des sympathikotonen Übertrainings bzw. dem functional Overreaching zu zuordnen sind (Israel, 1976; Hottenrott, 2014, S. 27 ff.; Neumann, Pfützner & Berbalk, 1999, S. 304). Im Kontext mit trainingswissenschaftlichen Quellen, insbesondere der Trainingslehre und der Sportmedizin, ist deutlich geworden, dass die Unterschiede des neuartigen zum klassischen Kreistrainingsprogramm keinen besseren oder vergleichbaren gesundheitsfördernden Trainingseffekt erzielt, sondern eher die Gefahr eines sympathikotonen Übertrainings forciert Zu diesem Gesamtergebnis trägt primär die ausnahmslose Belastung an bzw. oberhalb der individuellen anaeroben Schwelle bei (Neumann, Pfützner & Berbalk, 1999, S. 304). Ebenso stellt sekundär die Nicht-Berücksichtigung der Einhaltung aller Trainingsprinzipien ein Problem dar.. Aufgrund dessen ist es notwendig, dass neuartige Kreistrainingsprogramme, ungeachtet von wirtschaftlichen Interessen von Seiten der Anbieter sowie Geräteherstellern und Konzeptentwickler, so zu modifizieren sind, dass es einerseits kurz- bis mittelfristig die anvisierten gesundheitsfördernden Trainingseffekte auch hervorruft und andererseits zudem langfristig beiträgt, dass erworbene Leistungsniveaus weitestgehend aufrechterhalten bleiben.

Die Ergebnisse dieser Arbeit zeigen, dass ein Trainingsprogramm des Präventions- und Gesundheitssport *nicht ausschließlich* Trainingsintensitäten an bzw. über der individuellen aneroben Schwelle beinhalten sollte. Auch wenn neuentwickelte Trainingsprogramm als innovativ und modern deklariert werden, so sollten sie auf evidenzbasierte trainingsmethodische Grundlagen aufgebaut und gegebenfalls modifiziert werden. Mittels einer stärkeren Orientierung an den klassischen Kreistrainingsprogrammen sowie an allen gesundheitsfördernden Trainingsmethodien und –mittel des Ausdauertrainings könnten grundlegende trainingsmethodische Diskrepanzen verringert werden (Hottenrott & Neumann, 2010a, S. 102 ff.; Neumann, Pfützner & Berbalk, 2011, S. 129 ff.; Scholich, 1989, S. 71 ff., S. 112 f.). So kann ein langfristig angelegtes Trainingsprogramm sehr unterstützend wirken, dass die von verschiedenen Gesundheitsgesellschaften (z. B. das ACSM), empfohlenen präventiv- und rehabilitativwirkenden Trainingsumfänge (150 bis 300 min pro Woche) auch erreicht werden können, ohne dass das Risiko für Sportverletzungen bzw. -schäden steigt. Bezunehmend auf die Trainingsintensität ist es notwendig die komplette Bandbreite von ca. 50 bis 90 % HF_{max} in die Programmerstellung zu integrieren (aus der Fünten, Faude, Skorski & Meyer, 2013, S. 188). Eine alleinige Festlegung auf einen einzelnen Intensitätsbereich sollte dabei vermieden werden. Aus Sicht des aeroben Ausdauertrainings sind metabolische Beanspruchungsbereiche im Bereich der individuelle *aerobe* Schwelle zu favorisieren, um so kardioprotektive Adaptationen auszulösen. Dies führt zu einem Aufbau und einer Festigung der aerobe Basisleistung, welche für höher-intensive Beanspruchungen Voraussetzung ist, damit auch gesundheitsfördernde Effekte erzielt werden können (aus der Fünten et al., 2013, S. 184 f.; Hottenrott & Hoos, 2013, S. 457). Zänsler & Reiß (1991, S. 144) weisen ausdrücklich darauf hin, dass es notwendig ist, ein Training im Grundlagenbereich 1 und 2 durchzuführen, um die aerobe Ausdauerleistung zu erhöhen. Dabei ist das niedrig-intensive GA 1-Training wiederum die Voraussetzung um ein GA 2-Training effektiv umsetzen zu können. Sie sprechen in diesem trainingsmethodischen Zusammenhang von einer „Qualifizierung des Grundlagenausdauertrainings". Kindermann (2004) empfielt hierbei für den Präventions- und Rehabilitationssport, dass längere Trainingseinheiten in der Nähe der aeroben Schwelle und kürzere Trainingseinheiten bis 90-100 % der anaeroben Schwelle absolviert werden sollten. Trainingsintensität oberhalb der individuellen anaeroben Schwelle sollten weitestgehend vermieden werden, da dadurch das gesundheitliche Risiko steigt. Dies betrifft zudem die Leistungsfähigkeit des Immunsystems. Eine Blutlaktatkonzentration oberhalb der individuellen anaeroben Schwelle führt zu einem verstärkten Plasmakatacholaminanstieg (Adrenalin, Noradrenalin) sowie zu quantitativen Veränderungen immunologischer Parameter (natürliche Killerzellen, oxidative Burst). Aufgrund dessen empfehlen Baum & Liesen (1998) die belastungsinduzierte Blutlaktatkonzentration auf maximal 2,5 bis 3 mmol/l – was etwas 110 bis 140 S./min HF entspricht – zu begrenzen. In Bezug auf die positive Beeinflussung der vagalen Modulation zeigen die Forschungsergebnisse, dass das aerobe Ausdauertraining zu favorisieren sei (Hottenrott & Hoos, 2009a, S. 34 ff.).

Ein alleiniges aerobes Ausdauertraining ist aber auch nicht zu empfehlen. Muster & Zielinski (2006, S. 47) weisen darauf hin, dass es dabei nur zu einer mäßigen Stärkung der Atem(hilfs)muskulatur kommt. Die Integration von Krafttraining sollte demnach beachtet und umgesetzt werden. Dies hat zudem den Vorteil, dass einer Sarkopenie effektiv entgegengewirkt bzw. deren altersbedingten Verstärkung reduziert werden kann (Dirks & Leeuwenburgh, 2005; Mayer et al., 2011). Zudem erhöht ein Kraftausdauertraining das Leistungspotential der kontraktilen Strukturen im Muskel (Neumann, 1991, S. 34 ff.), was wiederum einen positiven Einfluss auf die gesundheitsfördernde kardioprotektive Kraftfähigkeit hat (Boeckh-Behrens & Buskies, 2006, S. 256; Brehm & Bös, 2006, S. 21; Hollmann & Hettinger, 2000, S. 199, S. 382; Martin, Carl & Lehnertz, 2001, S. 320 ff.; Neumann, Pfützner & Berbalk, 2005, S. 26 ff., 73 ff.).

Ausgehend von den o. g. Aspekten und speziell der Notwendigkeit der Berücksichtigung und Einhaltung der allgemeinen Trainingsprinzipien – neuartigen Kreistrainingsprogramm (nKTP) weisen hierbei besonders große

Diskrepanzen auf – wurden nachfolgende Varianten mit Erweiterungen des neuartigen Kreistrainingsprogramm (nKTP) entwickelt. Der Aufbau der modifizierten Varianten 1 bis 4 (von Gewöhnungsphase I bis Stabilisierungsphase II) orientiert sich dabei an der Grundvariante es nKTP. Die Modifikation selbst soll durch die Einhaltung von angemessener Ausprägungen der Belastungskomponente (siehe Kapitel 3.1, S. 80) für ein gesundheitsorientiertes Training sowie der Beachtung der dargestellten allgemeinen Trainingsprinzipien (siehe Kapitel 3.4, S. 100 ff) geprägt sein. In Anlehnung an das Positionspapier der ACSM (Donnelly et al., 2009; Garber et al., 2011) wird als wöchentlicher Trainingsumfang eine Zeit von 150/200 bis 300 min festgelegt, welche mittel- bis langfristig erreicht werden soll.

Demnach dienen die nachfolgenden Erläuterungen für alle vier Varianten, auch wenn sich in den Ausprägungen der Belastungskomponenten und der allgemeinen Trainingsprinzipien differenzieren.

- Prinzip des wirksamen Belastungsreizes – Mittels des RPE-Wertes nach Borg bzw. der THf nach Hottenrott & Neumann (2010a, S. 158 ff.) erfolgt in allen Zyklen ein angemessener trainingswirksamer Reiz, welcher sich an die aeroben bzw. aerob-anaeroben Stoffwechselvorgänge orientieren.

- Prinzip der progressiven Belastungssteigerung – Durch eine Zyklisierung erfolgt bei allen Varianten eine progressive Belastungssteigerung. Diese wird über die Häufigkeit, Dauer sowie über den Umfang gesteuert. Der Anstiegsgrad der Steigerung ist zwischen den einzelnen Varianten aber unterschiedlich.

- Prinzip der Variation der Trainingsbelastung – Mit Hilfe der Zyklisierung und der Variation der verschiedenen Bewegungsformen kann dieses Trainingsprinzip bei allen vier Varianten umgesetzt werden. Insbesondere durch die Wechselmöglichkeit der Bewegungsformen (Laufen, Rad fahren u. a.) bei den Varianten 3 und 4, wird zudem die sportmotorische Fähigkeit Koordination trainiert.

- Prinzip der optimalen Gestaltung von Belastung und Erholung – Bei den Varianten 1 und 2, welche kein parallelverlaufendes sportartunspezifisches Ausdauertraining haben, ist die Trainingshäufigkeit pro Woche auf maximal 4 gesetzt. Somit kann eine mind. 48h dauernde Erholungsphase eingehalten werden. Bei den Varianten 3 und 4 ist die maximale Trainingshäufigkeit 5x pro Woche. Dies trifft aber nur auf Trainierende zu, welche mind. 108 Wochen (Variante 3) bzw. 72 Wochen (Variante 4) kontinuierliches Training absolviert haben. Somit sollten diese Sportler eine ausreichende Regenerationsfähigkeit aufgebaut haben, zumal die maximale Trainingsdauer pro TE auf ca. 60 min festgesetzt wurde.

- Prinzip der Wiederholung und Kontinuität – Die Variante 1 ist für 72 Wochen, die Varianten 2 und 4 sind für einen Zeitraum von ca. zwei Jahren konzipiert wurden, die Variante 3 für drei Jahre. Dabei kommt es – in verschiedenen Zeiträumen – zu einer kontinuierlichen Belastungssteigerung.

- Prinzip der Periodisierung und Zyklisierung – Insbesondere die progressive Belastungssteigerung erfolgt mittels einer Zyklisierung. Dabei unterscheiden sich die Varianten in der Ausgestaltung der Meso- bzw. Mikrozyklen.

- Prinzip der Individualität und Altersgemäßheit – Aufgrund dieser vier Varianten ist es möglich, dieses Prinzip einzuhalten. So hat der Trainierende die Möglichkeit, sich ausschließlich auf das Kreistrainingsprogramm (Variante 1 und 2) zu konzentrieren oder mit Unterstützung der Programme 3 und 4 mit anderen Bewegungsformen den aeroben Bereich explizit zu trainieren. Die

Trainierenden können dabei zwischen verschiedenen Formen (Laufen, Rad fahren, Inlineskating, ...) wählen und nach der Anpassung der Trainingsherzfrequenz (THF) diese auch wechseln.

- Prinzip der zunehmenden Spezialisierung – Alle Varianten zielen auf die Entwicklung der sportartunspezifischen Grundlagenausdauer ab. Somit kann dieses Trainingsprinzip vernachlässigt werden. Wenn sich Trainierende im Laufe der Zeit für eine Sportart verstärkt interessieren, so kann dies für die weitere Trainingsplanung berücksichtigt werden (Varianten 3 und 4).

- Prinzip der regulierenden Wechselwirkung einzelner Trainingselemente – Bei den Varianten 1 und 2 erfolgt ein geplanter Wechsel der metabolischen Beanspruchungsbereiche. Somit kann eine weitestgehend unmittelbare Wechselwirkung zwischen den Bereichen ausgeschlossen werden. Bei den Varianten 3 und 4 liegt der Haupttrainingsschwerpunkt in der Entwicklung der aeroben Ausdauerleistungsfähigkeit. Auch wenn Trainingseinheiten der Kreistrainingsprogramme im aerob-anaeroben Übergangsbereich während des gleichen Mikrozyklus absolviert werden, so wird davon ausgegangen, dass dies keine leistungslimitierende Auswirkung[76] hat.

Es sei darauf hingewiesen, dass andere trainingsprozessumsetzungsbestimmende Einflussfaktoren, wie der persönliche Zeitrahmen, organisatorische Rahmenbedingungen vor Ort etc., unberücksichtigt bleiben. Die vorgestellten Varianten des Kreistrainingsprogramms können uns sollten entsprechend der individuell körperlichen Voraussetzungen angepasst werden (Prinzip der Individualität und Altersgemäßheit). Diese Anpassung kann auch über eine geringer Progression des Gesamtumfangs erfolgen. Ebenso ist es

---

[76] unter der Berücksichtigung der physiologischen Hauptausrichtung: allgemeine Grundlagenausdauer im Gesundheits- und Präventionssport

möglich, bestimmte Makrozyklen zu wiederholen, wenn z. B. Ausfälle der Trainingsdurchführung eingetreten sind.

Die einzelnen modifizierten Kreistrainingsprogramme lassen sich folgendermaßen beschreiben:

- Variante 1 (Tabelle 50) – Mittels der RPE-Werte 11 und 13 wird der aerobe sowie der untere aerob-anaerobe Bereich (dominiert aerob) trainiert (s. S. 89 ff.). Innerhalb eines Makrozyklus von 12 Wochen (2 x 6 Wochen Mesozyklus) erfolgt der wellenartige Wechsel der Beanspruchung mit Hilfe des Belastungswerteverlaufes von RPE 11 bis 13. Über mehrere Makrozyklen hinweg kommt es zur Erhöhung der Trainingshäufigkeiten sowie der Belastungsdauer. Als Grundprogramm dient, das untersuchte nKTP.

- Variante 2 (Tabelle 51) – Wie bei der Variante 1 dient das ursprüngliche Kreistrainingsprogramm (nKTP) als Grundkonzeption. Die Variante 2 ist gekennzeichnet von einem wellenartigen Wechsel der metabolischen Beanspruchungsbereiche innerhalb eines Mesozyklus von 6 Wochen. Der aerobe Bereich (RPE 11) wird nach 2 Wochen (Mikrozyklus) vom unteren aerob-anaeroben Übergangsbereich (RPE 13) abgelöst. Anschließend wird wieder der aerobe Stoffwechsel trainiert. Weitere allgemeine Trainingsprinzipien wurden, mittels der Ausprägungen verschiedener Belastungskomponente, ebenfalls berücksichtigt und integriert.

- Variante 3 (Teil 1 - Tabelle 52, Teil 2 - Tabelle 53, Teil 3 - Tabelle 54) – Hierbei wurde das ursprüngliche nKTP weitestgehend belassen. Da dieses nKTP mit der Belastungsintensität von RPE 13 den aerob-anaeroben Übergangsbereich trainiert, erfolgt die Integration eines Trainingsprogramms, welche zeitlich parallel verläuft. Diese betrifft ausschließlich den aeroben Bereich. Die

Trainingsmethode der extensiven Dauermethode im Belastungsbereich der GA1 kennzeichnet diesen Trainingsprozess. Mit Hilfe der von Hottenrott & Neumann (2010a, S. 158 ff.) vorgestellten Berechnungsformel erfolgt die Bestimmung der Trainingsherzfrequenz. Die Gesamtbelastung verläuft kontinuierlich über einen langen Zeitraum. Die Bewegungsform innerhalb dieser Variante 3 ist vom Trainierenden frei wählbar und kann, unter Beachtung der neu zu berechnenden THf, auch gewechselt werden.

- Variante 4 (Teil 1 - Tabelle 55, Teil 2 - Tabelle 56) – In Anlehnung an die Variante 4 erfolgt eine noch stärkere Integration der Anforderungen der allgemeinen Trainingsprinzipien. Die langfristige progressive Belastungssteigerung und deren Umsetzungsmöglichkeit werden mit Unterstützung von Be- und Entlastungsphasen innerhalb der Mesozyklen gewährleistet.

Tabelle 50: Variante 1 – modifiziertes nKTP mit einem wellenartigen Beanspruchungswechsel über die Mesozyklusplanung

	Gewöhnungsphase I		Gewöhnungsphase II		Aufbauphase I	
Makrozyklusdauer	12 Wochen		12 Wochen		12 Wochen	
Mesozyklusdauer	6 Wochen	6 Woche	6 Wochen	6 Wochen	6 Wochen	6 Woche
Intensität RPE (Borg, 2004)	11	13	11	13	11	13
anvisierter Stoffwechselbereich (Hottenrott & Neumann, 2010a, S. 27 ff.; Reiss, 1990)	aerob	aerob-anaerob (unterer Bereich, Schwerpunkt; aerob)	aerob	aerob-anaerob (unterer Bereich, Schwerpunkt; aerob)	aerob	aerob-anaerob (unterer Bereich, Schwerpunkt; aerob)
Dauer je Übung/Gerät[77]	35 sek.	35 sek.	35 sek.	35 sek.	35 sek.	35 sek.
Dichte (zum Übungs-/Gerätewechsel)	5 sek.	5 sek.	5 sek.	5 sek.	5 sek.	5 sek.
Häufigkeit pro Woche	2	2	3	3	3	3
Umfang Zeit pro Durchgang	ca. 11 min	ca. 11 min	ca. 11 min	ca. 11 min	ca. 11 min	ca. 11 min
Anzahl der Durchgänge pro TE	2	2	2	2	3	3
Umgang pro Woche	44 min	44 min	66 min	66 min	99 min	99 min

	Aufbauphase II		Stabilisierungsphase I		Stabilisierungsphase II[78]	
Makrozyklusdauer	12 Wochen		12 Wochen		12 Wochen	
Mesozyklusdauer	6 Wochen	6 Woche	6 Wochen	6 Wochen	6 Wochen	6 Woche
Intensität RPE (Borg, 2004)	11	13	11	13	11	13
anvisierter Stoffwechselbereich (Hottenrott & Neumann, 2010a, S. 27 ff.; Reiss, 1990)	aerob	aerob-anaerob (unterer Bereich, Schwerpunkt; aerob)	aerob	aerob-anaerob (unterer Bereich, Schwerpunkt; aerob)	aerob	aerob-anaerob (unterer Bereich, Schwerpunkt; aerob)
Dauer je Übung/Gerät	35 sek.	35 sek.	35 sek.	35 sek.	35 sek.	35 sek.
Dichte (zum Übungs-/Gerätewechsel)	5 sek.	5 sek.	5 sek.	5 sek.	5 sek.	5 sek.
Häufigkeit pro Woche	4	4	4	4	4	4
Umfang Zeit pro Durchgang	ca. 11 min	ca. 11 min	ca. 11 min	ca. 11 min	ca. 11 min	ca. 11 min
Anzahl der Durchgänge pro TE	3	3	4	4	5	5
Umgang pro Woche	132 min	132 min	176 min	176 min	220 min	220 min

---

[77] Die Belastungskomponente ‚Bewegungsausführung' orientiert sich dabei an den beschriebenen hydraulischen Widerstandsgebern (Kraft-Stationen) und Ausdauer-Stationen. Insgesamt handelt es sich um 8 Kraft- und 8 Ausdauer-Stationen, was gleichzeitig 1 Durchgang ist. Das Training gehört zur Kategorie des Ganzkörpertrainings.
[78] Die nachfolgenden Stabilisierungsphasen entsprechen der Stabilisierungsphase II.

Tabelle 51: Variante 2 – modifiziertes nKTP mit einem wellenartigen Beanspruchungswechsel über die Mikrozyklusplanung

	Gewöhnungsphase I				Gewöhnungsphase II				Aufbauphase I			
Makrozyklusdauer												
Mesozyklusdauer	6 Woche		18 Woche		6 Woche		18 Woche		6 Woche		18 Woche		6 Woche
Mikrozyklusdauer (in Wochen)	3	3	3	3	3	3	3	3	3	3	3	3
Intensität RPE (Borg, 2004)	11	13	11	13	11	13	11	13	11	13	11	13
Dauer je Übung/Gerät	35 sek.		35 sek.		35 sek.		35 sek.		35 sek.		35 sek.		35 sek.
Dichte (zum Übungs-/Gerätewechsel)[79]	5 sek.		5 sek.		5 sek.		5 sek.		5 sek.		5 sek.		5 sek.
Häufigkeit pro Woche	2		2		3		3		3		3		3
Umfang	Zeit pro Durchgang	ca. 11 min		ca. 11 min		ca. 11 min		ca. 11 min		ca. 11 min		ca. 11 min
	Anzahl der Durchgänge pro TE	2		2		2		2		3		3
	Umgang pro Woche	44 min		44 min		66 min		66 min		99 min		99 min

	Aufbauphase II				Stabilisierungsphase I				Stabilisierungsphase II			
Makrozyklusdauer												
Mesozyklusdauer	6 Woche		18 Woche		6 Woche		18 Woche		6 Woche		18 Woche		6 Woche
Mikrozyklusdauer in Wochen	3	3	3	3	3	3	3	3	3	3	3	3
Intensität RPE (Borg, 2004)	11	13	11	13	11	13	11	13	11	13	11	13
Dauer je Übung/Gerät	35 sek.		35 sek.		35 sek.		35 sek.		35 sek.		35 sek.
Dichte (zum Übungs-/Gerätewechsel)	5 sek.		5 sek.		5 sek.		5 sek.		5 sek.		5 sek.
Häufigkeit pro Woche	4		4		4		4		4		4
Umfang	Zeit pro Durchgang	ca. 11 min		ca. 11 min		ca. 11 min		ca. 11 min		ca. 11 min		ca. 11 min
	Anzahl der Durchgänge pro TE	3		3		4		4		5		5
	Umgang pro Woche	132 min		132 min		176 min		176 min		220 min		220 min

---

[79] Die Belastungskomponente ‚Bewegungsausführung' orientiert sich dabei an den beschriebenen hydraulischen Widerstandsgebern (Kraft-Stationen) und den Ausdauer-Stationen. Insgesamt handelt es sich um 8 Kraft- und 8 Ausdauer-Stationen, was gleichzeitig 1 Durchgang ist. Das Training gehört zur Kategorie des Ganzkörpertrainings.

Tabelle 52: Variante 3 (Teil 1 von 3) – modifiziertes nKTP im aerob-anaeroben Übergangsbereich mit aerobem sportartunspezifischem Ausdauertraining

		Gewöhnungsphase I		Gewöhnungsphase II		Gewöhnungsphase III	
Makrozyklusdauer		18 Wochen		18 Wochen		18 Wochen	
Mesozyklusdauer		6 Wochen	6 Wochen	6 Wochen	6 Wochen	6 Wochen	6 Wochen
Mikrozyklusdauer (in.Wo.)		2 2 2	2 2 2	2 2 2	2 2 2	2 2 2	2 2 2
Intensität RPE (Borg, 2004)		11 11 11	11 11 11	11 11 11	11 11 11	13 13 13	13 13 13
Dauer je Übung/Gerät[80]		35 sek.	35 sek.	35 sek.	35 sek.	35 sek.	35 sek.
Dichte (Übungs-/Gerätew.)		5 sek.	5 sek.	5 sek.	5 sek.	5 sek.	5 sek.
Häufigkeit pro Woche		2	2	2	2	2	2
Umfang	Zeit pro Durchgang	ca. 11 min	ca. 11 min	ca. 11 min	ca. 11 min	ca. 11 min	ca. 11 min
	Anzahl der Durchg.	2	2	2	2	2	2
	Umgang pro Woche	44 min	44 min	44 min	44 min	44 min	44 min

Paralleler Trainingsverlauf

		Gewöhnungsphase I		Gewöhnungsphase II		Gewöhnungsphase III	
Makrozyklusdauer		18 Wochen		18 Wochen		18 Wochen	
Mesozyklusdauer		6 Wochen	6 Wochen	6 Wochen	6 Wochen	6 Wochen	6 Wochen
Intensi-tät[81]	LF$_i$ für Fitnessportler	1	1	1	1	1	1
	TZ$_i$ für GA1	1	1	1	1	1	1
	GF$_i$ für Frauen GA1	1,10	1,10	1,10	1,10	1,10	1,10
	SP$_i$ - Laufen	1	1	1	1	1	1
	SP$_i$ - Radfahren	0,93	0,93	0,93	0,93	0,93	0,93
	SP$_i$ – Inlineskating; Skilangl.	1,07	1,07	1,07	1,07	1,07	1,07
Dauer		20 min	20 min	30 min	30 min	40 min	40 min
Dichte		keine Pause	keine Pause	keine Pause	keine Pause	keine Pause	keine Pause
Häufigkeit pro Woche		2	2	2	2	2	2
Umgang pro Woche		40min	40 min	60 min	60 min	80 min	80 min
Gesamtumfang pro Woche		84 min	84 min	104 min	104 min	124 min	124 min

ext. KA-Training als Kreistraining aerob-anaerob (2 bis 4 mmol/l Laktat)

eDM – Ausdauertraining aerob (bis 2 mmol/l Laktat)

[80] Die Belastungskomponente ‚Bewegungsausführung' orientiert sich dabei an den beschriebenen hydraulischen Widerstandsgebern (Kraft-Stationen) und den Ausdauer-Stationen. Insgesamt handelt es sich um 8 Kraft- und 8 Ausdauer-Stationen, was gleichzeitig 1 Durchgang ist. Das Training gehört zur Kategorie des Ganzkörpertrainings.
[81] Berechnung der TrainingsHerzfrequenz für erwachsene Frauen nach Hottenrott & Neumann (2010a, S. 158 ff.) für das o. a. Kreistrainingsprogramm mit der Wahlmöglichkeit der Sportart SP (auf Wunsch auch mit dem Wechsel): THf = 208 – (0,7 x Lebensalter) x LF$_i$ x TZ$_i$ x GF$_i$ x SP$_i$ (weitere Sportarten/Bewegungsformen SP$_i$ – Werte sind in der Software PulseAdviser der Fa. mesics GmbH integriert)

Tabelle 53: Variante 3 (Teil 2 von 3) – modifiziertes nKTP im aerob-anaeroben Übergangsbereich mit aerobem sportartunspezifischem Ausdauertraining

ext. KA-Training als Kreistraining aerob-anaerob (2 bis 4 mmol/l Laktat)

Makrozyklusdauer	Aufbauphase I				Aufbauphase II				Aufbauphase III			
	18 Wochen				18 Wochen				18 Wochen			
Mesozyklusdauer	6 Wochen		6 Wochen		6 Wochen		6 Wochen		6 Wochen		6 Wochen	
Mikrozyklusdauer (in Wo.)	2	2	2	2	2	2	2	2	2	2	2	2
Intensität RPE (Borg, 2004)	13	13	13	13	13	13	13	13	13	13	13	13
Dauer je Übung/Gerät	35 sek.		35 sek.		35 sek.		35 sek.		35 sek.		35 sek.	
Dichte (Übungs-/Gerätew.)	5 sek.		5 sek.		5 sek.		5 sek.		5 sek.		5 sek.	
Häufigkeit pro Woche	2		2		2		2		2		2	
Umfang Zeit pro Durchgang	ca. 11 min		ca. 11 min		ca. 11 min		ca. 11 min		ca. 11 min		ca. 11 min	
Anzahl der Durchg.	3		3		3		3		3		3	
Umfang pro Woche	66 min		66 min		66 min		66 min		66 min		66 min	

Paralleler Trainingsverlauf

eDM – Ausdauertraining aerob (bis 2 mmol/l Laktat)

Makrozyklusdauer	Aufbauphase I		Aufbauphase II		Aufbauphase III	
	18 Wochen		18 Wochen		18 Wochen	
Mesozyklusdauer	6 Woche	6 Woche	6 Wochen	6 Wochen	6 Woche	6 Woche
Intensität[82] LF_i für Fitnesssportler	1,03	1,03	1,03	1,03	1,03	1,03
TZ_i für GA1	1	1	1	1	1	1
GF_i für Frauen GA1	1,10	1,10	1,10	1,10	1,10	1,10
SP_i – Laufen	1	1	1	1	1	1
SP_i – Radfahren	0,93	0,93	0,93	0,93	0,93	0,93
SP_i – Inlineskating; Skilangl.	1,07	1,07	1,07	1,07	1,07	1,07
Dauer	40 min	40 min	50 min	50 min	60 min	60 min
Dichte	keine Pause	keine Pause	keine Pause	keine Pause	keine Pause	keine Pause
Häufigkeit pro Woche	2	2	2	2	2	2
Umfang pro Woche	80 min	80 min	100 min	100 min	120 min	120 min

| Gesamtumfang pro Woche | 146 min | 146 min | 166 min | 166 min | 186 min | 186 min |

---

[82] Berechnung der TrainingsHerzfrequenz für erwachsene Frauen nach Hottenrott & Neumann (2010a, S. 158 ff.) für das o. a. Kreistrainingsprogramm mit der Wahlmöglichkeit der Sportart SP (auf Wunsch auch mit mit deren Wechsel): THf = 208 – (0,7 x Lebensalter) x LF_i x TZ_i x GFi x SP_i (weitere Sportarten/Bewegungsformen SP_i – Werte sind in der Software PulseAdviser der Fa. mesics GmbH integriert)

Tabelle 54: Variante 3 (Teil 3 von 3) – modifiziertes nKTP im aerob-anaeroben Übergangsbereich mit aerobem sportartunspezifischem Ausdauertraining

ext.-int. KA-Training als Kreistraining aerob-anaerob (2 bis 4 mmol/l Laktat)

Makrozyklusdauer	Aufbauphase IV			Stabilisierungsphase I			Stabilisierungsphase II		
	18 Wochen			18 Wochen			18 Wochen		
Mesozyklusdauer	6 Wochen	6 Wochen	6 Wochen	6 Wochen	6 Wochen	6 Wochen	6 Wochen	6 Wochen	6 Wochen
Mikrozyklusdauer (in Wo.)	2 | 2 | 2	2 | 2 | 2	2 | 2 | 2	2 | 2 | 2	2 | 2 | 2	2 | 2 | 2	2 | 2 | 2	2 | 2 | 2	2 | 2 | 2
Intensität RPE (Borg, 2004)	15 | 15 | 15	15 | 15 | 15	15 | 15 | 15	15 | 15 | 15	15 | 15 | 15	15 | 15 | 15	15 | 15 | 15	15 | 15 | 15	15 | 15 | 15
Dauer je Übung/Gerät	35 sek.	35 sek.	35 sek.	35 sek.	35 sek.	35 sek.	35 sek.	35 sek.	35 sek.
Dichte (Übungs-/Gerätew.)	5 sek.	5 sek.	5 sek.	5 sek.	5 sek.	5 sek.	5 sek.	5 sek.	5 sek.
Häufigkeit pro Woche	2	2	2	2	2	2	2	2	2
Umfang: Zeit pro Durchgang	ca. 11 min	ca. 11 min	ca. 11 min	ca. 11 min	ca. 11 min	ca. 11 min	ca. 11 min	ca. 11 min	ca. 11 min
Anzahl der Durchg.	3	3	3	3	3	3	3	3	3
Umgang pro Woche	66 min	66 min	66 min	66 min	66 min	66 min	66 min	66 min	66 min

Paralleler Trainingsverlauf

eDM – Ausdauertraining aerob (bis 2 mmol/l Laktat)

Makrozyklusdauer	Aufbauphase IV	Stabilisierungsphase I	Stabilisierungsphase II[83]
	18 Wochen	18 Wochen	18 Wochen
Mesozyklusdauer	6 Wochen | 6 Wochen | 6 Wochen	6 Wochen | 6 Wochen | 6 Wochen	6 Wochen | 6 Wochen | 6 Wochen
Intensität: LF, für Fitnesssportler	1,03 | 1,03 | 1,03	1,03 | 1,03 | 1,03	1,03 | 1,03 | 1,03
TZ, für GA1	1 | 1 | 1	1 | 1 | 1	1 | 1 | 1
si-tät[84]: GF, für Frauen GA1	1,10 | 1,10 | 1,10	1,10 | 1,10 | 1,10	1,10 | 1,10 | 1,10
SP, - Laufen	1 | 1 | 1	1 | 1 | 1	1 | 1 | 1
SP, - Radfahren	0,93 | 0,93 | 0,93	0,93 | 0,93 | 0,93	0,93 | 0,93 | 0,93
SP, - Inlineskating; Skilangl.	1,07 | 1,07 | 1,07	1,07 | 1,07 | 1,07	1,07 | 1,07 | 1,07
Dauer	45 min | 45 min | 45 min	55 min | 55 min | 55 min	65 min | 65 min | 65 min
Dichte	keine Pause	keine Pause	keine Pause
Häufigkeit pro Woche	3 | 3 | 3	3 | 3 | 3	3 | 3 | 3
Umgang pro Woche	150 min | 150 min | 150 min	165 min | 165 min | 165 min	195 min | 195 min | 195 min
Gesamtumfang min/Woche	201 min | 201 min | 201 min	231 min | 231 min | 231 min	261 min | 261 min | 261 min

[83] Die nachfolgenden Stabilisierungsphasen entsprechen der Stabilisierungsphase II.

Tabelle 55: Variante 4 (Teil 1 von 2) – modifiziertes nKTP im aerob-anaeroben Übergangsb. mit aerobem sportartunspezif. Ausdauertr. und Mikrozyklenplan

Kreistrainingsvariante aerob-anaerob (2 bis 4 mmol/l Laktat)

		Gewöhnungsphase I						Gewöhnungsphase I						Aufbauphase I					
Makrozyklusdauer		18 Wochen						18 Wochen						18 Wochen					
Mesozyklusdauer		6 Wochen		6 Wochen		6 Wochen		6 Wochen		6 Wochen		6 Wochen		6 Wochen		6 Wochen		6 Wochen	
Mikrozyklusdauer (in Wo.)		2	2	2	2	2	2	2	2	2	2	2	2	2	2	2	2	2	2
Intensität RPE (Borg, 2004)		11	11	11	11	11	11	11	11	11	11	11	11	13	13	13	13	13	13
Dauer je Übung/Gerät[85]		35 sek.		35 sek.		35 sek.		35 sek.		35 sek.		35 sek.		35 sek.		35 sek.		35 sek.	
Dichte (Übungs-/Gerätew.)		5 sek.		5 sek.		5 sek.		5 sek.		5 sek.		5 sek.		5 sek.		5 sek.		5 sek.	
Häufigkeit pro Woche		2		2		2		2		2		2		2		2		2	
Umfang	Zeit pro Durchgang	ca. 11 min		ca. 11 min		ca. 11 min		ca. 11 min		ca. 11 min		ca. 11 min		ca. 11 min		ca. 11 min		ca. 11 min	
	Anzahl der Durchg.	2		2		2		2		2		2		2		2		2	
	Umgang pro Woche	44 min		44 min		44 min		44 min		44 min		44 min		44 min		44 min		44 min	

Paralleler Trainingsverlauf

Ausdauertraining aerob (bis 2 mmol/l Laktat)

		Gewöhnungsphase I						Gewöhnungsphase II						Aufbauphase I					
Makrozyklusdauer		18 Wochen						18 Wochen						18 Wochen					
Mesozyklusdauer		6 Wochen		6 Wochen		6 Wochen		6 Wochen		6 Wochen		6 Wochen		6 Wochen		6 Wochen		6 Wochen	
Mikrozyklusdauer (in Wo.)		2	2	2	2	2	2	2	2	2	2	2	2	2	2	2	2	2	2
Intensität[86]	LF$_i$ für Fitnesssportler	1		1		1		1		1		1		1		1		1	
	TZ$_i$ für GA1																		
	GF$_i$ für Frauen GA1	1,10		1,10		1,10		1,10		1,10		1,10		1,10		1,10		1,10	
	SP$_i$ – Laufen	1		1		1		1		1		1		1		1		1	
	SP$_i$ – Radfahren	0,93		0,93		0,93		0,93		0,93		0,93		0,93		0,93		0,93	
	SP$_i$ – Inlineskating, Skilangl.	1,07		1,07		1,07		1,07		1,07		1,07		1,07		1,07		1,07	
Dauer pro TE in min		15	20	15	20	25	15	25	30	15	30	35	20	35	40	20	40	45	20	45	50	25	50	55	25
Dichte		keine Pause		keine Pause		keine Pause		keine Pause		keine Pause		keine Pause		keine Pause		keine Pause		keine Pause	
Häufigkeit pro Woche		2		2		2		2		2		2		2		2		2	
Umgang pro Woche in min		30	40	30	40	50	30	50	60	30	60	70	40	70	80	40	80	90	40	90	100	50	100	110	50

| Gesamtumfang min/Woche | 74 | 84 | 74 | 84 | 94 | 74 | 94 | 104 | 74 | 104 | 114 | 84 | 114 | 124 | 84 | 124 | 134 | 84 | 134 | 144 | 94 | 144 | 154 | 94 | 154 | 164 | 94 |

---

[85] Die Belastungskomponente ‚Bewegungsausführung' orientiert sich dabei an den beschriebenen hydraulischen Widerstandsgebern (Kraft-Stationen) und den Ausdauer-Stationen. Insgesamt handelt es sich um 8 Kraft- und 8 Ausdauer-Stationen, was gleichzeitig 1 Durchgang ist. Das Training gehört zur Kategorie des Ganzkörpertrainings.
[86] Berechnung der TrainingsHerzfrequenz für erwachsene Frauen nach Hottenrott & Neumann (2010a, S. 158 ff.) für das o. a. Kreistrainingsprogramm mit der Wahlmöglichkeit der Sportart SP (auf Wunsch auch mit deren Wechsel): THf = 208 – (0,7 x Lebensalter) x LF$_i$ x TZ$_i$ x GF$_i$ x SP$_i$ (weitere Sportarten/Bewegungsformen SP$_i$ – Werte sind in der Software PulseAdviser der Fa. mesics GmbH integriert)

Tabelle 56: Variante 4 (Teil 2 von 2) – modifiziertes nKTP im aerob-anaeroben Übergangsb. mit aerobem sportartunspezif. Ausdauertr. und Mikrozyklenplan

Kreistrainingsvariante aerob-anaerob (2 bis 4 mmol/l Laktat)

Makrozyklusdauer	Aufbauphase II				Stabilisierungsphase I				Stabilisierungsphase II			
Mesozyklusdauer	18 Wochen				18 Wochen				18 Wochen			
Mikrozyklusdauer (in Wo.)	6 Wochen		6 Wochen		6 Wochen		6 Wochen		6 Wochen		6 Wochen	
Intensität RPE (Borg, 2004)	2	2	2	2	2	2	2	2	2	2	2	2
	13	13	13	13	13	13	13	13	13	13	13	13
Dauer je Übung/Gerät	35 sek.		35 sek.		35 sek.		35 sek.		35 sek.		35 sek.	
Dichte (Übungs-/Gerätew.)	5 sek.		5 sek.		5 sek.		5 sek.		5 sek.		5 sek.	
Häufigkeit pro Woche	2		2		2		2		2		2	
Umfang Zeit pro Durchgang	ca. 11 min		ca. 11 min		ca. 11 min		ca. 11 min		ca. 11 min		ca. 11 min	
Anzahl der Durchg.	3		3		3		3		3		3	
Umgang pro Woche	66 min		66 min		66 min		66 min		66 min		66 min	

Paralleler Trainingsverlauf

Ausdauertraining aerob (bis 2 mmol/l Laktat)

Makrozyklusdauer	Aufbauphase II				Stabilisierungsphase I				Stabilisierungsphase II[87]			
Mesozyklusdauer	18 Wochen				18 Wochen				18 Wochen			
Mikrozyklusdauer (in Wo.)	6 Woche		6 Wochen		6 Wochen		6 Wochen		6 Woche		6 Woche	
Intensi- LF$_i$ für Fitnesssportler	2	2	2	2	2	2	2	2	2	2	2	2
	1,03		1,03		1,03		1,03		1,03		1,03	
tensi- TZ$_i$ für GA1	1		1		1		1		1		1	
si- GF$_i$ für Frauen GA1	1,10		1,10		1,10		1,10		1,10		1,10	
tät[88] SP$_i$ = Laufen	1		1		1		1		1		1	
SP$_i$ = Radfahren	0,93		0,93		0,93		0,93		0,93		0,93	
SP$_i$ = Inlineskating, Skilangl.	1,07		1,07		1,07		1,07		1,07		1,07	
Dauer pro TE in min	55	60	65	70	50	55	60	65	60	65	70	75	80
Dichte	keine Pause		keine Pause		keine Pause		keine Pause		keine Pause		keine Pause	
Häufigkeit pro Woche	2		2		2		3		3		3	
Umgang pro Woche in min	110	120	130	140	150	165	180	195	180	195	210	225	240
Gesamtumfang min/Woche	176	186	196	206	216	231	246	261	246	261	276	291	306

Dauer pro TE letzte Spalte (40 / 80 / 146)
Umgang: 80
Gesamtumfang letzte Spalte: 146

[87] Die nachfolgenden Stabilisierungsphasen entsprechen der Stabilisierungsphase II
[88] Berechnung der TrainingsHerzfrequenz für erwachsene Frauen nach Hottenrott & Neumann (2010a, S. 158 ff.) für das o. a. Kreistrainingsprogramm mit der Wahlmöglichkeit der Sportart SP (auf Wunsch auch mit deren Wechsel): THf = 208 – (0,7 x Lebensalter) x LF$_i$ x TZ$_i$ x GF$_i$ x SP$_i$ (weitere Sportarten/Bewegungsformen SP$_i$ – Werte sind in der Software PulseAdviser der Fa. mesics GmbH integriert)

10 Zusammenfassung

Einer zunehmenden Steigerung von kardiovaskulären Erkrankungen bei Frauen im mittleren Erwachsenenalter soll mittels einer Erhöhung von kardioprotektiven Schutzfaktoren entgegengewirkt werden. Dabei stehen insbesondere Verbesserungen der kardiorespiratorischen und der autonomen Fitness im Fokus dieser gesundheitspräventiven Maßnahmen. Bewegungsprogramme, welche mittels der Organisationsform Kreistraining an hydraulischen Kraftgeräten durchgeführt werden, sollen die notwendigen physiologischen Adaptationen hervorrufen. Das besondere an diesen Kreistrainingsprogrammen ist die fehlende und typische Pausengestaltung von ca. 30 Sekunden pro Belastungssatz. Ungewöhnlich ist zudem die ausschließliche Beanspruchung im aerob-anaeroben Übergangsbereich, obwohl ein dominierendes aerobes Belastungsschema als Voraussetzung angesehen wird, um die anvisierten physiologischen Adaptationen auszulösen. Bisher existieren keinerlei Forschungsergebnisse, welche diese Kreistrainingsprogramme bei gesunden, untrainierten Frauen im mittleren Erwachsenenalter untersuchten. Das Ziel dieser Arbeit liegt demnach in einer Evaluation ausgewählter Messparameter der physiologischen Adaptationen, welche Verbesserungen der kardiorespiratorischen und autonomen Fitness widerspiegeln.

In einer quasiexperimentelle Längsschnittlaborstudie nehmen 33 Personen (Experimentalgruppe EG mit n=18; Wartekontrollgruppe KG mit n=15) teil. Hierbei handelt es sich um untrainierte, gesunde Frauen im mittleren Erwachsenenalter (EG: 38,44 ± 9,08 Jahre, BMI: 25,24 ± 4,25 kg*m^{-2}; KG: 40,60 ± 5,54 Jahre, BMI: 24,34 ± 3,85 kg*m^{-2}). Als Treatment absolviert die EG ein kraftausduaerorientiertes Kreistraining von 10 Wochen (Häufigkeit: 3x Woche; Intensität: RPE 13 [mittel bzw. leicht anstrengend]; Dauer: ca. 32 min [48 Stationen á 35 sek Belastung plus 5 sek. Pause bei 3 Durchgängen]). Bei den

Trainingsmitteln handelt es sich um hydraulische Krafttrainingsgeräte sowie Stepboards. Vor und während eines submaximalen Radergometerstufentests werden die metabolischen Messparameter Herzfrequenz, Blutlaktatkonzentration und physiologisch-physikalische Leistung erfasst. Die Aktivitäten des vagalen Nervensystems spiegeln sich in den aufgenommenen und ausgewerteten Herzfrequenz-Kurzzeitvariabilitäts-Parameter RMSSD, pNN50, SD1 wider.

Die relative physiologisch-physikalische Leistung an den jeweiligen Blutlaktatwerten 2, 3 und 4 mmol/l erhöht sich statistisch signifikant ($p<0,05$). Eine Reduzierung der Blutlaktatkonzentration an den jeweiligen Belastungsstufen wird gemessen ($p<0,05$). Die Herzfrequenz an den Belastungsstufen verändert sich nach der Treatmenteinwirkung nicht ($p>0,05$). Die Blutlaktatkonzentration an der individuellen anaeroben Blutlaktatschwelle nach Dickhuth et al. (1988) reduziert sich nach der Treatmentdurchführung ($p<0,05$). Die Parameterergebnisse der Herzfrequenz-Kurzzeitvariabilität RMSSD, pNN50, SD1 weisen keine statistisch signifikanten Treatmenteinwirkungen auf ($p>0,05$).

Einerseits deuten die Verbesserungen der metabolischen Werte auf eine Erhöhung kardioproktiver Schutzfaktoren hin. Andererseits spiegeln sich diese Adaptationen in den Werten des autonomen Nervensystems nicht wider. Die Gesamtergebnislage weist zum Zeitpunkt des Treatmentendes auf erste Anzeichen eines sympathikotonen Übertrainings bzw. eines Funktional Overreaching hin. Als primäre Gründe werden einerseits die ausschließliche Trainingsintensität im aerob-anaeroben Übergangsbereich und andererseits die unvollständige Einhaltung aller Trainingsprinzipien angesehen. Aufgrund dessen ist es notwendig, dass das Gesamtbelastungsschema dieses kardiorespiratorischen Krafttrainings modifiziert wird. Die Integration von niedrigeren Intensitäten ist ebenso notwendig wie die Beachtung aller Trainingsprinzipien. Abschließend kann festgehalten werden, dass das untersuchte Kreistrainingsprogramm physiologische Adaptationen hervorruft. Diese können aber nicht unkritisch als eine Verbesserung der kardiorespiratorischen und autonomen Fitness, und demnach als eine Erhöhung der kardioprotektiven Schutzfaktoren, angesehen werden. Dagegen sprechen die insgesamt unveränderten Messwerte der vagalen Aktivitäten. Nur eine Modifizierung dieses Kreistrainingsprogramms kann zur Unterstützung einer Verringerung der kardiovaskulären Erkrankungen beitragen.

11 Literaturverzeichnis

Abele-Brehm, A. & Brehm, W. (1986). Zur Konzeptionalisierung und Messung von Befindlichkeit. Die Entwicklung der Befindlichkeitsskalen (BFS). *Diagnostica, 32 (3)*, 209-228.

Acher, R. (1981). Evolution of Neuropeptides. *Trends in Neurosciences, 4*, 226-230.

ACSM (2009). *ACSM's Guidelines for Exercise Testing and Prescription: Eight edition.* Philadelphia: Lippincott Williams & Wilkins.

Akil, H., Watson, S. J., Young, E., Lewis, M. E., Khachaturian, H. & Walker, J. M. (1984). Endogenous Opioids: Biology Function. *Annual Review of Neuroscience, 7*, 223-255.

Al-Ani, M., Munir, S. M., White, M., Townend, J. & Coote, J. H. (1996). Changes in R-R variability before and after endurance training measured by power spectral analysis and by the effect of isometric muscle contraction. *European Journal of Applied Physiology, 74 (5)*, 397-403.

Alcaraz, P. E., Sánchez-Lorente, J. & Blazevich, A. J. (2008). Physical performance and cardiovascular responses to an acute bout of heavy resistance circuit training versus traditional strength training. *Journal of Strength and conditioning reseach, 22* (3), 667-671.

Alfermann, D. & Stoll, O. (1996). Befindlichkeitsänderungen nach sportlicher Aktivität. *Sportwissenschaft, 26* (4), 406-424.

Allen, H. & Coggan, A. (2012). *Wattmessung im Radsport und Triathlon.* Hamburg: spomedis.

Allen, J., Chambers, A. S. & Towers, D. N. (2007). The many metrics of cardiac chronotropy: A pragmatic primer and a brief comparison of metrics. *Biological Psychology, 74* (2), 243-262.

Antonovsky, A. (1979*). Health, Stress and Coping.* San Francisco: Josseg-Bass.

Antonovsky, A. (1993). Gesundheitsforschung versus Krankheitsforschung. In A. Franke & M. Broda (Hrsg.), *Psychosomatische Gesundheit. Versuch einer Abkehr vom Pathogenese-Konzept* (S. 3-14). Tübingen: DGVT-Verlag.

Antonovsky, A. (1997a). Die Entwicklung des Kohärenzgefühls im Verlauf des Lebens. In A. Franke (Hrsg.), *Salutogenese. Zur Entmystifizierung der Gesundheit* (S. 91-121). Tübingen: DGVT-Verlag.

Antonovsky, A. (1997b). Wege zu erfolgreichem Coping und zu Gesundheit. In A. Franke (Hrsg.), *Salutogenese. Zur Entmystifizierung der Gesundheit* (S. 123-148). Tübingen: DGVT-Verlag.

Antonovsky, A. (1997c). Anhang. In A. Franke (Hrsg.), *Salutogenese. Zur Entmystifizierung der Gesundheit* (S.191-202). Tübingen: DGVT-Verlag.

Appell, H.-J. & Stang-Voss, C. (2008). *Funktionelle Anatomie*. Heidelberg: Springer.

Arentz, T., De Meirleir, K. & Hollmann, W. (1986). Die Rolle der endogenen opioiden Peptide während Fahrradergometerarbeit. *Deutsche Zeitschrift für Sportmedizin, 37* (7), 210-219.

aus der Fünten, K., Faude, O., Skorski, S. & Meyer, M. (2013). Sportmedizin. In A. Güllich & M. Krüger (Hrsg.), *Sport. Das Lehrbuch für das Sportstudium* (S. 67-122). Berlin, Heidelberg, New York: Springer Verlag.

Bagger, M, Peterson, P. H. & Peterson P. K. (2003). Biological variation in varibles associated with exercise training. *International Journal of Sports Medicine, 24* (6), 433-440.

Baum, M. & Liesen, H. (1998). Sport und Immunsystem. *Deutsches Ärzteblatt, 95* (10), A538-A541.

Bayer, G. & Mahlo, F. (1992). Zur methodischen Gestaltung des Krafttrainings im Rudersport. *Leistungssport, 22* (5), 41-44.

Becker, S. (2011). *Sport zur Gesundheitsförderung oder treiben nur Gesunde Sport?* Wiesbaden: VS-Verlag.

Beckers, F., Verheyden, B. & Aubert, A. E. (1996). Aging and nonlinear heart rate control in a healthy population. American Journal of Physiology. *Heart and Circulatory Physiology*, 290 (6), H2560-H2570.

Berbalk, A. (1997). Echokardiographische Studie zum Sportherz bei Ausdauerathleten. *Zeitschrift für Angewandte Trainingswissenschaft, 4* (1), 6-36.

Berbalk, A. (1998). Herzfrequenzvariabilität - ein neuer Parameter zur Belastbarkeitsdiagnostik im Leistungssport?. In M. Engelhard, B. Franz, G. Neumann & A. Pfützner (Hrsg.), *13. Internationales Triathlon-Symposium Erbach* (S. 79-98). Hamburg: Feldhaus Verlag.

Berbalk, A. & Neumann, G. (2002). Leistungsdiagnostische Wertigkeit der Herzfrequenzvariabilität bei der Fahrradergometrie. In K. Hottenrott (Hrsg.), *Herzfrequenzvariabilität im Sport. Prävention - Rehabilitation – Training* (S. 27-54). Hamburg: Feldhaus Verlag.

Berg, A. & König, D. (2006). Körperliche Belastung und Adaptation. In K. Bös & W. Brehm (Hrsg.), *Handbuch Gesundheitssport* (S. 69-81). Schorndorf: Hofmann-Verlag.

Berger, J. (2008a). Charakteristik des sportlichen Trainings und die Aufgaben des Trainiers. In G. Schnabel, D. Harre & J. Krug (Hrsg.), *Trainingslehre - Trainingswissenschaft* (S. 202-210). Aachen: Meyer & Meyer.

Berger, J. (2008b). Trainingsinhalt,-mittel, -übungen und -methoden. In G. Schnabel, D. Harre & J. Krug (Hrsg.), *Trainingslehre - Trainingswissenschaft* (S. 211-220). Aachen: Meyer & Meyer.

Berger, J. (2011). Trainingsinhalt,-mittel, -übungen und -methoden. In G. Schnabel, D. Harre & J. Krug (Hrsg.), *Trainingslehre - Trainingswissenschaft* (S. 211-220). Aachen: Meyer & Meyer.

Berger, J. & Minow, H. J. (1994). Belastung und Beanspruchung als Grundkonzept der Herausbildung der körperlichen und sportlichen Leistungsfähigkeit. In G. Schnabel, D. Harre & A. Borde (Hrsg.), *Trainingswissenschaft* (S. 268-292). Berlin: Sportverlag.

Berger, J. & Minow, H. J. (1997a). Belastung und Beanspruchung. In G. Schnabel, D. Harre & A. Borde (Hrsg.), *Trainingswissenschaft* (S. 192-203). Berlin: Sportverlag.

Berger, J. & Minow, H. J. (1997b). Zyklisierung des sportlichen Trainings. In G. Schnabel, D. Harre & A. Borde (Hrsg.), *Trainingswissenschaft* (S. 321-326). Berlin: Sportverlag.

Berger, J., Harre, D. & Ritter, I. (1979). Grundsätze des sportlichen Trainings. In D. Harre (Hrsg.), *Trainingslehre* (S. 92-117). Berlin: Sportverlag.

Betz, M. & Brand, S. (2002). Objektivieren von Entspannungseffekten mit Hilfe der Herzfrequenzvariabilität. In K. Hottenrott (Hrsg.), *Herzfrequenzvariabilität im Sport. Prävention - Rehabilitation - Training* (S. 157-167). Hamburg: Feldhaus Verlag.

Biedler, A. & Mertzlufft, F. (1995). Die Messung der Laktatkonzentration mit Elektroden. *Anästhesiologie, Intensivmedizin, Notfallmedizin, Schmerztherapie, 30* (S1), 24-26.

Birbaumer, N. & Schmidt, R. F. (1991). *Biologische Psychologie*. Berlin, Heidelberg, New York: Springer-Verlag.

Birbaumer, N. & Schmidt, R. F. (2010). *Biologische Psychologie*. Heidelberg: Springer-Verlag.

Blair, S. N., Kohl, H. W. 3rd, Paffenbarger, R. S. Jr., Clark, D. G., Cooper, K. H. & Gibbons, L. W. (1989). Physical fitness and all-cause mortality. A prospective study of healthy men and women. *JAMA, 262* (17), 2395-2401.

Block, B. (2006). *Herz-Kreislauf-System: POL-Leitsymptome*. Stuttgart, New York: Thieme.

Boeckh-Behrens, W. & Buskies, W. (2003). *Fitness-Krafttraining*. Reinbeck bei Hamburg: Rowohlt Taschenbuch Verlag.

Boeckh-Behrens, W.-U. & Buskies, W. (2006). Kraftfähigkeit. In K. Bös & W. Brehm (Hrsg.), *Handbuch Gesundheitssport* (S. 255-264). Schorndorf: Hofmann-Verlag.

Börnert, D. (1974). *Leitfaden der Biotelemetrie*. Jena: Gustav Fischer.

Bös, K. (1994). *Handbuch Walking*. Aachen: Meyer & Meyer.

Bös, K. & Banzer, W. (2006). Ausdauerfähigkeit. In K. Bös & W. Brehm (Hrsg.), *Handbuch Gesundheitssport* (S. 239-254). Schorndorf: Hofmann-Verlag.

Bös, K., Hänsel, F. & Schott, N. (2004). *Empirische Untersuchungen in der Sportwissenschaft*. Hamburg: Feldhaus Verlag.

Bös, K., Mommert-Jauch, P. & Opper, E. (2004). *Walking*. Aachen: Meyer & Meyer.

Bös, K., Wydra, G. & Karisch, G. (1992). *Gesundheitsförderung durch Bewegung, Spiel und Sport*. Erlangen: perimed.

Borde, A. (1997). Langfristiger Leistungsaufbau. In G. Schnabel, D. Harre & A. Borde (Hrsg.), *Trainingswissenschaft* (S. 300-315). Berlin: Sportverlag.

Borg, G. (1973). Perceived Exertion: a note on history and methods. *Medicine and Science in Sports and Exercise, 5* (2), 90-93.

Borg, G. (2004). Anstrengungsempfinden und körperliche Aktivität. *Deutsche Zeitschrift für Sportmedizin,* 55 (15), A 1016-1021.

Bortz, J. (1999). *Statistik für Sozialwissenschaftler*. Berlin: Springer Verlag.

Bortz, J. & Döring, N. (2006). *Forschungsmethoden und Evaluation für Human- und Sozialwissenschaftler*. Heidelberg: Springer Verlag.

Bortz, J. & Schuster, C. (2010). *Statistik für Human- und Sozialwissenschaftler*. Heidelberg: Springer Verlag.

Boutellier, U. (2006). Die Milchsäure. *Schweizerische Zeitschrift für Sportmedizin und Sporttraumatologie, 54* (3), 109.

Boutellier, U. (2010). Sport- und Arbeitsphysiologie. In R. F. Schmidt, F. Lang & M. Heckmann (Hrsg.), *Physiologie des Menschen* (S. 854-876). Heidelberg: Springer.

Brandes, M. (2012). Körperliche Aktivität oder Fitness: Was ist wichtiger für die Gesundheit? *Bundesgesundheitsblatt, 55* (1), 96-101.

Brandes, R. & Busse, R. (2010). Kreislauf. In R. F. Schmidt, F. Lang & M. Heckmann (Hrsg.), *Physiologie des Menschen* (S. 572-626). Heidelberg: Springer Verlag.

Brehm, W. (1987). Kompetent altern mit Sport. *Zeitschrift für Gerontologie, 20* (6), 336-344.

Brehm, W. & Bös, K. (2006). Gesundheitssport: Ein zentrales Element der Prävention und der Gesundheitsförderung. In K. Bös & W. Brehm (Hrsg.), *Handbuch Gesundheitssport* (S. 9-28). Schorndorf: Hofmann-Verlag.

Brehm, W. & Eberhardt, J. (1985). Drop-out und Bindung im Fitness-Studio. *Sportwissenschaft, 15* (2), 174-186.

Brehm, W. & Pahmeier, I. (1990). Aussteigen oder Dabeibleiben? Bruchstellen einer Breitensportkarriere und Bedingungen eines Ausstiegs. *Spectum des Sportwissenschaften, 2* (2), 33-56.

Brook, N. D. (1984). Current trends in endurance training. *Athletics coach, 18* (2), 18-24.

Bruce, C. R. & Hawley, J. A. (2004). Improvements in Insulin Resistance with Aerobic Exercise Training: A Lipocentric Approach. *Medicine and Science in Sports and Excercise, 36* (7), 1196-1201.

Bühl, A. (2000). *Die virtuelle Gesellschaft des 21. Jahrhunderts.* Weisbaden: Westdeutscher Verlag

Bührle, M. (1985). Dimensionen des Kraftverhaltens und ihre spezifischen Trainingsmethoden. In M. Bührle (Hrsg.), *Grundlagen des Maximal- und Schnellkrafttrainings* (S. 82-111). Schorndorf: Hofmann-Verlag.

Bührle, M., Schmidtbleicher, D. & Ressel, H. (1983). Die spezielle Diagnose der einzelnen Kraftkomponenten im Hochleistungssport. *Leistungssport, 13* (3), 11-16.

Bührle, M., Gollhofer, A., Kibele, A., Müller, K.-J., Schwirtz, A., Schweizer, L. & Strass, D. (1995). Theorie und Praxis des Krafttrainings. In K. Carl, K. Quade & P. Stehle (Hrsg.), *Krafttraining in der sportwissenschaftlichen Forschung* (S. 177-215). Köln: Sport und Buch Strauß, Ed. Sport.

Bürklein, M., Vogt, L. & Banzer, W. (2005). Vergleichsverfahren zur Messung der Herzfrequenzvariabilität - Eine vergleichende Studie. *Deutsche Zeitschrift für Sportmedizin, 56* (12), 415-421.

Buona, M. J. & Yeager, J. E. (1986). Intraerythrocyte and plasma lactate concentrations during exercise in humans. *European Journal of Applied Physiology and Occupational Physiology, 55* (3), 326-329.

Bundesnetzagentur (2013). *Regionale Netze Frequenzen für das Betreiben regionaler drahtloser Netze zum Angebot von Telekommunikationsdiensten.* Abgerufen am 23.09.2013 unter http://www.bundesnetzagentur.de/cln_1911/DE/Sachgebiete/Teleko mmunikation/Unternehmen_Institutionen/Frequenzen/Oeffentliche Netze/RegionaleNetze/regionalenetze.html

Buskies, W., Boeckh-Behrens, W. U. & Zieschang, K. (1996). Möglichkeiten der Intensitätssteuerung im gesundheitsorientierten Krafttraining. *Sportwissenschaft, 26* (2), 170-183.

Buskies, W., Liesner, K. & Zieschang, K. (1993). Zur Problematik der Steuerung der Belastungsintensität bei Dauerlauftraining älterer Männer. *Deutsche Zeitschrift für Sportmedizin, 44* (12), 568-573.

Carrasco, S., Gaitán, M. J., González, R. & Yánez, O. (2001). Correlation among Poincaré plot indexes and time and frequency domain measures of heart rate variability. *Journal of Medical Engineering and Technology, 25* (6), 240-248.

Catrysse, M, Puers, R., Hertleer, C., Van Langenhove, L., Van Egmond, H. & Matthys, D. (2004). Towards the integration of textile sensors in a wireless monitoring suit. *Sensors and Actuators, A: Physical, 114* (2-3), 302-311.

Cavero, I., Lefevre-Borg, F., Lhoste, F., Sabatier, C., Richer, C. & Giudicelli, J. F. (1984). Pharmacological, Haemodynamic and Autonomic Nervouc System Mechanisms Responsible for the Blood Pressure and Heart Rate Lowering Effects of Pergolide in Rats. *Journal of Pharmacology and Experimental Therapeutics, 228* (3), 779-791.

Church, T. S., Earnest, C. P., Skinner, J. S. & Blair, S. N. (2007). Effects of different doses of physical activity on cardiorespiratory fitness among sedentary, overweight or obese postmenopausal women with elevated blood pressure: a randomized controlled trial. *JAMA, 297* (19), 2081-2091.

Clausen, J. P., Trap-jensen, J. & Lassen, N. A. (1970). The Effects of Training on the Heart Rate During Arm and Leg Exercise. *Scandinavian Journal of Clinical & Laboratory Investigation, 26* (3), 295-301.

Coen, B. (1997). *Individuelle anaerobe Schwelle*. Köln: Bundesinstitut für Sportwissenschaft.

Cohen, J. (1988). *Statistical Power Analysis für the Behavioral Sciences*. New Jersey: Lawrence Erlbaum Associates.

Cress, M. E., Thomas, D. P., Johnson, J., Kasch, F. W., Cassens, R. G., Smith, E. L. & Agre, J. C. (1991). Effect of training on VO2max, thigh strength, and muscle morphology in septuagenarian women. Medicine and Science in Sports and Exercise, 23 (6), 752-758.

Dabiré, H., Mestivier, D., Jarnet, J., Safar, M. E. & Chau, N. P. (1998). Quantification of sympathetic tones by nonlinear indexes in normotensive rats. *American Journal of Physiology. Heart and Circulatory Physiology, 275* (4), H1290-H1297.

Dammer, M. (2007). Schön der Reihe nach! Fitnesszirkel - was ist dran an dem neuen Trend?. *body LIFE*, (12), 12-17.

Daut, J. (2010). Herzmechanik. In. R. F. Schmidt, F. Lang & M. Heckmann (Hrsg.), *Physiologie des Menschen* (S. 539-564). Heidelberg: Springer Verlag.

Davis, H. A., Bassett, J., Hughes, P. & Gass, G. C. (1983). Anaerobic threshold and lactate turnpoint. *European Journal of Applied Physiology, 59* (3), 383-392.

Davis, H. A. & Gass G. C. (1979). Blood lactate concentrations during incremental work before and after maximum exercise. *British Journal of Sports Medicine, 13* (4), 165-169.

Davis, J. A., Vodak, P., Wilmore, J. H., Vodak, J. & Kurtz, P. (1976). Anaerobic threshold and maximum aerobic power for three modes of exercise. *Journal of Applied Physiology, 41* (4), 544-550.

Davy, K. P., Willis, W. L. & Seal, D. R. (1997). Influence of exercise training on heart rate variability in post-menopausal women with elevated arterial blood pressure. *Clinical Physiology, 17* (1), 31-40.

De Marées, H. (2003). *Sportphysiologie.* Köln: Sport und Buch Strauss.

De Meersman, R. E. (1992). Respiratory sinus arrhythmia alteration following training in endurance athletes. *European Journal of Applied Physiology, 64* (4), 434-436.

De Meersman, R. E. & Stein, P. K. (2007). Vagal modulation and aging. Biological Psychology. *Special Issue of Biological Psychology on Cardiac Vagal Control, Emotion, Psychopathology and Health, 74* (2), 165-173.

Deussen, A. (2010). Herzstoffwechsel und Koronardurchblutung. In. R. F. Schmidt, F. Lang & M. Heckmann (Hrsg.), *Physiologie des Menschen* (S. 565-571). Heidelberg: Springer Verlag.

DGSP (2007). *S 1 - Leitlinie Vorsorgeuntersuchung im Sport.* Frankfurt: DGSP.

Dickhuth, H. H., Wohlfahrt, B., Hildebrand, D., Rokitzki, L., Huonker, L. & Keul, J.(1988). Jahreszyklische Schwankungen der Ausdauerleistungsfähigkeit von hochtrainierten Mittelstreckenläufern. *Deutsche Zeitschrift für Sportmedizin, 39* (9), 346-353.

Dickhuth, H. H., Huonker, M., Münzel, T., Drexler, H., Berg, A. & Keul, J. (1991). Individual Anaerobic Threshold for Evaluation of Competitive Athletes and Patients with Left Ventricular Dysfunction. In N. Bachl, T. E. Graham & H. Löllgen (Hrsg.), *Advances in Ergometry* (S. 173-179). Berlin: Springer Verlag.

Dirks, A. J. & Leeuwenburgh, C.(2005). Der Einfluss von Alter und Training auf die Apoptose im Skelettmuskel. *Deutsche Zeitschrift für Sportmedizin, 56* (3), 62-67.

Donnelly, J. E., Blair, S. N., Jakicic, J. M., Manore, M. M., Rankin, J. W. & Smith, B. K. (2009). Appropriate Physical Activity Intervention Strategies for Weight Loss and Prevention of Weight Regain for Adults. *Medicine and Science in Sports and Exercise, 41* (2), 459-471.

Douglas, P. S. (1989). Cardiac considerations in the triathlete. *Medicine and Science in Sports and Exercise, 21* (5), 214-218.

DSSV (2013). *Eckdaten 2013 der deutschen Fitness-Wirtschaft.*

Eckert, R. (1986). *Tierphysiologie.* Stuttgart, New York: Thieme.

Ehlenz, H. (1995). *Krafttraining.* München, Wien, Zürich: BLV.

Ellert, U., Wirz, J. & Ziese, T. (2011). *Telefonischer Gesundheitssurvey des Robert Koch-Instituts (2. Welle).* Berlin: RKI Institut.

Erikssen, G., Liestol, K., Bjornholt, J., Thaulow, E., Sandvik, L. & Erikssen, J. (1998). Changes in physical fitness and changes in mortality. *Lancet, 352* (9130), 759-762.

Esperer, H. D. (2004). Physiologische Grundlagen der Herzfrequenzvariabilität. In K. Hottenrott (Hrsg.), *Herzfrequenzvariabilität im Fitness- und Gesundheitssport* (S. 11-40). Hamburg: Feldhaus Verlag.

Esperer, H. D. (2006). Nicht-lineare HRV-Analye im Sport: Grundlagen, Anwendungen und Limitationen. In K. Hottenrott (Hrsg.), *Herzfrequenzvariabilität : Methoden und Anwendungen in Sport und Medizin* (S. 64-97). Hamburg: Feldhaus Verlag.

Esperer, H. D. (2010). *Autonome Fitness - Physiologische Basis eines neuen Paradigmas.* Abstractband: 5. Internationale Symposium Herzfrequenzvariabilität, Halle/S., 29.-30.10.2010.

Esperer, H. D. & Hottenrott, K. (2011). Individuelle Autonome Fitness in Sport und Training - Reflexion über ein neues Konzept in der Belastungssteuerung. In K. Hottenrott, O. Hoos & H. D. Esperer (Hrsg.), *Herzfrequenzvariabilität: Gesundheitsförderung, Trainingssteuerung, Biofeedback* (S. 46-54). Hamburg: Feldhaus Verlag.

Esperer, H. D., Schädlich, B. & Hottenrott, K. (2009). Nordic Walking bewirkt bei herzgesunden älteren Personen eine Steigerung der autonomen Fitness. In K. Hottenrott, O. Hoos & H. D. Esperer (Hrsg.), *Herzfrequenzvariabilität: Risikodiagnostik, Stressanalyse, Belastungssteuerung* (S. 187-195). Hamburg: Feldhaus Verlag.

Europäische Kommission (2005). *Grünbuch. Die psychische Gesundheit der Bevölkerung verbessern – Entwicklung einer Strategie für die Förderung der psychischen Gesundheit in der Europäischen Union.* Brüssel: Europäische Gemeinschaften.

Faude, O. & Meyer, T. (2008). Methodische Aspekte der Laktatbestimmung. *Deutsche Zeitschrift für Sportmedizin, 59* (12), 305-309.

Felder, H. (1994). Bestimmung der Antagonistentätigkeit am Beispiel der Kniestreckung: Eine neue Möglichkeit zur muskulären Zustandsdiagnostik und zur Kraftsteuerung. *Deutsche Zeitschrift für Sportmedizin, 45* (Sonderheft), 24-25.

Feliu, J., Ventura, J. L., Segura, R., Rodas, G., Riera, J., Estruch, A., ... & Capdevila, L. (1999). Differences between lactate concentration of samples from ear lobe and the finger tip. *Journal of Physiology and Biochemisty, 55* (4), 333-339.

Fessler, N. (2006). Entspannungsfähigkeit. In K. Bös & W. Brehm (Hrsg.), *Handbuch Gesundheitssport* (S. 290-306). Schorndorf: Hofmann-Verlag.

Finger, J. D., Gößwald, A., Härtel, S., Müters, S., Krug, S., Hölling, H., ... & Bös, K. (2013a). Messung der kardiorespiratorischen Fitness in der Studie zur Gesundheit Erwachsener in Deutschland (DEGS1). *Bundesgesundheitsblatt, 56* (5-6), 885-893.

Finger, J. D., Krug, S., Gößwald, A., Härtel, S. & Bös, K. (2013b). Kardiorespiratorische Fitness bei Erwachsenen in Deutschland. Ergebnisse der Studie zur Gesundheit Erwachsener in Deutschland (DEGS1). *Bundesgesundheitsblatt, 56* (5-6), 772-778.

Fleck, S. J. (1994). Kardiovaskuläre Reaktionen und Adaptationen während Kraftbelastungen. In P. V. Komi (Hrsg.), *Kraft und Schnellkraft im Sport* (S. 302-311). Köln: Deutsche Ärzte-Verlag.

Forsyth, J. J. & Farrally, M. R. (2000). A comparison of lactate concentration in plasma collected from the toe, ear, and fingertip after a simulated rowing exercise. *British Journal of Sports Medicine, 34* (1) 35-38.

Forte, R., De Vito, G. & Figura, F. (2003). Effects of dynamic resistance training on heart rate variability in healthy older women. *European Journal of Applied Physiology, 89* (1), 85-89.

Foxdal, P., Bergqvist, Y., Eckerbom, S. & Sandhagen, B. (1990). Lactate concentration differences in plasma, whole blood, capillary finger blood and erythrocytes during submaximal graded exercise in humans. *European Journal of Applied Physiology and Occupational Physiology, 61* (3-4), 218-222.

Foxdal, P., Sjödin, B., Rudstam, H., Östman, C., Östman, B. & Hedenstierna, G. C. (1992). Improving lactate analysis with the YSI 2300 GL: hemolyzing blood samples makes results comparable with those for deproteinized whole blood. *Clinical Chemistry, 38* (10), 2110-2114.

Friedmann, B. (2007). Neuere Entwicklungen im Krafttraining. Muskuläre Anpassungsreaktionen bei verschiedenen Krafttrainingsmethoden. Deutsche *Zeitschrift für Sportmedizin, 58* (1), 12-18.

Friedrich, W. & Moeller, H. (1999). Zum Problem der Superkompensation. *Leistungssport, 29* (5), 52-55.

Friedrich, W. (2007). *Optimales Sportwissen*. Ballingen: Spitta.

Fritsch, W. (1989). Praxis des Kraftausdauertrainings am Beispiel von Spitzenruderern der Leichtgewichtsklasse. In K. Carl, S. Starischka & H.-M. Stork (Hrsg.), *Kraftausdauertraining. Dokumentation eines Hearings des Bundesinstitutes für Sportwissenschaft und des Faches Sport der Universität Dortmund am 10. und 11. Dezember 1987* (S. 111-122). Köln: Sport und Buch Strauß.

Froböse, I. (1993). Isokinetisches Training in Sport und Therapie. Steuerung des Trainingsaufbaus nach Sport- und Unfallverletzungen. Sankt Augustin: Academia.

Froböse, I. & Lagerström, D. (1991). Muskeltraining in Prävention und Rehabilitation nach modernen trainingswissenschaftlichen Prinzipien Teil 1 und 2. *Gesundheitssport und Sporttherapie, 7* (1+2), 12-13, 9-11.

Fröhlich, J., Emrich, E., Pieter, A. & Stark, R. (2009). Outcome Effects and Effects Sizes in Sport Sciences. *International Journal of Sports Sciences and Engineering, 3* (3), 175-179.

Fröhlich J. & Pieter, A. (2009). Cohen's Effektstärken als Mass der Bewertung von praktischer Relevanz – Implikationen für die Praxis. *Schweizer Zeitschrift für Sportmedizin und Sporttraumatologie, 57* (4), 139-142.

Fromme, A., Geschwinde, C., Mooren, F. C., Thorwesten, L. & Völker, K. (2002). Auswirkungen eines zehnwöchigen Ausdauertrainings auf die Herzfrequenzvariabilität bei Laufeinsteigern. In K. Hottenrott (Hrsg.). *Herzfrequenzvariabilität im Sport. Prävention – Rehabilitation –Training* (S. 89-94). Hamburg: Feldhaus Verlag.

Frontera, W. R., Meredith, C. N., O'Reilly, K. P. & Evans, W. J. (1990). Strength training and determinants of VO_{2max} in older men. *Journal of Applied Physiology, 68* (1), 329-333.

Gaber, E. & Wildner, M. (2011). *Sterblichkeit, Todesursachen und regionale Unterschiede.* Berlin: RKI Institut.

Garber, C. E., Blissmer, B., Deschenes, M. R., Franklin, B. A., Lamonte, M. J., Lee, J-M., Nieman, D. C. & Swan, D. P. (2011). Quantity and quality of exercise for developing and maintaining cardiorespiratory, musculoskeletal, and neuromotor fitness in apparently healthy adults: quidance für prescribing exercise. *Medicine and science in sports and exercise, 43* (7), 1334-1359.

Gettman, L. R.; Ayres, J. J.; Pollock, M. L. & Jackson, A. (1978). The effect of circuit weight training on strength, cardiorespiratory function, and body composition of adult men. *Medicine and Science in Sports and Exercise, 10* (3), 171-176.

Gettman, L. R., Ayres, J. J., Pollock, M. L., Durstine, J. L. & Grantham, W. (1979). Physiologic effects on adult men of circuit strength training and jogging. *Archives of physical medicine and rehabilitation, 60* (3), 115-120.

Gettman, L. R., Culter, L. A. & Strathman, T. A. (1980). Physiologic changes after 20 weeks of isotonic vs isokinetic circuit training. *The Journal of Sports Medicine, 20* (3), 265-274.

Gettman, L. R. & Pollock, M. L. (1981). Circuit weight training: a critical review of ist physiological benefits. *The Physician and Sportsmedicine, 9* (1), 44-60.

Gettman, L. R., Ward, P. & Hagan, R. D. (1982). A comparison of combined running and weight training with circuit weight training. *Medicine and Science in Sports and Exercise, 14 (3), 229-234.*

Gießing, J., Preuss, P., Greiwing, A., Goebel, S., Müller, A., Schischek, A. & Stephan, A. (2005). Fundamental definitions of decisive training parameters of single-set training and multiple-set training for muscle hypertrophy. In J. Gießing, M. Fröhlich & P. Preuss (Hrsg.), *Current Results of Strength Training Research* (S. 9-23). Göttingen: Cuvillier.

Girandola, R. & Katch, V. (1973). Effects of nine weeks physical training on aerobic capacity and body composition in college men. *Archives of Physical Medicine and Rehabilitation, 45, 521-524.*

GKV (2010). *Leitfaden Prävention.* Abgerufen am 20.02.1014 unter http://www.gkv-spitzenverband.de/krankenversicherung/praevention_selbsthilfe_ber atung/praevention_und_betriebliche_gesundheitsfoerderung/leitfade n_praevention/leitfaden_praevention.jsp.

GKV (2014). *Prävention und betriebliche Gesundheitsförderung.* Abgerufen am 20.02.1014 unter http://www.gkv-spitzenverband.de/krankenversicherung/praevention_selbsthilfe_ber atung/praevention_und_betriebliche_gesundheitsfoerderung/praeve ntion_und_betriebliche_gesundheitsfoerderung.jsp.

Gladden, J. B. (2004). Lactate metabolism: a new paradigm for the third millennium. *The Journal of Physiology, 558* (1), 5-30.

Gladden, J. B. (2008). A "lactatic" perspective on metabolism. *Medicine and Science in Sports and Exercise, 40* (3), 477-485.

Gollnick, P. D., Armstrong, R. B., Saltin, B., Saubert, C. W., 4th, Sembrowich, W. L. & Shepherd, R. E. (1973). Effects of Training on Enzyme Activity and Fiber Composition of Human Skeletal Muscle. *Jounal of Applied Physiology, 34* (1), 107-111.

Gordon, N. F., Kohl, H. W., Villegas, J. A., Pickett, K. P., Vaandrager, H. & Duncan, J. J. (1989). Effect of rest intervall duration on cardiorespiratory responses to hydraulic resistance circuit training. *Journal of Cardiopulmonary Rehabilitation, 9* (8), 325-330.

Graf, C. & Rost, R. (2001). *Herz und Sport*. Balingen: Spitta-Verlag.

Graham, T. E. (1991). A review of some issues associated with lactat metabolism during exercise. In N. Bachl, T. E. Graham & H. Löllgen (Hrsg.), *Advances in ergometry* (S. 125-148). Berlin, Heidelberg, New York, Tokyo: Springer Verlag.

Gronwald, T. (2012). *Hirnaktivität im Sport*. Hamburg: Kovač.

Grosser, M. (1991). *Schnelligkeitstraining. Grundlagen, Methoden, Leistungssteuerung, Programme*. München, Wien, Zürich: BLV.

Grosser, M. & Müller, H. (1993). *Power Stretch: Das neue Muskeltraining*. München, Wien, Zürich: BLV.

Grosser, M. & Neumaier, A. (1982). *Techniktraining*. München, Wien, Zürich: BLV.

Grosser, M., Starischka, S. & Zimmermann, E. (2008). *Das neue Konditionstraining*. München, Wien, Zürich: BLV.

Grosser, M., Starischka, S. & Zimmermann, E. (2012). *Das neue Konditionstraining*. München, Wien, Zürich: BLV.

Grosser, M. & Zintl, F. (1994). *Training der konditionellen Fähigkeiten*. Schorndorf: Hofmann.

Güllich, A. & Schmidtbleicher, D. (1999). Struktur der Kraftfähigkeiten und ihrer Trainingsmethoden. *Deutsche Zeitschrift für Sportmedizin, 50* (7+8), 223-234.

Gutenbrunner, C. (1990). *Muskeltraining und Muskelüberlastung*. Köln: O. Schmidt.

Hackett, D. A, Johnson, N. & Chow, C. (2013). Respiratory muscle adaptations: a comparison between bodybuilders and endurance athletes. *The Journal of Sports Medicine and Physical Fitness, 53* (2), 139-145.

Hadler, M. (2005). *Quantitative Datenanalyse für Sozialwissenschaftler*. Berlin, Münster, Wien, Zürich, London: Lit.

Hafen, M. (2009). *Mythologie der Gesundheit. Zur Integration von Salutogenese und Pathogenese*. Heidelberg: Carl-Auer Verlag.

Harre, D. & Leopold, W. (1986). Kraftausdauer und Kraftausdauertraining Teil 1 und 2. *Theorie und Praxis der Körperkultur, 35* (4+5), 282-292; 355-359.

Harre, D. (1997a). Ausdauerfähigkeiten. In G. Schnabel, D. Harre & A. Borde (Hrsg.), *Trainingswissenschaft* (S. 149-162). Berlin: Sportverlag.

Harre, D. (1997b). Begriff - allgemeine Charakteristik. In G. Schnabel, D. Harre & A. Borde (Hrsg.), *Trainingswissenschaft* (S. 130-132). Berlin: Sportverlag.

Harre, D. (1997c). Kraftfähigkeiten. In G. Schnabel, D. Harre & A. Borde (Hrsg.), *Trainingswissenschaft* (S. 132-140). Berlin: Sportverlag.

Harre, D. (1997d). Morphologisch-funktionelle Anpassungen. In G. Schnabel, D. Harre & A. Borde (Hrsg.), *Trainingswissenschaft* (S. 74-79). Berlin: Sportverlag.

Harre, D. (1997e). Training der Ausdauer. In G. Schnabel, D. Harre & A. Borde (Hrsg.), *Trainingswissenschaft* (S. 257-274). Berlin: Sportverlag.

Harre, D. (1997f). Training der Kraftfähigkeiten. In G. Schnabel, D. Harre & A. Borde (Hrsg.), *Trainingswissenschaft* (S. 238-249). Berlin: Sportverlag.

Harre, D. (2008). Kraftfähigkeiten. In G. Schnabel, D. Harre & J. Krug (Hrsg.), *Trainingslehre-Trainingswissenschaft* (S. 158-167). Aachen: Meyer & Meyer.

Harre, D. (Autorenkollektiv) (1979). *Trainingslehre. Einführung in die Theorie und Methodik des sportlichen Trainings*. Berlin: Sportverlag.

Harre, D. (Autorenkollektiv) (1986). *Trainingslehre. Einführung in die Theorie und Methodik des sportlichen Trainings*. Berlin: Sportverlag.

Harris, K. A. & Holly, R. G. (1987). Physiological response to circuit weight training in borderline hypertensive subjects. *Medicine and Science in Sports and Exercise, 19* (3), 246-252.

Hartmann, U. (2001). Trainingslehre. In R. Rost (Hrsg.), *Lehrbuch der Sportmedizin* (S. 65-83). Köln: Deutsche Ärzteverlag.

Hartmann, J. & Tünnemann, H. (1993). *Modernes Krafttraining*. Frankfurt/M., Berlin: Ullstein.

Heck, H. & Beneke, R. (2008). 30 Jahre Laktatschwellen – was bleibt zu tun? *Deutsche Zeitschrift für Sportmedizin, 59* (12), 297-302.

Heck, H. & Schulz, H. (2002). Methoden der anaeroben Leistungsdiagnostik. *Deutsche Zeitschrift für Sportmedizin, 53* (7+8), 202-212.

Heiduk, R., Preuss, P. & Steinhöfer, D. (2002). Die optimale Satzzahl im Krafttraining: Einsatz- versus Mehrsatz-Training. *Leistungssport, 32* (4), 4-13.

Heinzelmann, F. & Bagley, R. W. (1970). Response to physical activity programs and their effects on health behavior. *Public Health Reports, 85* (10), 905-911.

Hemmling, G. (1994). *Anpassungen des neuromuskulären Systems an eine neuentwickelte Trainingsmethode.* Köln: Sport und Buch Strauß.

Hildebrand, A., Lormes, W., Emmert, J., Liu, Y., Lehmann, M. & Steinacker, J. M. (2000). Lactate Concentration in Plasma and Red Blood Cells During Incremental Exercise. *International Journal of Sports Medicine, 21* (7), 463-468.

Hochmuth, G. & Grundlach, H. (1982). Zum gegenwärtigen Stand der Theorie und Praxis des Krafttrainings und einigen Reserven für die weitere Steigerung der sportlichen Leistungen. *Theorie und Praxis Leistungssport, 20* (2/3), 7-39.

Höcker, J. (1989). *Die biologischen Grundlagen der Leistungssteigerung durch Training (angewandte Physiologie).* Schorndorf: Hofmann.

Höltke, V., Steuer, M. & Jakob, E. (2001). Die Auswirkungen eines isokinetischen Krafttrainings auf die aerobe Kapazität bei Oberstufenschülern. *Deutsche Zeitschrift für Sportmedizin, 52* (S 7-8), S 24.

Hoffmann, G. (1993). Hypertonie und Sport. *Deutsche Zeitschrift für Sportmedizin, 44* (4), 153-166.

Hollmann, W. & Hettinger, T. (2000). *Sportmedizin. Grundlagen für Arbeit, Training und Prävention.* Stuttgart, New York: Schattauer.

Hollmann, W.; Rost, R.; Dufaux, B. & Liesen, H. (1983). *Prävention und Rehabilitation von Herz-Kreislaufkrankheiten durch körperliches Training.* Stuttgart: Hippokrates.

Hollmann, W. & Strüder, H. K. (2009). *Sportmedizin. Grundlagen von körperlicher Aktivität, Training und Präventivmedizin.* Stuttgart, New York: Schattauer.

Hollmann, W., Rost, R., Mader, A. & Liesen, H. (1992). Altern, Leistungsfähigkeit und Training. *Deutsches Ärzteblatt, 89* (38), A3041-3054.

Hollmann, W., Strüder, H. K., Predel, H.-G. & Tagararkis, C. V. M. (2006). *Spiroergometrie.* Stuttgart: Schattauer.

Hoos, O. (2006). Spektralanalyse der Herzfrequenzvariablität im Sport - Methoden und Anwendungen, Möglichkeiten und Grenzen. In K. Hottenrott (Hrsg.), *Herzfrequenzvariabiltät: Methoden und Anwendungen in Sport und Medizin* (S. 28-63). Hamburg: Feldhaus Verlag.

Hoos, O. (2009). Herzfrequenzvariabilität und Physiotherapie. *Zeitschrift für Physiotherapeuten, 61* (3), 277-282.

Hoos, O. (2011). Herzfrequenzvariabilität (HRV) bei sportlicher Belastung. In K. Hottenrott, O. Hoos & H. D. Esperer (Hrsg.), *Herzfrequenzvariabilität: Gesundheitsförderung, Trainingssteuerung, Biofeedback* (S. 55-71), Hamburg: Feldhaus Verlag.

Hoos, O. (2012). *HRV-Workshop, Kassel, 12.05.2012.*

Hoos, O., Gläser, S. & Sommer, H.-M. (2006). Ursuchung zur Ursache von Artefakten in der mobilen Erfassung der Herzfrequenzvariabiliät bei Laufbelastungen. In K. Hottenrott, O. Hoss & H. D. Esperer (Hrsg.), *Herzfrequenzvariabilität: Risikodiagnostik, Stressanalyse, Belastungssteuerung* (S. 188-196). Hamburg: Feldhaus Verlag.

Hoos, O., Heidenreich, B., Betz, M., Stoll, O. & Hottenrott, K. (2004). Effekte einer körperorientierten Entspannung auf Herzfrequenzvariabilität und Befindlichkeit. In K. Hottenrott (Hrsg.), *Herzfrequenzvariabilität im Fitness- und Gesundheitssport* (S. 142-152). Hamburg: Feldhaus Verlag.

Hoos, O., Künkel, L., Betz, M. & Sommer, H.-M. (2006). Einfluss eines mittelfristigen Ausdauertrainings mit gekoppelter Ernährungsintervention auf Herzfrequenzvariabilität, subjektives Wohlbefinden und Ausdauerleistungsfähig bei übergewichtigen Erwachenen. In K. Hottenrott (Hrsg.), Herzfrequenzvariabilität: Methoden und Anwendungen in Sport und Medizin (S. 197-207). Hamburg: Feldhaus Verlag.

Hoos, O., Reim, D. & Gerhard, J. (2010). Das subjektive Anstrengungsempfinden. Zeitschrift für Physiotherapeuten, 62 (9), 46-50.

Horn, A. (2003). Diagnostik der Herzfrequenzvariabilität in der Sportmedizin – Rahmenbedingungen und methodische Grundlagen. Disseration an der Ruhr-Universität Bochum, Lehrstuhl Sportmedizin der Fakultät Sportwissenschaften.

Horn, A., Grundl, A., Schulz, H. & Heck, H. (2004). Minimum der HRV-Leistungskurve, Vergleich zu Kriterien der Ausdauerleistungsfähigkeit und Einfluss des Belastungsprotokolls. In K. Hottenrott (Hrsg.), Herzfrequenzvariabilität in Fitness- und Gesundheitssport (S. 219-236).Hamburg: Feldhaus Verlag.

Horn, F. (2012). Biochemie des Menschen: Das Lehrbuch für das Medizinstudium. Stuttgart: Thieme.

Hottenrott, K. (1993). Trainingssteuerung im Ausdauersport. Ahrensburg: Cwalina.

Hottenrott, K. (2000). Ausdauertraining - intelligent, effektiv, erfolgreich. Lüneburg: Wehdemeier & Pusch.

Hottenrott, K. (2002). Grundlagen der Herzfrequenzvariabilität und Anwendungsmöglichkeiten im Sport. In K. Hottenrott (Hrsg.), Herzfrequenzvariabilität im Sport. Prävention - Rehabilitation – Training (S. 9-26). Hamburg: Feldhaus Verlag.

Hottenrott, K. (2010). Autonome Fitness als Zielgröße von Training und Gesundheitsförderung. Abstractband: 5. Internationale Symposium Herzfrequenzvariabilität, Halle/S., 29.-30.10.2010.

Hottenrott, K. (2014). Parameter der HRV zur Individuellen Regenerationssteuerung. In K. Hottenrott, T. Gronwald & H. Schmidt (Hrsg.), *Herzfrequenzvariabilität: Grundlagen – Methoden – Anwendungen* (S. 21-29). Hamburg: Feldhaus Verlag.

Hottenrott, K. & Hoos, O. (2009a). Herzfrequenzvariabilität im Sport - Gesicherte und neue Erkenntnisse. In K. Hottenrott; O. Hoos & H. D. Esperer (Hrsg.), *Herzfrequenzvariabilität: Risikodiagnostik, Stressanalyse, Belastungssteuerung* (S. 34-49). Hamburg: Feldhaus Verlag.

Hottenrott, K. & Hoos, O. (2009b). *HRV-Workshop, Kassel, 25.04.2009.*

Hottenrott, K. & Hoos, O. (2012). *HRV-Workshop, Kassel, 12.05.2012.*

Hottenrott, K. & Hoos, O. (2013). Sportmotorische Fähigkeiten und sportliche Leistung – Trainingswissenschaft. In A. Güllich & M. Krüger (Hrsg.), *Sport. Das Lehrbuch für das Sportstudium* (S. 439-502). Berlin, Heidelberg: Springer Verlag.

Hottenrott, K., Hoos., O. & Esperer, H. D. (2006). Herzfrequenzvariabilität und Sport: Aktueller Stand. *Herz. Cardiovascular diseases, 31* (6), 544-552.

Hottenrott, K., Lauenroth, A. & Schwesig, R. (2004). Einfluss eines 8wöchigen Walkingtrainings auf die HRV bei über 60jährigen. In K. Hottenrott (Hrsg.), *Herzfrequenzvariabilität im Fitness- und Gesundheitssport* (S. 191-197). Hamburg: Feldhaus Verlag.

Hottenrott, K. & Neumann, G. (2010a). *Methodik des Ausdauertrainings.* Schorndorf: Hofmann.

Hottenrott, K. & Neumann, G. (2010b). *Trainingswissenschaft. Ein Lehrbuch in 14 Lektionen.* Aachen: Meyer & Meyer.

Hottenrott, K. & Schwesig, R. (2006). Veränderung von Geschwindigkeit und Laktatkonzentration bei einer 40-minütigen Laufbandbelastung im steady-state der Herzfrequenz. In K. Hottenrott (Hrsg.), *Herzfrequenzvariabilität: Methoden und Anwendungen in Sport und Medizin* (S. 103-109). Hamburg: Feldhaus Verlag.

Hottenrott, K. & Zülch, M. (1995). *Ausdauerprogramme.* Reinbek bei Hamburg: Rowohlt.

Hottenrott, K. & Zülch, M. (2008). *Ausdauertraining Triathlon*. Reinbek bei Hamburg: Rowohlt.

Hoyer, D., Schmidt, K., Zwiener, U. & Bauer, R. (1996). Characterization of complex heart rate dynamics and their pharmacological disorders by non-linear rediction and special data transformations. *Cardiovascular Research, 31* (3), 434-440.

Hütler, M., Beneke, R. & Böning, D. (2000). Determination of circulating hemoglobin mass and related quantities by using capillary blood. *Medicine and Science in Sports and Exercise, 34* (5), 1024-1027.

Huikuri, H. V., Seppänen, T., Koistinen, M. J., Airaksinen, K. E. J., Ikäheimo, M. J., Castellanos, A. & Myerburg, R. J. (1996). Abnormalities in Beat-to-Beat Dynamics of Heart Rate Before the Spontaneous Onset of Life-Threatening Ventricular Tachyarrhythmias in Patients With Prior Myocardial Infarction. *Circulation, 93* (10), 1836-1844.

Humenberger, M., Zielinski, V. & Lang, I. M. (2008). Geschlechtsspezifische Aspekte weiblicher KHK. *Journal für Kardiologie, 15* (9-10), 282-291.

Huppelsberg, J. & Walter, K. (2005). *Physiologie: Kurzlehrbuch*. Stuttgart, New York: Thieme.

Hurley, B. F., Seals, D. R., Ehsani, A. A., Cartier, L.-J., Dalsky, G. P., Hagberg, J. M. & Holloszy, J. O. (1984). Effects of high-intensity strengh training on cardiovascular function. *Medicine and Science in Sports and Exercise, 16* (5), 483-488.

Hussy, W., Schreiber, M. & Echterhoff, G. (2013). *Forschungsmethoden in Psychologie und Sozialwissenschaften für Bachelor*. Berlin, Heidelberg: Springer.

Hutten, H. (1973). *Biotelemetrie. Angewandte biomedizinische Technik*. Berlin, Heidelberg, New York: Springer Verlag.

Ishijima, M. (1993). Monitoring of electrocardiograms in bed without utilizing body surface electrodes. *IEEE Transactions on Biomedical Engineering, 40* (6), 593-594.

Ishijima, M. (1997). Cardiopulmonary monitoring by textile electrodes without subject-awareness of being monitored. *Medical and Biological Engineering and Computing, 35* (6), 685-690.

Israel, S. (1976). Zur Problematik des Übertrainings aus internistischer und leistungsphysiologischer Sicht. *Medizin und Sport, 16* (1), 1-12.

Israel, S. (1982). *Sport und Herzschlagfrequenz*. Leipzig: Barth.

Israel, S., Tittel, K. & Paerisch, M. (1997). *Sport und Herzschlagfrequenz*. Leipzig: Barth.

Jänig, W. (1987). Vegetative Nervensystem. In R. F. Schmidt & G. Thews (Hrsg.), *Physiologie des Menschen* (S. 349-389). Berlin, Heidelberg, New York, Tokyo: Springer Verlag.

Jänig, W. (2010). Vegetatives Nervensystem. In R. F. Schmidt, F. Lang & M. Heckmann (Hrsg.), *Physiologie des Menschen* (S. 403-434). Heidelberg: Springer Verlag.

Jänig, W. & Birbaumer, N. (2010). Motivation und Emotion. In. R. F. Schmidt, F. Lang & M. Heckmann (Hrsg.), *Physiologie des Menschen* (S. 218-236). Heidelberg: Springer Verlag.

Jakowlew, N. N. (1977). *Sportbiochemie*. Leipzig: Barth.

Janssen, P. G. J. M. (1993). *Ausdauertraining. Trainingssteuerung über die Herzfrequenz- und Milchsäurebestimmung*. Nürnberg: Perimed-spitta.

Jelkmann, W. (2010). Atemgastransport. In. R. F. Schmidt, F. Lang & M. Heckmann (Hrsg.), *Physiologie des Menschen* (S. 740-750). Heidelberg: Springer Verlag.

Jeschke, D. & Lorenz, R. (1999). Laktat zur Beurteilung der körperlichen Leistungsfähigkeit, Belastbarkeit und Trainingssteuerung. *Anästhesiologie, Intensivmedizin, Notfallmedizin, Schmerztherapie, 34* (4), 22-24.

Joch, W. &Ückert, S. (1998). *Grundlagen des Trainierens*. Münster: Lit.

Johnson, R. E., Edwards, H. T., Dill, D. B. & Wilson, J. W. (1945). Blood as a physicochemical System: XIII. The Distribution of Lactate. *The Journal of Biological Chemistry, 157* (2), 461-473.

Jokinen, V., Syvänne, M., Mäkikallio, T. H., Airaksinen, K. E. J. & Huikuri, H. V. (2001). Temporal age-related changes in spectral, fractal and complexity characteristics of heart rate variability. *Clinical Physiology, 21* (3), 273-281.

Jonath, U. (1988). *Lexikon Trainingslehre*. Reinbek bei Hamburg: Rowohlt.

Juel, C. (1998). Muscle pH regulation: role of training. *Acta Physiologica Scandinavica, 162* (3), 359-366.

Kass, J. E. & Castriotta, R. J. (1994). The Effect of Circuit Weight Training on Cardiovascular Function in Healthy Sedentary Males. *Journal of Cardiopulmonary Rehabilitation, 14* (6), 378-383.

Kaikkonen, H., Yrjämä, M., Siljander, E., Byman, P. & Laukkanen, R. (2000). The effect of heart rate controlled low resistance circuit weight training and endurance training on maximal aerobic. *Scandinavian journal of medicine & science in sports, 10* (4), 211-215.

Kamen, P. W., Krum, H. & Tonkin, A. M. (1996). Poincaré Plot of Heart Rate Variability Allows Quantitative Display of Parasympathetic Nervous Activity in Humans. *Clinical Science, 91* (2), 201-208.

Karavirta, L., Tulppo, M. P., Laaksonen, D. E., Nyman, K., Laukkanen, R.T., Kinnunen, H., Häkkinen, A. & Häkkinen, K. (2009). Heart rate dynamics after combined endurance and strength training in older men. *Medicine and Science in Sports and Exercise, 41* (7), 1436-1443.

Katch, F. I.; Freedson, P. S. & Jones, C. A. (1985). Evaluation of acute cardiorespiratory responses to hydraulic resistance exercise. *Medicine and Science in Sports and Exercise, 17* (1), 168-173.

Kerlinger, F. N. (1975). *Grundlagen der Sozialwissenschaften* (Band 1). Weinheim: Beltz.

Keul, J. (1975). Die Bedeutung des aeroben und anaeroben Leistungsvermögens für Mittel- und Langstreckenläufer(innen). *Die Lehre der Leichtathletik, 26* (18), 632.

Keul, J., Simon, G., Berg, A., Dickhuth, H.-H., Goerttler, I. & Kübel, R. (1979). Bestimmung der individuellen anaeroben Schwellen zur Leistungsbewertung und Trainingsgestaltung. *Deutsche Zeitschrift für Sportmedizin, 30* (7). 212-216.

Keul, J., Dickhuth, H.-H., Berg, A., Lehmann, M. & Huber, G. (1981). Allgemeine und sportartspezfische Leistungsdiagnostik im Hochleistungsbereich. Labortests und Feldversuche. *Leistungssport, 11* (5), 382-398.

Kindermann, W. (1985). Laufbandergometrie zur Leistungsdiagnostik im Spitzensport. In I.-W. Franz, H. Mellerowicz & W. Noack (Hrsg.), *Training und Sport zur Prävention und Rehabilitation in der technischen Umwelt*. Berlin, Heidelberg, New York, Tokyo: Springer Verlag.

Kindermann, W. (2004). Anaerobe Schwelle. *Deutsche Zeitschrift für Sportmedizin, 55* (6), 161-162.

Kindermann, W. (2007). Physiologische Anpassungen des Herz-Kreislauf-Systems an körperliche Belastung. In W. Kindermann, H.-H. Dickhuth, A. Nieß, K. Röcker & A. Urhausen (Hrsg.), *Sportkardiologie. Körperliche Aktivitäten bei Herzerkrankungen* (S. 1-20). Darmstadt: Steinkopff.

Kindermann, W., Simon, G. & Keul, J. (1978). Dauertraining – Ermittlung der optimalen Trainingsherzfrequenz und Leistungsfähigkeit. *Leistungssport, 8* (1), 34-39.

Kirsch, K. & Gunga, H.-C. (2005). Leistungsphysiologie. In R. Klinke, H.-C. Pape & S. Silbernagl (Hrsg.), *Physiologie* (S. 589-619). Stuttgart: Thieme.

Kleen, M. (1999). Herzfrequenzvariablität - Nichtlineare Indizes der Herzfrequenzvariabilität. *Deutsche Ärztblatt, 96* (49), A3182.

Knoll, M., Banzer, W. & Bös, K. (2006). Aktivität und physische Gesundheit. In K. Bös & W. Brehm (Hrsg.), *Handbuch Gesundheitssport* (S. 82-102). Schorndorf: Hofmann-Verlag.

Kochs, E. (1999). Laktat: Ein Marker für Gewebshypoxie? *Anästhesiologie, Intensivmedizin, Notfallmedizin, Schmerztherapie, 34* (4), 224.

Kodama, S., Salto, K, Tanaka, S., Maki, M., Yachi, Y., Asumi, M., ... & Sone, H. (2009). Cardiorespiratory fitness as a quantitative predictor of allcause mortality and cardiovascular events in healthy men and women: a meta-analysis. *JAMA, 301* (19), 2024-2035.

Koinzer, K. (1999). Sportmedizinische Untersuchungsverfahren - Grundlagen und Anwendungsmöglichkeiten. In G. Badtke (Hrsg.). *Lehrbuch der Sportmedizin*. Heidelberg, Leipzig: Barth.

Korman, A. K. (1971). *Industrial and Organizational Psychology*. Englewood Cliffs/NJ: Prentice Hall.

Kraemer, W. J., Noble, B. J., Clark, M. J. & Culver, B. W. (1987). Physiologic responses to heavy-resistance exercise with very short rest periods. *International Journal of Sports Medicine, 8* (4), 247-252.

Kreuzfeld, S., Weippert, M., Preuss, M., Kumar, M. & Stoll, R. (2011). Effekte eines kombinierten Ausdauer-Kraft-Trainings auf die sympathikovagale Balance von Personen mit moderat erhöhtem kardiovaskulären Risiko. In K. Hottenrott, O. Hoos & H. D. Esperer (Hrsg.), *Herzfrequenzvariabilität: Gesundheitsförderung, Trainingssteuerung, Biofeedback* (S. 175-184), Hamburg: Feldhaus Verlag.

Kroidl, R. F., Schwarz, S. & Lehnigk, B. (2007). *Kursbuch Spiroergometrie.* Stuttgart: Thieme.

Kuhn, K. & Platen, P. (2004). Herzfrequenzvariabilität als diagnostisches Instrument zur Belastungssteuerung bei kardialen Patienten. In K. Hottenrott (Hrsg.), *Herzfrequenzvariabilität im Fitness- und Gesundheitssport* (S. 65-74). Hamburg: Feldhaus Verlag.

Kunzelmann, K. & Thews, O. (2010). Lungenatmung. In R. F. Schmidt, F. Lang & M. Heckmann. *Physiologie des Menschen* (S. 697-723). Heidelberg: Springer Verlag.

Ladwig, K., Marten-Mittag, B. & Baumert, J. (2005). Psychosoziale Belastungsfaktoren als Risiko für das Auftreten einer koronaren Herzerkrankung - Eine Bestandsaufnahme unter besonderer Berücksichtigung der KORA-Forschungsplattform. *Das Gesundheitswesen, 67* (2), 86-93.

Lagerström, D., Geist, A. & Hollmann, W. (1985). Auswirkungen eines 6wöchigen Minimaltrainingsprogramm an isokinetischen Trainingsgeräten auf die körperliche Fitness untrainierter Erwachsener. In I.-W. Franz, H. Mellerowicz & W. Noack. *Training und Sport zur Prävention und Rehabilitation in der technischen Umwelt* (S. 553-559). Berlin, Heidelberg, New York, Tokyo: Springer Verlag.

Lang, F. (2010). Säure-Basen-Haushalt. In. R. F. Schmidt, F. Lang & M. Heckmann (Hrsg.), *Physiologie des Menschen* (S. 751-762). Heidelberg: Springer Verlag.

Lang, F. & Lang, P. (2007). *Basiswissen Physiologie*. Heidelberg: Springer Velag.

Levy, M. N. & Martin, P. J. (1996). Autonomic control of cardiac conduction and automaticity. In J. T. Shepherd & S. F. Vatner (Hrsg.), *Nervous control of the Heart*. Amsterdam: Harwood Academic Publishers.

Linderman, J., Fahey, T. D., Lauten, G., Brooker, A. S., Bird, D., Dolinar, B., ...Kirk, L. (1990). A comparison of blood gases and acid-base measurements in arterial, arterialized venous, and venous blood during short-term maximal exercise. *European Journal of Applied Physiology and Occupational Physiology, 61* (3-4), 294-301.

Löllgen, D. (2011). HRV-Biofeedback: Bewährte Methodik in der Medizin - Neue Ansätze in Sport und Stressmanagement. In K. Hottenrott, O. Hoos & H.-D. Esperer (Hrsg.), *Herzfrequenzvariabilität: Gesundheitsförderung, Trainingssteuerung, Biofeedback. Satellitensymposium: Training und Therapie in künstlicher Höhe* (S. 72-83). Hamburg: Feldhaus Verlag.

Löllgen, D., Jung, K. & Mück-Weymann, M. (2004). Herzfrequenzvariabilität (HRV) im Sport - Methodische Überlegungen zur vergleichenden Messung mittels Polar® S810 und Standardmethoden der Medizin. In K. Hottenrott (Hrsg.), *Herzfrequenzvariabilität im Fitness- und Gesundheitssport* (S. 121-135). Hamburg: Feldhaus Verlag.

Löllgen, H. (1999a). Herzfrequenzvariabilität. *Deutsches Ärzteblatt, 96* (31), 2029-2032.

Löllgen, H. (1999b). Herzfrequenzvariabiltät – Schlusswort. *Deutsches Ärzteblatt, 96* (49), A-3184.

Löllgen, H. (2004). Das Anstrengungsempfinden (RPE, Borg-Skala). *Deutsche Zeitschrift für Sportmedizin, 55* (11), 299-300.

Löwel, H. (2006). Koronare Herzkrankheit und akuter Myokardinfakt. In Robert Koch-Institut (Hrsg.), *Gesundheitsberichterstattung des Bundes* (S. 7-35). Berlin.

Löwel, H., Döring, A., Schneider, A., Heier, M., Thorand, B. & Meisinger, C. (2005). The MONICA Augsburg Surveys - Basis for Prospective Cohort Studies. *Das Gesundheitswesen, 67* (1), 13-18.

Loimaala, A., Huikuri, H., Oja, P., Pasanen, M. & Vuori, I. (2000). Controlled 5-mo aerobic training improves heart rate but not heart rate variability or baroreflex sensitivity. *Journal of Applied Physiology, 89* (5), 1825-1829.

Maassen, N., Scheider, G., Caspers, A., Matthews, J. & Busse, M. W. (1994). Einfluss von Maßnahmen zur Glykogenbeladung auf die Dauerleistungsfähigkeit und die Bestimmung der Laktatleistungskurve. In D. Clasing, H. Weicker & D. Böning (Hrsg.), *Stellenwert der Laktatbestimmung in der Leistungsdiagnostik*, Stuttgart, Jena, New York: Gustav Fischer.

MacRae, H. S., Dennis, S. C., Bosch, A. N. & Noakes, T. D. (1992). Effects of training on lactate production and removal during progressive exercise in humans. *Journal of applied physiology, 72* (5), 1649-1656.

Madden, K. M., Levy, W. C. & Stratton, J. K. (2006). Exercise training and heart rate variability in older adult female subject. *Clinical and Investigative Medicine, 29* (1), 20-28.

Mader, A. (1990). Aktive Belastungsadaptation und Regulation der Proteinsynthese auf zellulärer Ebene. *Deutsche Zeitschrift für Sportmedizin, 41*, 40-58.

Mader, A., Liesen, H., Heck, H., Phillipi, H., Rost, R., Schürch, P. & Hollmann, W. (1976). Zur Beurteilung der sportartspezifischen Ausdauerleistungsfähigkeit im Labor. *Sportarzt und Sportmedizin, 27* (4, 5), 80-88, 109-112.

Maier, J.; Maier, M. & Rattinger, H. (2000). *Methoden der sozialwissenschaftlichen Datenanalyse*. München: Oldenbourg Wissenschaftlicherverlag.

Maier-Riehle, B. & Zwingmann, C. (2000). Effektstärkevarianten beim Eingruppen-Prä-Post-Design: Eine kritische Betrachtung. *Die Rehabilitation, 39* (4), 189-199.

Mairbäurl, H. (2006). Regelung der Genexpression im Muskel bei Belastungen. *Deutsche Zeitschrift für Sportmedizin, 57* (3), 61-67.

Malik, M., Farell, T. & Camm, A. J. (1990). Circadian rhythm of heart rate variability after acute myocardial infarction and lts influence on the prognostic value of heart rate variability. *American Journal of Cardiology, 66* (15), 1049-1054.

Malpas, S. C. (2002). Neural influences on cardiovascular variability: possibilities and pitfalls. *American Journal of Physiology. Heart and Circulatory Physilogy, 282* (1), H6-H20.

Mandl, H. & Reinmann-Rothmeier, G. (2000). Vom Qualitätsbewusstsein über Selbstevaluation und maßgeschneidertes Vorgehen zur Transfersicherung. In P. Schenkel, S.-O. Tergan & A. Lottmann (Hrsg.), *Qualitätsbeurteilung multimedialer Lern- und Informationssysteme - Evaluationsmethoden auf dem Prüfstand* (S. 89-105). Nürnberg: BW Bildung und Wissen.

Marcinik, E. J., Potts, J., Schlabach, G., Will, S., Dawson, P. & Hurley, B. F. (1991). Effects of strength training on lactate threshold and endurance performance. *Medicine and Science in Sports and Exercise, 23* (6), 739-743.

Marshall, J. M. (1998). Chemoreceptors and cardiovascular control in acute and chronic systemic hypoxia. *Brazilian Journal of Medical and Biological Research, 31* (7), 863-888.

Martin, D. (1979). *Grundlagen der Trainingslehre. Teil I: Die inhaltliche Struktur des Trainingsprozesses.* Schorndorf: Hofmann.

Martin, D., Carl, K. & Lehnertz, K. (1993). *Handbuch Trainingslehre.* Schorndorf: Hofmann.

Martin, D., Carl, K. & Lehnertz, K. (2001). *Handbuch Trainingslehre.* Schorndorf: Hofmann.

Martinmäki, K., Häkkinen, K., Mikkola, J. & Rusko, H. (2008). Effect of low-dose endurance training on heart rate variability at rest and during an incremental maximal exercise test. *European Journal of Applied Physiology, 104* (3), 541-548.

Matwejew, L. P. (1981). *Grundlagen des sportlichen Trainings.* Berlin: Sportverlag.

Mayer, F., Scharhag-Rosenberger, F., Carlsohn, A., Cassel, M., Müller, S. & Scharhag, J. (2011). Intensität und Effekte von Krafttraining bei Älteren. *Deutsches Ärzteblatt, 108* (21), 359-364.

McCready, M. L. & Long, B. C. (1985). Locus of Control, Attitudes toward Physical Activita an Exercise Adherence. *Journal of Sport & Exercise Psychology, 7* (4), 346-359.

McKay, B. R., Paterson, D. H. & Kowalchuk, J. M. (2009). Journal of Applied Physiology, 107 (1), 128-138.

Meili, R. & Steingrüber, H. J. (1978). *Lehrbuch der psychologischen Diagnostik*. Bern: Huber.

Meinel, K. & Schnabel, G. (1998). *Bewegungslehre - Sportmotorik*. Berlin: Sportverlag.

Meinel, K. & Schnabel, G. (2007). *Bewegungslehre Sportmotorik. Abriss einer Theorie der sportlichen Motorik unter pädagogischem Aspekt*. Aachen: Meyer & Meyer Sport.

Melanson, E. L. & Freedson, P. S. (2001). The effect of endurance training on resting heart rate variability in sedentary adult males. *European Journal of Applied Physiology, 85* (5), 442-449.

Melanson, E. L., MacLean, P. S. & Hill, J. O. (2009). Exercise Improves Fat Metabolism in Muscle But Does Not Increase 24-h Fat Oxidation. *Exercise and Sport Sciences Reviews, 37* (2), 93-101.

Mertzlufft, F. (1995). Laktat vs. Intramukosaler pCO_2 oder pH? *Anästhesiologie, Intensivmedizin, Notfallmedizin, Schmerztherapie, 30* (S1), 27-33.

Mertzlufft, F., Biedler, A. & Bauer, C. (1999). Klinische Einordnung und methodische Spezifika der Laktatkonzentration. *Anästhesiologie, Intensivmedizin, Notfallmedizin, Schmerztherapie, 34* (4), 226-233.

Mestivier, D., Dabiré, H. & Chau, N. P. (2001). Effects of autonomic blockers on linear and nonlinear indexes of blood pressure and heart rate in SHR. *American Journal of Physiology. Heart and Circulatory Physiology, 281* (3), H1113-H1121.

Meyer, C. (1985). *Das Verhalten biologischer Messgrößen bei 1000m-Läufern mit vorgegebener Herzschlagfrequenz von 150 und 180/min bei 10-11jährigen Jungen im Rahmen des Schulsports*. Marburg: Universität Disseration.

Meyer, F., Laitano, O., Bar-Or, O., McDougall, D. & Heigenhauser, G. J. F. (2007). Effect of age and gender on sweat lactate and ammonia concentrations during exercise in the heat. *Brazilian Journal of Medical and Biological Research, 40* (1), 135-143.

Meyer, T. (2007). Belastungsuntersuchungen. Praktische Durchführung und Interpretation. In W. Kindermann, H.-H. Dickhuth, A. Nieß, K. Röcker & A. Urhausen (Hrsg.), *Sportkardiologie. Körperliche Aktivitäten bei Herzerkrankungen* (S. 39-66). Darmstadt: Steinkopff.

Meyers, K. (1992). Intervall-Kraftbelastung im Vergleich zur Fahrradergometer-Belastung. *Zeitschrift für Kardiologie, 81* (10), 531-537.

Mörike, K. D., Betz, E. & Mergenthaler, W. (2001). *Biologie des Menschen*. Wiebelsheim: Quelle & Meyer.

Moore, W. J. & Hummel, D. O. (1986). *Physikalische Chemie*. Berlin, New York: De Gruyter.

Mosher, P. E., Underwood, S. A., Ferguson, M. A. & Arnold, R. O. (1994). Effects of 12 weeks of aerobic circuit training on aerobic capacity, muscular strength, and body composition in college-age women. *Journal of Strength and Conditioning Research, 8* (3), 144-148.

Mrs. Sporty (2012). *Presseinformation*. Abgerufen am 31.07.2013 unter http://www.mrssporty.de/sites/default/files/press-releases/files/pm_jahresabschluss_mrs.sporty_19.12.2012.pdf

Mück-Weymann, M. (2004). Anwendungen der Herzfrequenzvariabilität in Medizin und Psychologie. In K. Hottenrott (Hrsg.), *Herzfrequenzvariabilität im Fitness- und Gesundheitssport* (S. 55-64). Hamburg: Feldhaus Verlag.

Mück-Weymann, M. (2005). Depressionen und Herzratenvariabilität: Seelentief zwingt Herzschlag in enge Bahn. *Der Hausarzt,* (3), 64-69.

Müller, A. (2005). *Zur Methodik des langfristigen leistungsorientierten Muskelaufbautrainings*. Butzbach: Afra.

Nabatnikowa, M. J. (1974). *Ausdauerentwicklung: theoretische Grundlagen*. Berlin: Sportverlag.

Neumann, G. (1984). Sportmedizinische Grundlagen der Ausdauerentwicklung. *Medizin und Sport, 24* (6), 174

Neumann, G. (1993). Zum zeitlichen Ablauf der Anpassung beim Ausdauertraining. *Leistungssport*, 23 (5), 9-14.

Neumann, G. (Autorenkollektiv) (1978). *Aufgaben und Möglichkeiten der Sportmedizin bei der Steuerung des Trainingsprozesses in den Sportartengruppen*. Leipzig: Forschungsinstitut für Körperkultur und Sport & Deutsche Hochschule für Körperkultur.

Neumann, G., Pfützner, A. & Berbalk, A. (1999). *Optimiertes Ausdauertraining*. Aachen: Meyer & Meyer Verlag.

Neumann, G., Pfützner, A. & Berbalk, A. (2005). *Optimiertes Ausdauertrai*ning. Aachen: Meyer & Meyer Verlag.

Neumann, G., Pfützner, A. & Berbalk, A. (2011). *Optimiertes Ausdauertraining*. Aachen: Meyer & Meyer Verlag.

Neumann, G., Pfützner, A. & Hottenrott, K. (1993). *Alles unter Kontrolle - Ausdauertraining*. Aachen: Meyer & Meyer.

Neumann, G. & Schüler, K.-P. (1994). *Sportmedizinische Funktionsdiagnostik*. Leipzig: Barth.

Nowacki, P. (1979). CO_2-Bildung und respiratorischer Quotient bei ergometrischer Leistung. In H. Mellerowicz (Hrsg.), *Ergometrie. Grundriss der medizinischen Leistungsmessung* (S. 257-272). München: Urban und Schwarzenberg.

Otzenberger, H., Gronfier, C., Simon, C., Charloux, A., Ehrhart, J., Piquard, F. & Brandenberger, G. (1998). Dynamic heart rate variability: a tool for exploring sympathovagal balance continuously during sleep in men. *American Journal of Physiology. Heart and Circulatory Physiology, 274* (3), H946-H950.

Overend, T. J., Paterson, D. H. & Cunningham, D. A. (1992). The effect of interval and continuous training on the aerobic parameters. Canadian Journal of Sports Sciences, 17 (2), 129-134.

Oyono-Enguelle, S., Gartner, M., Marbach, J., Heitz, A., Ott, C. & Freund, H. (1989). Comparison of Arterial and Venous Blood Lactate Kinetics After Short Exercise. *International Journal of Sports Medicine, 10* (1), 16-24.

Pahmeier, I. (1994). Drop-out und Bindung im Breiten- und Gesundheitssport - Günstige und ungünstige Bedingungen für eine Sportpartizipation. *Sportwissenschaft, 24* (2), 117-150.

Pahmeier, I. (2006). Barrieren vor und Bindung an gesundheitssportliche Aktivität. In K. Bös & W. Brehm (Hrsg.), *Handbuch Gesundheitssport* (S. 222-235). Schorndorf: Hofmann.

Pahmeiner, I. & Tiemann, M. (2013). Sport und Gesundheit. In A. Güllich & M. Krüger (Hrsg.), *Sport (*S. 655-696). Berlin, Heidelberg: Springer.

Pampus, B., Lehnertz, K. & Martin, D. (1989). Die Wirkung unterschiedlicher Belastungsintensitäten auf die Entwicklung von Maximalkraft und Kraftausdauer. *Leistungssport, 19* (4), 5-10.

Pape, H.-C. (2005). Rhythmen des Gehirn: Elektroenzephalographische und neurale Korrelate des Verhaltens. In. R. Klinke, H.-C. Pape & S. Silbernagl (Hrsg.), *Physiologie* (S. 835-848). Stuttgart: Thieme.

Penzlin, H. (1977). *Lehrbuch der Tierphysiologie*. Jena: Gustav-Fischer.

Petersen, S. R. , Miller, G. D., Quinney, H. A. & Wenger, H. A. (1988). The influence of high-velocity resistance circuit training on aerobic power. *Journal of Orthopaedic and Sports Physical Therapy, 9* (10), 339-344.

Pfeifer, H. & Harre, D. (1979). Grundlagen und Methodik des Ausdauertrainings. In D. Harre (Hrsg.), *Trainingslehre* (S. 156-173). Berlin: Sportverlag.

Pieper, W. (2013). *Innere Medizin*. Wien, New York: Springer Verlag.

Piper, H. M. (2010). Herzerregung. In. R. F. Schmidt, F. Lang & M. Heckmann (Hrsg.), *Physiologie des Menschen* (S. 517-538). Heidelberg: Springer Verlag.

Pohl, U. (2010). Der Sauerstoff in Gewebe: Substrat, Signal und Noxe. In. R. F. Schmidt, F. Lang & M. Heckmann (Hrsg.), *Physiologie des Menschen* (S. 763-777). Heidelberg: Springer Verlag.

POLAR (2013a). *Herzfrequenzsensor Set W.I.N.D.* Abgerufen am 29.10.2013 unter http://www.polar.com/de/products/accessories/WearLink_transmitter_WIND.

POLAR (2013b). *RS800CX Gebrauchsanleitung.* Polar Electro Oy.

Poole, D. C. & Gaesser, G. A. (1985). Response of ventilatory and lactate thresholds to continuous and interval training. *Journal of Applied Physiology, 58* (4), 1115-1121.

Pospeschill, M. (1996). *Praktische Statistik. Eine Einführung mit Anwendungsbeispielen.* Weinheim: Beltz.

Puurtinen, M. M., Komulainen, S. M., Kauppinen, P. K., Malmivuo, J. A. & Hyttinen, J. A. (2006). Measurement of noise and impedance of dry and wet textile electrodes, and textile electrodes with hydrogel. *Proceedings of the 28th IEEE EMBS Annual International Conference, 1*, 6012-6015.

Rattfalt, L., Ahlstrom, C, Berglin, L., Linden, M., Hult, P., Ask, P. & Wiklund, U. (2006). A canonical correlation approach to heart beat detection in textile ecg measurements. *IET Conference Publications, 1-4*.

Reguero, R. J. J., Cubero, G. I., de la Glesis, J. L., Terrados, N., Gonzalez, V., Cortina, R. & Cortina, A. (1995). Prevalence and upper limit of cardiac hypertrophy in professional cyclist. *European Journal of Applied Physilogy, 70* (5), 375-378.

Rehm, H. & Hammar, F. (2001). *Biochemie light.* Frankfurt am Main: Harri Deutsch.

Reiss, M. (1990). Grundprobleme der Steigerung der Wirksamkeit des Hochleistungstraining in den Ausdauersportarten. *Training und Wettkampf, 28* (4), 7-30.

Reiss, M. (1976). *Zu einigen Grundproblemen der Leistungssteigerung in den Ausdauersportarten im O-Zyklus 1976/80.* Leipzig: Forschungsinstitut für Körperkultur und Sport & Deutsche Hochschule für Körperkultur.

Rejeski, W. J. (1985). Perceived Exertion: An Active or Passive Process?. *Journal of Sport Psychology, 7* (4), 371-378.

Reuter, P. (2005). *Der Große Reuter - Springer Universalwörterbuch Medizin, Pharmakologie und Zahnmedizin.* Berlin, Heidelberg: Springer.

Richter, D. W. (2010). Atemregulation. In. R. F. Schmidt, F. Lang & M. Heckmann (Hrsg.), *Physiologie des Menschen* (S. 724-739). Heidelberg: Springer Verlag.

Rieder, H. (1996). Thematiken, Berufe und Arbeitsrichtungen im Gesamtfeld Sport mit Sondergruppen. In H. Rieder, G. Huber & J. Werle (Hrsg.), *Sport mit Sondergruppen* (S. 26-33). Schorndorf: Hofmann.

Rieder, H. & Fischer, G. (1986). *Methodik und Didaktik im Sport: Schulsport, Freizeitsport, Leistungssport, Sondergruppen.* München: BLV.

Robergs, R. A., Chwalbinska-Moneta, J., Mitchell, J. B., Pascoe, D. D., Houmard, J. & Costill, D. L. (1990). Blood Lactate Threshold Differences Between Arterialized and Venous Blood. *International Journal of Sports Medicine, 11* (6), 446-451.

Roberts, R. A. & Amann, M. (2003). Belastungsbedingte metabolische Azidose: Woher kommen die Protonen? *Österreichisches Journal für Sportmedizin, 33* (3), 11-25.

Röcker, K. (2013). Die sportmedizinische Laktatdiagnostik: Technische Rahmenbedingungen und Einsatzbereiche. *Deutsche Zeitschrift für Sportmedizin, 64* (12), 367-371.

Röcker, K. & Dickhuth, H. H. (1994). Einige Aspekte zur Festlegung der Dauerleistungsgrenze. In D. Clasing, H. Weicker & D. Böning (Hrsg.), *Stellenwert der Laktatbestimmung in der Leistungsdiagnostik.* Stuttgart, Jena, New York: Gustav Fischer.

Röcker, K. & Dickhuth, H. H. (2001). Praxis Laktatmessung. *Deutsche Zeitschrift für Sportmedizin, 52* (1), 33-34.

Röcker, K., Prettin, S., Pottgiesser, T., Schumacher, Y. O. & Dickhuth, H. H. (2010). Metabolische Leistungsdiagnostik und Trainingssteuerung in der Sportmedizin. *Sport- und Präventivmedizin, 40* (1), 6-12.

Röthing, P. & Prohl, R. (2003). *Sportwissenschaftliches Lexikon.* Schorndorf: Hofmann.

Rost, R. & Brusis, O. A. (1995). Sportmedizinische Grundlagen. In M. Unverdorben, O. A. Brusis & R. Rost (Hrsg.), *Kardiologische Prävention und Rehabilitation* (S. 167-191). Köln: Deutscher Ärzteverlag.

Rütten, A., Abu-Omar, K., Lampert, T. & Ziese, T. (2005). Körperliche Aktivität. In Robert Koch-Institut (Hrsg.), *Gesundheitsberichterstattung des Bundes* (S. 7-23). Berlin.

Ruha, A., Sallinen, S. & Nissilä, S. (1997). A Real-Time Microprocessor QRS Detector System with a 1-ms Timing Accuracy for the Measurement of Ambulatory HRV. *IEEE Transactions on Biomedical Engineering, 44* (3), 159-167

Russel, J. A. (1995). Serum lactate: Marker of prognosis, not inadequacy of oxygen delivery. In M. R. Pinsky, J. F. Dhainant & A. Artigas (Hrsg.), *The splanchnic circulation no longer a silent partner* (S. 145-152). Berlin, Heidelberg, New York: Springer Verlag.

Sandercock, G. R., Bromley, P. D. & Brodie, D. A. (2005). Effects of exercise on heart rate variability: inferences from meta-analysis. *Medicine and Science in Sports and Exercise, 37* (3), 433-439.

Sarasin, P. & Tanner, J. (1998). *Physiologie und industrielle Gesellschaft: Studien zur Verwissenschaftlichung des Körpers im 19. und 20. Jahrhundert*. Berlin: Suhrkamp.

Schandry, R. (1996). *Lehrbuch Psychophysiologie. Körperliche Indikatoren psychischen Geschehens*. Weinheim: Beltz.

Schandry, R. (2006). *Biologische Psychologie*. Weinheim: Beltz.

Schardt, F. (2005). *Kardiopulmonale Leistungsdiagnostik*. Lenggries/Obb.: MKM Marketinginstitut.

Scharhag-Rosenberger, F. & Meyer, T. (2013). Ausdauertrainingseffekte: Ergometrische Erfassung und Zusammenhänge mit präventiver Trainingswirkung. *Deutsche Zeitschrift für Sportmedizin, 64* (2), 45-51.

Scharnhorst, J. (2008). Resilienz - Neue Arbeitsbedingungen erfordern neue Fähigkeiten. *Psychische Gesundheit am Arbeitsplatz, 51-54*. Abgerufen am 17.04.2013 unter www.bdp-verband.org/bdp/presse/2008/04_bericht.html.

Scherr, J., Wolfarth, B., Christle, J. W., Pressler, A., Wagenpfeil, S. & Halle, M. (2013). Associations between Borg's rating of perceived exertion and physiological measures of exercise intensity. *European Journal of Applied Physiology, 133* (1), 147-155.

Schluchter, A. (1998). *Entwicklung und Erprobung eines Systems zur objektbezogenen tachymetrischen Datenerfassung mittels Telemetrie*. München: Verlag der Bayerischen Akademie der Wissenschaften.

Schmalt, H. D. & Langens, T. A. (2009). *Motivation.* Stuttgart: Kohlhammer.

Schmidt, E. W., Skelton, M. S., Kremer, D. E., Pascoe, D. D. & Gladden, L. B. (1997). Lactate distribution in the blood during progressive exercise. *Medicine and Science in Sports and Exercise, 29* (5), 654-660.

Schmidtbleicher, D. (1987). Motorische Beanspruchungsform Kraft. *Deutsche Zeitschrift für Sportmedizin, 38* (9), 356-377.

Schnabel, G. (1997a). Gegenstand, Stellung und Methoden der Trainingswissenschaft. In G. Schnabel, D. Harre & A. Borde (Hrsg.), *Trainingswissenschaft* (S. 16-29). Berlin: Sportverlag.

Schnabel, G. (1997b). Beweglichkeit als Leistungsvoraussetzung. In G. Schnabel, D. Harre & A. Borde (Hrsg.), *Trainingswissenschaft* (S. 122-130). Berlin: Sportverlag.

Schnabel, G. (1997c). Prinzipien des sportlichen Trainings. In G. Schnabel, D. Harre & A. Borde (Hrsg.), *Trainingswissenschaft* (S. 203-212). Berlin: Sportverlag.

Schnabel, G. (1997d). Sportliche Leistung, Leistungsfähigkeit - Wesen und Struktur. In G. Schnabel, D. Harre & A. Borde (Hrsg.), *Trainingswissenschaft* (S. 32-52). Berlin: Sportverlag.

Schnabel, G., Harre, D. & Borde, A. (1997). *Trainingswissenschaft.* Berlin: Sportverlag.

Scholich, M. (1989). *Kreistraining.* Berlin: Sportverlag.

Scholich, M. (1991). *Circle-Training. Kondition und Fitness durch rationelles Üben.* Berlin: Sportverlag.

Schrader, J. & Kelm, M. (2005). Das Herz. In. R. Klinke, H.-C. Pape & S. Silbernagl (Hrsg.), *Physiologie* (S. 137-222). Stuttgart: Thieme.

Schröder, W., Harre, D. & Bauersfeld, M. (1979). Grundlagen und Methodik im Krafttraining. In D. Harre (Hrsg.), *Trainingslehre* (S. 134-155). Berlin: Sportverlag.

Schulz, C. (2006). *Auswirkungen unterschiedlicher Trainingsformen -Kraft vs. Ausdauer - auf die Körperzusammensetzung und die körperlich-kardiozirkulatorische Leistungsfähigkeit übergewichtiger Frauen.* Universität Gießen (Disseration). Abgerufen am 26.03.2014 unter http://geb.uni-giessen.de/geb/volltexte/2007/4702.

Schulz, H., Horn, A., Linowsky, G., Plogmaker, A. & Heck, H. (2002). Einfluss eines Ausdauertrainings auf die Herzfrequenzvariabilität bei Untrainierten. In K. Hottenrott (Hrsg.), *Herzfrequenzvariabilität im Sport. Prävention - Rehabilitation – Training* (S. 67-74). Hamburg: Feldhaus Verlag.

Schwarz, L. & Kindermann, W. (1989). Beta-Endorphin, Cortisol und Katecholamine während fahrradergometrischer Ausdauerbelastungen und Feldtestuntersuchungen. *Deutsche Zeitschrift für Sportmedizin, 40* (5), 160-169.

Schwidtmann, H., Kogel, H. & Barsch, J. (1979). Ziel, Aufgaben und Gestaltung der kommunistischen Erzieheung. In D. Harre (Hrsg.), *Trainingslehre* (S. 118-133). Berlin: Sportverlag.

SensLab (2011). *Lactate Scout – Technische Daten.* Abgerufen am 24.09.2011unter http://www.senslab.de/index.php?id=2&cid=1&csid=3&vid=c81hi0CZs8cxc8C.

Silbernagl, S. & Despopoulos, A. (2003). *Taschenbuch der Physiologie.* Stuttgart, New York: Thieme.

Silbernagl, S. & Despopoulos, A. (2007). *Taschenbuch der Physiologie.* Stuttgart, New York: Thieme.

Simon, G. (1986). Trainingssteuerung im Schwimmsport. *Deutsche Zeitschrift für Sportmedizin, 37* (12), 376-379.

Sjödin, B. & Jacobs, I. (1981). Onset of blood lactate accumulation and Marathon running performance. *International Journal of Sports Medicine, 2* (1), 23-26.

Skelton, M. S., Kremer, D. E., Smith, E. W. & Gladden, L. B. (1995). Lactate influx into red blood cells of athletic and nonathletic species. *American Journal of Physiology - Regulatory, Integrative and Comparative Physiology, 268* (5), R1121-R1128.

Stegemann, J. & Heinrich, W. (1966). Die Beziehung zwischen der funktionellen Totraumventilation, der Atemform und der CO_2-Abgabe beim ruhenden und arbeitenden Menschen. *Internationale Zeitschrift für angewandte Physiologie einschließlich Arbeitsphysiologie, 23* (1), 53-62.

Stegmann, H., Kindermann, W. & Schnabel, A. (1981) Lactate kinetics and individual anaerobic threshold. *International Journal of Sports Medicine, 2* (3), 160-165.

Stein, P. K., Ehsani, A. A., Domitrovich, P. P., Kleiger, R. E. & Rottman, J. N. (1999). Effect of exercise training on heart rate variability in healthy older adults. *American Heart Journal, 138* (3), 567-576.

Stemper, T. & Wastl, P. (1994). *Circuittraining*. Niedernhausen/Ts.: Falken.

Stemper, T. & Wastl, P. (1995). *Gerätegestütztes Krafttraining: Trainingslehre zum gesundheitsorientierten Muskeltraining an Fitnessgeräten mit Übungsbeschreibungen zur Kräftigung und Dehnung der Skelettmuskulatur*. Hamburg: SSV.

Stoll, O. & Blazek, I. (2013). Mentales Training und sportliche Leistung. In A. Güllich & M. Krüger (Hrsg.), *Sport. Das Lehrbuch für das Sportstudium* (S. 492-501). Berlin, Heidelberg: Springer Verlag.

Strobel, G. (2002). Sympathoadrenergenes System und Katecholamine im Sport. *Deutsche Zeitschrift für Sportmedizin, 53* (3), 84-85.

Stryer, L. (1995). *Biochemie*. Heidelberg, Berlin, Oxford: Spektrum Akademischer Verlag.

Suchotzki, G. (1989). Praxis des Kraftausdauertrainings im Kanurennsport. In K. Carl, S. Starischka & H.-M. Stork (Hrsg.), *Kraftausdauertraining. Dokumentation eines Hearings des Bundesinstitutes für Sportwissenschaft und des Faches Sport der Universität Dortmund am 10. und 11. Dezember 1987* (S. 103-109). Köln: Sport und Buch Strauß.

Suminski, R. R., Robertson, R. J., Arslanian, S., Kang, J., Utter, A. C., DaSilva, S. G., Goss, F. L. & Metz, K. F. (1997). Perception of effort during resistance exercise. *Journal of Strength and Conditioning Research, 11* (4), 261-265.

Takahashi, A. C., Melo, R. C., Quitério, R. J., Silva, E. & Catai, A. M. (2009). The effects of eccentric strengh training on heart rate and on ist variability during isometric exercise in healty older men. European *Journal of Applied Physiology, 105* (2), 315-323.

Task Force of the European Society of Cardiology the North American Society of Pacing Electrophysiology (1996). Heart Rate Variability. Standards of Measurement, Physiological Interpretation, and Clinical Use. *European Heart Journal, 17*, 354-381.

Tegtbur, U., Griess, M., Braumann, K.-M., Busse, M. & Maassen, N. (1989). Eine Methode zur Ermittlung der Dauerleistungsgrenze bei Mittel- und Langstreckenläufern. In D. Böhning, K.-M. Braumann, M.-W. Busse, N. Maassen & W. Schmidt (Hrsg.), *Sport - Rettung oder Risiko für die Gesundheit?: 31. Deutscher Sportärztekongress, Hannover 1988* (S. 463-466). Köln: Deutsche Ärzte-Verlag.

Tesch, P. A. (1992). Short and long term histochemical and biochemical adaptations in muscle. In P. V. Komi (Hrsg.), *Strength and Power in Sport. Blackwell Scientific Publications* (S. 239-248). Oxford: Blackwell Scientific Publications.

Tesch, P. A. (1994a). Training im Bodybuilding. In P. V. Komi, R. Rost & G. Rost (Hrsg.), *Kraft und Schnellkraft im Sport* (S. 365–373). Köln: Deutsche Ärzte-Verlag.

Tesch, P. A. (1994b). Kurzfristige und langfristige histochemische und biochemische Adaptationen im Skelettmuskel. In P. V. Komi, R. Rost & G. Rost (Hrsg.), *Kraft und Schnellkraft im Sport* (S. 240-248). Köln: Deutsche Ärzte-Verlag.

Thews, G. & Vaupel, P. (2005). *Vegetative Physiologie.* Heidelberg: Thieme.

Tittel, K. & Wutscherk, H. (1972). *Sportanthropometrie.* Leipzig: Barth.

Tomasits, J. & Haber, P. (2008). *Leistungsphysiologie. Grundlagen für Trainer, Physiotherapeuten und Masseure.* Wien, New York: Springer Verlag.

Tomasits, J. & Haber, P. (2011). *Leistungsphysiologie. Grundlagen für Trainer, Physiotherapeuten und Masseure.* Wien, New York: Springer

Trebsdorf, M. (2002). *Biologie Anatomie Physiologie.* Reinbek: Lau-Verlag.

Trunz-Carlisi, E., Böhm, P. & Lompa, M (2007). *Auswirkungen eines 3-monatigen Trainingsprogramms auf die körperliche Leistungsfähigkeit bei untrainierten Probandinnen in Mrs.Sporty-Trainingseinrichtungen.* Abgerufen am 22.03.2013 unter http://www.mrssporty.de/sites/default/files/studies/files/ergebnisse_mrssportystudie.pdf.

Ulrich, E. (2008). Psychische Gesundheit am Arbeitsplatz in Deutschland. *Psychische Gesundheit am Arbeitsplatz, 8-15.* Zugriff am 17.04.2013 unter http://www.bdp-verband.org/aktuell/2008/bericht/BDP-Gesundheitsbericht-2008.pdf.

Ungerer-Röhrich, U., Sygusch, R. & Bachmann, M. (2006). Soziale Unterstützung und Integration. In K. Bös & W. Brehm (Hrsg.), *Handbuch Gesundheitssport* (S. 369-378). Schorndorf: Hofmann.

Uusitalo, A. L. T., Uusitalo, A. J. & Rusko, H. K. (2000). Heart Rate and Blood Pressure Variability During Heavy Training and Overtraining in the Female Athlete. *International Journal of Sports Medicine, 21* (1), 45-53.

Verchoshanskij, J. V. (1995). *Ein neues Trainingssystem für azyklische Sportarten.* Münster: Philippka-Verlag.

Versteeg, P. G. A. & Kippersluis, G. J. (1989). Automated Systems for Measurement of Oxygen Uptake During Exercise Testing. *International Journal of Sports Medicine, 10* (2), 107-112.

Wagner, P. & Alfermann, D. (2000). Aussteigen oder Dabeibleiben. Determinanten der Aufrechterhaltung sportlicher Aktivität in gesundheitsorientierten Sportprogrammen. *Sportwissenschaft, 30* (3), 354-356.

Wagner, P. & Brehm, W. (2006). Aktivität und psychische Gesundheit. In K. Bös & W. Brehm (Hrsg.), *Handbuch Gesundheitssport* (S. 103-117). Schorndorf: Hofmann.

Wahl, P., Bloch, W. & J. Mester (2009). Moderne Betrachtungsweisen des Laktats: Laktat ein überschätztes und zugleich unterschätztes Molekül. *Sportmedizin und Sporttraumatologie, 57* (3), 100-107.

Wahlund, H. (1948a). *Determination of the physical working capacity : a physiological and clinical study with special reference to standardization of cardio-pulmonary functional tests*. Stockholm: Zetterlund & Thelander.

Wahlund, H. (1948b). Determination of the physical working capacity. *Acta Medica Scandinavica, 131* (Supp. S215), 51-70.

Wanke, T., Formanek, D., Lahrmann, H., Brath, H., Wild, M., Wagner, Ch. & Zwick, H. (1994). Effects of combined inspiratory muscle and cycle ergometer training on exercise performance in patients with COPD. *European Respiratory Journal, 7* (12), 2205-2211.

Wanner, H. U. (1985). Subjektive Einstufung der Belastung bei Ausdauerleistungen. *Deutsche Zeitschrift für Sportmedizin, 36* (3), 104-112.

Wasserman, K., Whipp, B. J., Koyl, S. N. & Beaver, W. L. (1973). Anaerobic threshold and respiratory gas exchange during exercise. *Journal of Applied Physiology. 35* (2), 236-243.

Wedekind, S. (1985). *Trainingswissenschaftliche Grundbegriffe - zur Therminologie konditioneller Leistungskomponenten*. Berlin, München, Frankfurt/M.: Bartels & Wernitz.

Weicker, H. & Baumann, K.-M. (1994). Zusätzliche Untersuchungsparameter, die die Interpretation des Laktatschwellenbereichs unterstützen. In D. Clasing, H. Weiker & D. Böning (Hrsg.), *Stellenwert der Laktatbestimmung in der Leistungsdiagnostik* (S. 229-232). Stuttgart, Jena, New York: Gustav Fischer.

Weicker, H. & Stobel, G. (1994) *Sportmedizin: Biochemisch-physiologische Grundlagen und ihre sportartspezifische Bedeutung*. Jena: Gustav-Fischer-Verlag.

Weihe, E., Nohr, D., Gauweiler, B., Fink, T., Nowak, E. & Konrad, S. (1988). Immunohistochemical Evidence for a Diversity of Opioid in Peripheral Sympahetic, Parasympathetic and Sensory Neurones: a General Principle of Prejunctional Opioid Autoinhibition. In P. Illes & C. Farsang (Hrsg.), *Regulatory role of opioid peptides*. Weinheim: V C H.

Weineck, J. (1994). *Sportbiologie*. Balingen: Perimed-spitta.

Weineck, J. (2994). *Optimales Training*. Ballingen: Spitta.

Weineck, J. (2007). *Optimales Training*. Ballingen: Spitta.

Weineck, J. (2009). *Sportbiologie*. Ballingen: Spitta.

Weippert, M., Kreuzfeld, S., Arndt, D. & Stoll, R. (2008). Vergleich eines mobilen Laktatmessgerätes mit einem Laboranalysegerät – LactateScout vs. Miniphotometer 8. *Deutsche Zeitschrift für Sportmedizin, 59* (2), 46-49.

Weippert, M., Arndt, D., Kreuzfeld, S. & Stoll, R. (2009). Herzfrequenzmessung mit unterschiedlichen Geräten – Auswirkungen auf das HRV-Frequenzspektrum. In K. Hottenrott, O. Hoos & H. D. Esperer (Hrsg.), *Herzfrequenzvariabilität: Risikodiagnostik, Stressanalyse, Belastungssteuerung* (S. 94-103). Hamburg: Feldhaus Verlag.

Werdan, K., Schmidt, H., Heinroth, K, Ebelt, H., Hocke, R. S., Loppnow, H., … Müller-Werdan, U. (2009). HRV als Risikomarker für Herz-Kreislauf-Erkrankungen – Gesicherte und neue Erkenntnisse. In K. Hottenrott, O. Hoos & H. D. Esperer (Hrsg.), *Herzfrequenzvariabilität: Risikodiagnostik, Stressanalyse, Belastungssteuerung* (S. 11-22). Hamburg: Feldhaus Verlag.

Westhoff, M., Rühle, K. H., Greiwing, A., Schomaker, R., Eschenbacher, H., Siepmann, M. & Lehnigk, B. (2013). Ventilatorische und metabolische (Laktat-)Schwellen. *Deutsche medizinische Wochenschrift, 138* (6), 275-280.

WHO (1986a). *The Ottawa Charter for Health Promotion - First International Conference on Health Promotion, Ottawa, 21 November 1986.* Abgerufen am 20.02.2014 unter http://www.who.int/healthpromotion/conferences/previous/ottawa/en/

WHO (1986b). *The Ottawa Charter for Health Promotion - First International Conference on Health Promotion, Ottawa, 21 November 1986.* Abgerufen am 20.02.2014 unter http://www.who.int/healthpromotion/conferences/previous/ottawa/en/index1.html

Wick, D. (1996). Kniebeuge ist nicht gleich Kniebeuge. *Körpererziehung, 46* (11), 392-393.

Wiesen, D. T. (1995). Energy metabolism in muscle approaching maximal rates of oxygen rates utilization. *Medicine and Science in Sports and Exercise, 27* (1), 54-59.

Williams, R. J., Armstrong N. & Kirby B. J. (1992). The influence of the site of sampling and assay medium upon the measurement and interpretation of blood lactate responses to exercise. *Journal of Sports Sciences, 10* (2), 95-107.

Willimczik, K., Daugs, R. & Olivier, N. (1991). Belastung und Beanspruchung als Einflussgrössen der Sportmotorik. In N. Olivier & R. Daugs (Hrsg.), *Sportliche Bewegung und Motorik unter Belastung* (S. 2-28). Clausthal-Zellerfeld: dvs-Protokoll.

Wilmore, J. H., Parr, R. B., Girandola, R. N., Ward, P., Vodak, P. A., Barstow, T. J., Leslie, P. (1978). Physiological alterations consequent to circuit weight training. *Medicine and Science in Sports and Exercise, 10* (2), 79-84.

Wilmore, J. H., Parr, R. B., Vodak, P. A., Barstow, T. J., Pipes, T. V., Ward, P. & Leslie, P. (1976). Strength, Endurance, BMR, and body composition changes with circuit weight training. *Medicine and Science in Sports and Exercise, 8* (1), 59-60.

Wilmore, J. H., Royce, J., Girandola, R. N., Katch, F. I. & Katch, V. L. (1970). Physiological alterations resulting from a 10-week program of jogging. *Medicine and Science in Sports and Exercise, 2* (1), 7-14.

Wilser, C. (2007). Kraftzirkel. *body LIFE*, (4), 58-76.

Wilser, C., Würtenberger, R. & Volland, G. (2007). Fitnessstudio der Zukunft. *body LIFE*, (1), 20-24.

Winder, W. W., Hagberg, J. M., Hickson, R. C., Ehsani, A. H. & MacLane, J. H. (1978). Time cource of sympathoadrenal adaptation to endurance exercise training in men. *Journal of Applied Physiology, 45* (3), 370-374.

Zänsler, H. & Reiß, M. (1991). Leistungssteigerung durch Belastungssteigerung und Vergrößerung der Trainingswirkung. In M. Reiß & U. Pfeiffer (Hrsg.). *Leistungsreserven im Ausdauersport*. Berlin: Sportverlag.

Zander, R. (1993). Physiologie und Klinik des extrazellulären Bikarbonat-Pools: Plädoyer für einen bewussten Umgang mit HCO_3^-. *Infusionstherapie und Transfusionsmedizin, 20* (5), 217-235.

Zatsiorsky, V. M. (1996). *Krafttraining. Praxis und Wissenschaft*. Aachen: Meyer & Meyer.

Zatsiorsky, V. M.; Kraemer, W. J. (2008). *Krafttraining. Praxis und Wissenschaft*. Aachen: Meyer & Meyer.

Zintl, F. & Eisenhut, A. (2009). *Ausdauertraining*. München: BLV.

Zwick, H. & Lichtenschopf, A. (2005). COPD rehabilitation. *Wiener Medizinische Wochenschrift, 155* (5-6), 101-105.

12 Anhang

Die nachfolgenden Dokumente, Abbildungen und Tabellen befinden sich im Anhang.

- Anlage 1: Schreiben für die Probanden – Termine und Hinweise für die Untersuchungstage
- Anlage 2: Anamnese und Analysebogen für die anthropometrischen Daten inkl. Abfrage der Einhaltung der Kriterien für den Untersuchungstag
- Anlage3: Fragebogen zur aktuellen emotionalen Befindlichkeit BFS nach Abele-Brehm & Brehm (1996)

Termine und HINWEISE für die Untersuchungstage

Name……………………………………….

1. Untersuchungstag: Datum……………………Uhrzeit……………………….Ort……………………………………..

2. Untersuchungstag: Datum……………………Uhrzeit……………………….Ort……………………………………..

! Der 2. Untersuchungstag erfolgt 10 Wochen nach ihrem Ersttest und kann nur durchgeführt werden, wenn Sie in den 10 Wochen mindestens 24 Trainingseinheiten (80 %) vollständig absolviert haben.

Bitte bringen Sie am Untersuchungstag folgendes mit:

- Leichte Sportbekleidung
- Schuhe für sportliche Betätigung
- Handtuch

Ablauf Untersuchungstag, Gesamtzeitdauer ca. 45 min:

1) persönliches Kennenlernen und Anamnese z. B. der unten genannten Testkriterien
2) Anlegen eines Herzfrequenzbandes der Firmen POLAR und BIOCOMFORT
3) Ausfüllen eines Fragebogen zur aktuellen Befindlichkeit
4) Messung verschiedener Herzfrequenzdaten
5) Abnahme eines Tropfen Blutes am Ohrläppchen (hygienische Bedingungen sind vorhanden)
6) Fahrradtest mit verschiedenen Leistungsstufen bis zu 6 x 3min Dauer (keine maximale Belastung); auf jeder Leistungsstufe wird ein Tropfen Blut am Ohrläppchen entnommen

Damit ich Ihnen zuverlässige Aussagen zu ihrer Leistungsfähigkeit geben kann, bitte ich Sie, folgende Testkriterien zu beachten und einzuhalten (Zeitangaben vor dem Untersuchungszeitpunkt):

!
- 1,5 Stunden: gar keine Mahlzeit
- 1,5 Stunden: keinerlei Saft, Cola, Bier….-Getränke (nur Wasser oder Tee)
- 2 Stunden: kein Nikotin
- 3 Stunden: keine „schwere Mahlzeit"
- 6 Stunden: auf Kaffee (Koffein) und schwarzen Tee (Teein) verzichten
- 48 Stunden: ausreichend Wasser trinken
- 48 Stunden: ungewöhnlich starke körperliche und mentale Belastungen vermeiden
- Kein Alkohol am Untersuchungstag (Volltrunkenheit innerhalb der letzten 48h vermeiden)

Anlage 1: Schreiben für die Probanden – Termine und Hinweise für die Untersuchungstage

Anamnese und Analyse

Name.........................Vorname.............................Geb.datum...................................

Kontaktmöglichkeiten..

	Test 1 (Prätest) Datum............... Uhrzeit...............	Test 2 (Posttest) Datum............... Uhrzeit...............
Körpergröße:		
Körpergewicht:		
Regelmäßige sportliche Aktivitäten (<12 Monate)		
EG: Teilnahme am Trainingsprogramm (>80 %)		
KG: Regelmäßige sportliche Aktivitäten (<10 Wochen)		
Bluthochdruck II oder III		
Einnahme blutdrucksenkender Medikamente		
Herzerkrankungen (KHK)		
Angina Pectoris		
Diabetes Mellitus I oder II		
Blutgerinnungsstörung		
Schwangerschaft		
Aktuelles Fieber		
Akuter Infekt		
Stärkere Schmerzen		
1,5 Stunden: gar keine Mahlzeit		
1,5 Stunden: keinerlei Saft, Cola, Bier...-Getränke (nur Wasser oder Tee)		
2 Stunden: kein Nikotin		
3 Stunden: keine „schwere Mahlzeit"		
6 Stunden: auf Kaffee (Koffein) und schwarzen Tee (Teein) verzichten		
48 Stunden: ausreichend Wasser trinken		
48 Stunden: ungewöhnlich starke körperliche und mentale Belastungen vermeiden		
Kein Alkohol am Untersuchungstag (Volltrunkenheit innerhalb der letzten 48h vermeiden)		

Erklärung zur Unterschrift:
Alle Trainingseinheiten sowie der sportmotorische Test erfolgen auf eigenes Risiko. Probandin wurde über den Ablauf genau informiert und stimmt dem zu.

Unterschriften der Probandin		

Datenschutz wird erfüllt! Veröffentlichte Daten können keiner Person zugeordnet werden.

Anlage 2: Anamnese und Analysebogen für die anthropometrischen Daten inkl. Abfrage der Einhaltung der Kriterien für den Untersuchungstag

Code.................PRÄ/POST....................

Datum........................Uhrzeit......................

		trifft voll und ganz zu				trifft überhaupt nicht zu
		+ +	+	0	-	- -
1.	gedrückt	(5)	(4)	(3)	(2)	(1)
2.	ruhelos	(5)	(4)	(3)	(2)	(1)
3.	unbeschwert	(5)	(4)	(3)	(2)	(1)
4.	betrübt	(5)	(4)	(3)	(2)	(1)
5.	nachdenklich	(5)	(4)	(3)	(2)	(1)
6.	frisch	(5)	(4)	(3)	(2)	(1)
7.	passiv	(5)	(4)	(3)	(2)	(1)
8.	missmutig	(5)	(4)	(3)	(2)	(1)
9.	traurig	(5)	(4)	(3)	(2)	(1)
10.	beschaulich	(5)	(4)	(3)	(2)	(1)
11.	ärgerlich	(5)	(4)	(3)	(2)	(1)
12.	nach innen gekehrt	(5)	(4)	(3)	(2)	(1)
13.	angeregt	(5)	(4)	(3)	(2)	(1)
14.	locker	(5)	(4)	(3)	(2)	(1)
15.	nervös	(5)	(4)	(3)	(2)	(1)
16.	niedergeschlagen	(5)	(4)	(3)	(2)	(1)
17.	gelöst	(5)	(4)	(3)	(2)	(1)
18.	träumerisch	(5)	(4)	(3)	(2)	(1)
19.	angenehm	(5)	(4)	(3)	(2)	(1)
20.	verkrampft	(5)	(4)	(3)	(2)	(1)
21.	energielos	(5)	(4)	(3)	(2)	(1)
22.	lasch	(5)	(4)	(3)	(2)	(1)
23.	unglücklich	(5)	(4)	(3)	(2)	(1)
24.	sauer	(5)	(4)	(3)	(2)	(1)
25.	träge	(5)	(4)	(3)	(2)	(1)
26.	angespannt	(5)	(4)	(3)	(2)	(1)
27.	gereizt	(5)	(4)	(3)	(2)	(1)
28.	ausgezeichnet	(5)	(4)	(3)	(2)	(1)
29.	entspannt	(5)	(4)	(3)	(2)	(1)
30.	voller Energie	(5)	(4)	(3)	(2)	(1)
31.	besinnlich	(5)	(4)	(3)	(2)	(1)
32.	ruhig	(5)	(4)	(3)	(2)	(1)
33.	tatkräftig	(5)	(4)	(3)	(2)	(1)
34.	aktiv	(5)	(4)	(3)	(2)	(1)
35.	kribbelig	(5)	(4)	(3)	(2)	(1)
36.	gut gelaunt	(5)	(4)	(3)	(2)	(1)
37.	mürrisch	(5)	(4)	(3)	(2)	(1)
38.	gelassen	(5)	(4)	(3)	(2)	(1)
39.	freudig	(5)	(4)	(3)	(2)	(1)
40.	lahm	(5)	(4)	(3)	(2)	(1)

Anlage3: Fragebogen zur aktuellen emotionalen Befindlichkeit BFS nach Abele-Brehm & Brehm (1996)